Laparoscopic Surgery Skills
Training Course

腔镜手术技能
培训教程

主审　张力元　李　蓓
主编　邢春根

苏州大学出版社
Soochow University Press

图书在版编目（CIP）数据

腔镜手术技能培训教程／邢春根主编. -- 苏州：
苏州大学出版社，2023.12
ISBN 978-7-5672-4603-4

Ⅰ.①腔… Ⅱ.①邢… Ⅲ.①腹腔镜检-外科手术-
教材 Ⅳ.①R656.05

中国国家版本馆 CIP 数据核字（2023）第 226760 号

书　　名：腔镜手术技能培训教程
　　　　　Qiangjing Shoushu Jineng Peixun Jiaocheng

主　　编：邢春根
责任编辑：倪　青
助理编辑：王明晖

出版发行：苏州大学出版社（Soochow University Press）
社　　址：苏州市十梓街 1 号　邮编：215006
印　　刷：苏州工业园区美柯乐制版印务有限责任公司
邮购热线：0512-67480030
销售热线：0512-67481020

开　　本：787 mm ×1 092 mm　1/16　印张：21.25　字数：343 千
版　　次：2023 年 12 月第 1 版
印　　次：2023 年 12 月第 1 次印刷
书　　号：ISBN 978-7-5672-4603-4
定　　价：198.00 元

图书若有印装错误，本社负责调换
苏州大学出版社营销部　电话：0512-67481020
苏州大学出版社网址　http://www.sudapress.com
苏州大学出版社邮箱　sdcbs@suda.edu.cn

编　写　组

主　审：张力元　李　蓓

主　编：邢春根
副主编：杨晓东　朱　卿　徐卫华　刘晓龙
　　　　陈　强　吴　勇

编　者：(按姓氏笔画排序)
　　　　邓琦程　叶振宇　冯振宇　邢春根
　　　　朱　卿　任　睿　刘晓龙　刘海瑞
　　　　杨志学　杨晓东　吴　勇　何腾飞
　　　　佘　昶　邹汉青　陈　强　陈正荣
　　　　邵乐宁　周演铃　周震涛　赵　奎
　　　　徐卫华　高德康　浦玉伟　彭　巍
　　　　粟文钊　程孝惠

前　言

20 世纪 80 年代，全球首例电视腹腔镜胆囊切除手术的成功完成，开启了外科微创的新时代。虽然我国腔镜手术开展较晚，但在中国外科医师历经近三十年的探索与实践后，腔镜技术已普遍应用于几乎所有外科专业领域。腔镜手术无论是理念还是操作，都有别于传统手术方式，其学习曲线相对较长，腔镜专科医师的成长周期也远超一般外科医师的成长周期。为加快腔镜技术的推广与创新，缩短腔镜专科医师的成长周期，腔镜手术技能培训便显得尤为重要。

有关腔镜专科医师的培养、训练工作，欧美等发达国家开展较早，但至今仍无一套公认的完整方案。加上各国国情不同，专科医师培养体系也各不相同。我国幅员辽阔、人口众多，腔镜手术又相对起步较晚，因此，摸索和完善一套符合我国国情的腔镜技能培训制度迫在眉睫。为此，国家多个部委也在多地开展了专科医师规范化培训制度试点。2018 年，中国医师协会腹腔镜外科医师培训基地评审及授权专委会对腹腔镜外科医师专科培训基地必须具备的条件进行了规约。2021 年，中国医师协会在组织国内相关专家进行专题研讨的基础上拟定了《中国腹腔镜技术考核与评价标准体系》，为我国腔镜手术技能培训的规范管理奠定了制度基础。

腔镜手术技能培训不仅需要具备相应的硬件设施，还需要优秀的师资队伍、优良的大纲教材，以及科学的管理制度。目前，国内腔镜手术技能培训相关教材很少，内容也不够全面。为此，苏州大学附属第二医院外科教研室，联合妇产科、麻醉科等学科教研室，组织多名具有丰富临床经验的中青年专家，编写了《腔镜手术技能培训教程》一书。该教程从体外操作、计算机模拟手术到体内训练，从设备使用、技巧练习到实战手术，从临床常见手术、进阶手术到机器人手术，从系列技能培训到手术经验分享，从颅腔、胸腔、腹腔、盆腔到关节腔，注重腔镜手术技能培训的系统性。教程内容覆盖了神经外科、心胸外科、普外科、泌尿外科、妇产科、骨科等主要手术专科，对腔镜技术的普及起到了较好的推动作用，强化了腔镜手术技能培训的实用价值。该教程将基础理论、基本技能和临床实践融为一体，由浅入深，循序渐进，采用文字、图片、视频相结合的表现形式，使内容更显丰富与生动，增强了教程的可读性。该教程不仅有助于培养医学本科生、研究生对微创外科的学习兴趣，加深低年资临床医师对腔镜技术精髓的理解与领会，也有利于他们缩短学习曲线，更快地成长为合格的腔镜专科医师。

腔镜手术技能培训是顺利完成临床各类腔镜手术的基础，更是采用腔镜技术诊治患者的安全保障。随着规范化腔镜手术技能培训的不断推进，我国的腔镜技术应用会更加广泛，腔镜手术水平也将显著提高。

邢春根

苏州大学附属第二医院

2023 年 12 月 1 日

目　录

第 1 章

微创外科发展史

1.1 微创基本概念

在医疗过程中，无论是对疾病的诊断还是治疗，患者都会在肉体和精神上遭受一定的创伤或损害，但其程度各不相同。用尽可能少或小的创伤，使患者达到并保持最佳的内环境（局部和全身）稳定状态，是医者不断追求的目标；让患者付出尽量小的代价而达到同样良好的效果，也是医学发展历史上永恒的主题。早在公元前 4 世纪，西医创始人古希腊医学家 Hippocrates 就告诫医师"不要做得过多"，其中就蕴涵着"尽可能小的创伤"观念，而这正是他倡导的行医规约中呈现的微创雏形。直到 1983 年，英国医师 Wickham 才首次提出了显微外科的概念，1985 年英国泌尿外科医师 Payne 和 Wickham 在内镜治疗泌尿道结石的报道中首次使用"微侵入"或"微侵袭操作"（minimally invasive procedure）一词。根据字义的内涵和中文的习惯，"minimally invasive"被译为"微创"且被广泛沿用至今。"微创外科"（minimally invasive surgery，MIS）这一名称则是由腹腔镜外科的创建引导而来，虽然在 1985 年 Payne 等人最早引入"微创手术"、"微创操作"或"微创技术"的概念，但是直到 1986 年德国外科医师Muhe 完成了世界上首例腹腔镜胆囊切除术，以及 1987 年法国妇产科医师 Mouret 成功完成全球首例电视腹腔镜下胆囊切除术后，在腹腔镜外科崛起的基础上，才出现了"minimally invasive surgery"，专家建议译为"微创手术"、"微创操作"或"微创技术"，但惯用和广泛使用的直译名词仍为"微创外科"。

广义的微创外科是指在确保诊疗效果的前提下，尽量减少手术对器官、组织的损伤，减轻对机体内环境的干扰和影响，以使患者尽快达到心理（生活质量、美观等）、生理康复与痊愈的目的。而相对广义的微创外科是指通过微小创伤或微小入路，将特殊器械、物理能量或化学药剂送入人体内部，完成对人体内病变、畸形、创伤的灭活、切除、修复或重建等外科手术操作，以达到诊疗目的的医学科学分支。其特点是对患者的创伤明显小于相应的传统外科手术，其范畴涵盖腔镜（脑室镜、胸腔镜、腹腔镜、关节镜、椎间盘镜等）、内镜（支气管镜、胃镜、十二指肠镜、小肠镜、结肠镜、胆道镜、宫腔镜、阴道镜、膀胱镜、输尿管镜、肛门镜、血管镜等）、γ 刀、X 刀、微波刀、高能聚焦超声、适形放射、粒子种植放射、质子治疗及介入诊疗技术（B 超或 CT 引导下的经皮或经腔道的穿刺、注射、栓塞、引流、微波冷冻、振波电切、射频消融、支架植入等），领域已涉及普通外科、心胸外科、骨外科、神经外科、泌尿外科、整形外科、血管外科、运动医学、妇科、创伤外科、小儿外科、耳鼻喉科、放射科、超声科、消化科、呼吸科、肿瘤科、介入治疗科等学科。狭义的微创外科则特指腔镜外科。腹腔镜（laparoscopy）一词源于希腊语，其意是通过一种内镜进行腹腔内脏器的检查和治疗。关节镜（arthroscopy）同样源于希腊语的"关节"（arthros）和"看"（scopein）。腔镜手术的优点是手术创伤小、痛苦轻、恢复快、微或无瘢痕愈合、住院时间短、心理效应良好等。腔镜手术已从通过自然腔道的"无孔不入"发展到建立人工通道的"无孔也入"。其缺点一方面由于腔镜放大作用和镜头方向改变，器官组织形态、位置发生了变化，易使术者对解剖和术野产生误判；另一方面由于腔镜操作失去了宝贵的触觉和视觉深度感，术者的手眼协调性也降低了。虽然 3D 腔镜和手术机器人的出现不同程度上弥补了上述不足，但虚拟技术与真实世界相比还是略显逊色。微创外科还包含"加速康复外科""损伤控制外科""功能保护外科"及"精准外科"等理念，体现了外科技术发展的"整体治疗观念"趋势。以腔镜外科技术为代表的微创外科技术和器官移植、基因与生物医学工程共同组成了 21 世纪医学发展的三大主流方向，其中腔镜外科技术被誉为 21 世纪最耀眼的外科进展之一。

1.2　理念形成沿革

对于患者而言，外科手术是一把双刃剑，在诊疗疾病的同时又不可避免地带来了新的创伤（如解剖、生理、心理和美观等方面）。为尽可能减少外科手术这把双刃剑对人体的损伤，外科医师们进行着不懈的努力，外科理念也在不断地更新。

微创外科从起步构想至完整思想体系的形成，从零星仪器、器材的凑合到成套设备的供应与不断改进，从个别动物实验和临床尝试到在广大外科领域各个专科的普遍应用，从最初对个别疾病的观察诊断到现在成为几乎涉及所有手术专科的一项诊疗技术，经历了近百年的发展历程。虽然它被称为微创外科，但它本身不是一门专科，而是一种外科的思维方式与哲学。微创手术利用高精尖的图像系统及微型器械，将传统手术操作的创伤减少到最低限度，它代表着一种全新的外科哲学思维与现代科技精密结合的工作手段，其主导思想是在保证获得最佳外科手术效果的同时，将患者的生理与心理创伤降至最低限度。

1. 大切口保障手术的彻底

"外科手术的基础是暴露，充分暴露是手术成功的前提"和"大医生，大切口（great surgeon，great incision）"等格言，曾经是外科住院医师普遍接受的外科启蒙教育，也是外科最初的行为理念，它深深地影响并伴随着一代又一代外科医师的成长，也为解剖知识的丰富、手术经验的积累和外科理念的发展奠定了坚实基础。

2. 缩小切口，减轻机体创伤

原本为手术安全所倡导的切口应该足够大以确保显露清楚、操作方便的理念，在实践中逐渐显现出其对机体造成的巨大创伤和不良影响。它不仅增加了手术并发症的发生概率，且对患者的恢复和预后不利。于是外科医师便开始了小切口的探索，经过对操作流程不断地优化，同时对手术器械如拉钩、深部打结器等加以改良，小切口手术部分减少了外科干预对机体的损伤，缩短了患者的康复周期。

3. 腔镜手术开创外科微创化时代

为最大限度减少手术创伤，小切口手术被逐渐应用于临床，但因术野显露不佳常致操作困难，损伤出血、空腔脏器瘘等并发症的发生率也随之明显上升。1983 年英国泌尿外科医师 Wickham 首先提出了显微外科概念，但直到 1987 年电视腹腔镜下胆囊切除术开展之后，微创外科的概念和意义才逐渐被真正认识并进一步得到丰富与完善。腔镜手术的开展是外科发展史上新的里程碑，它借助现代高科技手段，不仅能满足手术视野的充分暴露与操作画面的清晰展示，而且可通过微小创口入路，在各种专用腔镜手术器械和先进电外科设备的支撑下，完成复杂的手术操作，大大减少了手术创伤。腔镜手术与快速康复理念的融合更缩短了患者的康复时间、改善了患者的生活质量。从微创外科的孕育与发展可以看出，一种新外科理念的提出和确立，除了在理论和伦理上需要符合逻辑之外，还必须有先进、可靠的相关技术支撑方能使其可行、普及与发展。如今，原本需要腔隙方能完成的腔镜手术又有了新突破，人工造腔使原来的不可能成为了可能，如腋窝淋巴结清扫和腔镜肾上腺、甲状腺肿瘤手术等，进一步拓展了腔镜手术的应用领域和范围。

4. 无痕微创助力美观和心理健康

微创要求不断提高，微创理念不断强化，微创技术也随之进步。为尽可能减少术后瘢痕，减孔、单孔的腔镜手术也应运而生。在经过腔镜操作技能严格培训和具备熟练使用专用单孔腔镜器械能力的前提下，单孔腔镜手术也成为更加微创的可选手术方式。近年来，外科界又提出了无瘢痕手术的微创理念。1998 年美国约翰霍普金斯大学 Kallo 教授开始了经人体自然腔道、体表无瘢痕手术的探索，从经脐隐藏的单孔腔镜手术（transumbilical laparoendoscopic single-site surgery，TU-LESS）到体表完全无瘢痕的经自然腔道内镜手术（natural orifice transluminal endoscopic surgery，NOTES），对隧道技术、腔道早期肿瘤内镜下切除等开展了系列临床研究，目的是在达到最优治疗效果的前提下尽量减少、隐蔽乃至消除手术瘢痕，以满足患者更高的美容需求，同时又最大程度上保留人的自然生理状态和器官功能。如今，经人体自然腔道（口腔、胃肠道、胆道、阴道等）微创手术已使术后外表无痕的梦想成为现实，为患者生理和心理健康提供了新的技术保障。

5. 腔镜技术的功能化发展

早期的腔镜均为二维图像，无法真实还原人体器官的立体解剖结构，同时也延长了术者的学习周期和适应时间。经过多阶段、多专业、多领域的合作研发，现在不仅有了立体三维图像，还有了 4K、8K 等更为高清的图像显示。采用荧光制剂如吲哚菁绿等使肿瘤原发灶或转移灶清晰显示的荧光腔镜技术，能精准定位器官深部病灶的腔镜超声技术以及双镜、多镜联合应用技术等使腔镜技术的功能化有了新发展。操作精细灵活的新一代机器人手术系统的临床应用，也为微创、无创诊疗开启了新的进程。二氧化碳（CO_2）气腹对机体的不良影响是人们担忧的另一个问题，于是有人提出无气腹腔镜手术思路，并经过器械改良、腔壁悬吊、人为扩张腔隙空间等技术发展，成功应用于外科临床，消除了 CO_2 和气体腹压对机体带来的不利影响。

6. 打破地域限制，实现远程操作

随着研究方法更新、学科平台提升、数字解剖拓展、循证医学深入，以及信息技术的发展和5G的普及，医用机器人微创手术实现了远程操作，这不仅打破了技术的区域限制，一定程度上也解决了医疗资源的不均衡问题，为微创外科进一步拓展提供了无限空间。

1.3 器械设备研发

微创外科从最初用烛光作照明的"原始腹腔镜"对腹腔内肝脏及其他脏器进行观察，到如今50%以上的操作都在腔镜下完成，相关手术器械、设备的成功研发发挥着重要作用。1901年德国Kelling首次采用新型内窥镜观察狗的腹腔。1901年瑞典Jacobaeus使用腹腔镜检查人的腹腔。1928年德国Kalk用其行肝穿活检。1938年匈牙利Veress发明安全气腹针。二战期间，阻难频现，进展缓慢。1954年英国Haroid Hopkins和他的学生Kapany描述了一种可传递光学图像的玻璃纤维束——光导纤维，结合柱状透镜发明了Hopkins柱状透镜系统，使光导性能提高了80倍，后来与德国的STORZ公司合作生产了柱状透镜系统。1957年，美国Hirschowitz首先发明了光导纤维胃镜，使内镜的照明问题得以解决。1958年，日本渡边正义设计出具有里程碑意义的21号关节镜。他在膝关节镜的设计中，附加了单独的光源通道，使膝关节内影像富有了色彩。他设计的21号关节镜更是具有101°的开阔视野，接近于人眼的视野，每个镜头均由匠人Tsunekichi Fukuyo手工研磨。在日本光电公司Kamiya Tsusan Kaisha的辅助下，渡边正义将21号关节镜转化成了世界上首个商用关节镜，他也是将关节镜从观察、诊断工具变成手术治疗工具的第一人。1960年首台使用白炽灯的胃镜诞生。1963年Hirschowitz和Karl介绍了首台冷光源内镜。20世纪60—70年代，德国Kurt Semm先后设计了自动CO_2气腹机（1963年）、气腹压力监测系统、冷光源、热传递系统（1973年）、内套圈结扎技术（Roeder打结法，1978年）、内镜热凝装置、冲洗装置、组织粉碎钳及钩剪等一系列腔镜手术专用器械。值得一提的是，他还设计了腹腔镜手术模拟器以帮助练习手术技能、培训手术医师。从简单的内镜摘除息肉至复杂的微创冠状动脉搭桥术，这一切都离不开现代科学技术的发展，特别是图像技术的发展。高清晰度腔镜（硬镜）及纤维内镜（软镜）早在20世纪60年代就已出现，但随后近20年却仅用于临床诊断及少量治疗，主要原因是缺乏图像显像系统，只有操纵者一人能透过镜子看到操作过程，限制了该技术的推广与普及。直至20世纪80年代连接镜子的摄像系统诞生后，腹腔镜手术、脑显微手术、眼科显微手术等才得以迅速开展。1985年，腔镜手术引进了计算机处理电子显像系统，该系统由内镜微型摄像头摄取图像，以电能形式经电缆传至电子控制中心，最后在电视监视器上显像。1986年摄像晶片技术成功装备于腹腔镜，使手术人员共睹监视器、相互密切配合成为可能。电视腹腔镜的发明为现代腔镜外科揭开了辉煌的一页，不但可以供多人观看，而且可录像，制成录像带，有利于大众交流。微创手术在各大、小专科的广泛应用也倒逼厂家研发出了大批专用器械如内镜超声仪、超声刀、微型穿刺设备和手术器械、各类腔内切割器、吻合器等。其他腔镜器械设备的发展与更新，如安全性气腹针、单发及一次性连发施夹器、腔镜修补缝合器、组织牵开器、圈套器、各种造影器械等，使得腔镜下各种手术操作更加得心应手，它们为各种微创手术的顺利完成提供了有力的技术保障。

随着光导纤维的发展、电子显像技术的进步，以及外科医师对各种手术器械、设备的更高需求，二维、三维电子成像系统相继问世，术者操作时在显示器上所看到的影像不但放大、清晰，而且从平面发展到立体，使操作有了较好的纵深感和真实感，大大减少了手术的盲目性，从而也降低了手术风险、减少了手术并发症的发生。

智能手术机器人是医学、生物力学、机械学、材料学、计算机图形学、计算机视觉、数学分析、机器人等多学科交叉研究、集成一体的科技成果。1495年，Leonardo da vinci 制造了仿人型机械（da vinci's robot，达芬奇机器人）。1959年，机器人之父 Joe Engelberger 研制出全球首台工业机器人，随后机器人技术被用于残疾人辅助康复。首次有机器人参与的外科手术记录是1985年美国洛杉矶医院的医师使用由 Victor Scheinmann 于1978年研制的 Puma560 完成的机器人辅助定位的神经外科脑部活检手术。但 Puma560 是一款工业机器人，尚不属于医用机器人。然而，它开创了手术机器人先河，具有划时代的意义。20世纪80年代初，被誉为"手术机器人之父"的王友仑从加利福尼亚大学圣芭芭拉分校（UCSB）计算机工程专业毕业，1989年开始研究"伊索"，设计用于接收术者指示并控制腔镜摄像头的装置，这是一种可由手术医师声控的"扶镜机械手"，避免了因扶镜手生理疲劳所致的镜头不稳。1994 年 Computer Motion 公司研制的首台辅助微创手术的内窥镜自动定位系统"伊索"问世。1997 年，"伊索"在比利时布鲁塞尔完成了世界首例腹腔镜手术，成为美国食品药品监督管理局（FDA）批准的首个微创手术机器人，它也是后续腹腔类手术机器人的鼻祖。1998 年，"伊索"通过升级改造，进化成"宙斯"。"宙斯"与"伊索"相比，增加了内窥镜系统、末端手术系统、控制主手系统等。美国 Intuitive Surgical 公司通过改进手术程序，使手术技术和操作精度大幅提升，从而超越人类双手极限，拓宽了微创手术的应用范围，并在 1999 年 1 月成功研制出手术机器人"达芬奇"，该手术机器人获欧洲 CE 市场认证，标志着全球首台手术机器人真正诞生。目前，它是全球最成功和应用最广的手术机器人。2000 年 7 月它通过 FDA 认证，正式成为首台可以在手术室使用的手术机器人。"达芬奇"代表着当今手术机器人最高水平，是外科发展史上的一次新革命。达芬奇手术机器人由三部分组成：外科医师操作控制台、床旁机械臂系统、三维成像系统。相比"宙斯"而言，"达芬奇"机械臂更多，范围更广，末端手术系统更加灵活。另外，该系统还具有振动消除系统和动作定标系统，可保证机械臂在狭小的术野内进行精确的操作。成像系统采集数据形成三维立体图像，手术视野图像被放大 10～15 倍，提供真实 16：9 比例的全景三维图像。手术者通过三维视觉及动作定位系统控制手术操作，可以完成全腔内心脏搭桥、瓣膜成形、前列腺癌根治、盆底重建、细小胆肠吻合、腹腔淋巴结清扫等多种复杂、精细的手术。达芬奇手术机器人的关键技术包括智能手术机器人结构、医学三维图像建模技术、虚拟手术仿真技术、远程操作网络传输技术等。但手术机器人也面临诸如触觉反馈体系的缺陷、术前及术中规划和准备耗时较长、机械臂固定后影响操作空间、有时会死机、安装调试复杂、相关培训及人机磨合周期长、保养维修耗时、使用成本较高等问题。

医用机器人技术从最开始使用工业机器人到后来的医用机器人重新研发，经历了从无到有的过程。医用机器人涵盖了腹腔、神经、骨科等各领域，应用方面一般分为手术类、康复类、辅助类。手术类机器人除腹腔类手术机器人"达芬奇"外，还有骨科手术机器人、神经外科手术机器人、介入消融手术机器人等。随着科技的进步和研发的深入，未来有望开发出大众化、便携式、更价廉、更智能、有触觉反馈系统、具备手术机器人网络教学功能、诊疗系统有特色的新一代手术机器人。

1.4　微创技术发展

微创技术以腔镜应用为代表，其形成和发展经历了 4 个阶段：初始阶段（1804 年—1900 年）、诊断腔镜阶段（1901 年—1932 年）、手术腔镜阶段（1933 年—1986 年）和现代腔镜阶段（1987 年至今）。

1. 初始阶段

1804 年，德国医师 Philip Bozzini 把用导尿管制作的"光导仪器"引入人体内并观察其内部结构，制造出世界上首台能进入体腔观察的导光器——金属管直肠镜，开创了内窥镜的起源。1805 年，他借助蜡烛光源通过细铁管窥视尿道、直肠和咽部。1853 年，法国医师 Desormeo 发明了一种专门用于检查尿路和膀胱的仪器，他将其命名为"内窥镜"。一直到 1877 年，第一台间接膀胱镜才被成功研制出来，但此时的膀胱镜均存在光源暗淡、视野不清的问题。1879 年 Edison 发明白炽灯后，Nitze 将灯泡设备用于膀胱镜照明，一定程度上解决了光源暗淡、视野不清的问题。光源的发展为腔镜诊断水平提高提供了重要的技术支撑。

2. 诊断腔镜阶段

1901 年，俄罗斯圣彼得堡妇科医师 Ott 第一次将窥阴器经腹壁小切口插入腹腔并通过额镜反光观察腹腔脏器。同年，首台腹腔镜问世，德国德累斯顿外科医师 Kelling 在德国汉堡生物医学会议上报告了在活狗腹腔内充入气体后，用他自己设计的一种近端为硬质、远端为软质的新型内窥镜对狗的腹腔内进行检查，首创了人工气腹方法，并称该检查为腹腔镜内镜检查。同样在 1901 年，瑞典医师 Jacobaeus 第一次将腹腔镜技术用于临床人体检查，还用腹腔镜观察研究肝脏膈面结构，并于 1910 年首次在发表论文中使用胸腹腔镜（Laparothorakoskopie）一词。1910 年，美国泌尿外科医师 Lespinasse 首次采用小儿膀胱镜处理脑积水，开创了神经外科应用内镜诊疗的先河。1912 年，丹麦医师 Severin Nordentoft 在柏林举行的第 41 届德国外科学术会议上首次介绍了用一个直径 5 mm 的镜子观察膝关节内部的实践经验。Severin Nordentoft 也是首次使用"arthroscopy（关节镜）"一词的学者，被公认为首位关节镜医师。1914 年，膀胱镜被改良，定名为腹腔镜。1918 年 Goetze 介绍了一种使用安全的气腹针。1920 年，美国人 Orndoff 设计了一种锥形套管针以方便穿刺。瑞士医师 Eugen Bircher 于 1921 年用类似 Severin Nordentoft 设计的镜子做膝关节手术。他在关节腔内充入氮气和氧气，在关节切开前观察关节腔内的病变。1924 年，美国医师 Stone 推荐使用橡皮胶垫圈封闭穿刺套管以防漏气。同年，瑞士 Zollikofer 首次用 CO_2 制造气腹，美国人 Steiner 首次使用"腹腔镜检查"这一术语。1928 年，德国胃肠病学家、德国腹腔镜学院奠基人 Heinz Kalk 设计了 135°视角窥镜，并首次在腔镜下运用双套管针穿刺技术进行肝组织活检。他将腹腔镜作为肝脏和胆囊疾病的常用诊断手段，并成功将腹腔镜诊断标准化。1931 年，日本的高木宪次发明了高木 1 号关节镜，是一个直径 3.5 mm 的器械。现在临床使用的关节镜基本以此为基础。高木宪次还探索在膝关节内充盈 0.9%氯化钠溶液（生理盐水）用以扩大关节腔视野。早在 1918 年，高木宪次便已采用膀胱镜观察了膝关节标本内部并对其进行深入研究。鉴于高木宪次和 Eugen Bircher 在关节镜技术发展前期的很多探索性工作，他们被业内尊称为"关节镜之父"。

3. 手术腔镜阶段

1933 年，外科医师 Fervers 首次完成腹腔镜腹腔粘连松解术。1934 年 John Ruddock 设计出带有活检钳和单极电凝的腹腔镜系统，标志着单穿刺性手术腹腔镜问世，并用于异位妊娠的镜下诊断。1936 年德国人 Boesch 首次使用单极电凝技术完成腹腔镜下输卵管绝育术。1938 年匈牙利人 Veress 研制的弹簧安全气腹针问世。1940 年法国人 Pelrner 制成了气腹监测仪，拓宽了内镜的使用范围。1944 年，法国人 Raoul Palmer 使用腹腔镜、采用头低臀高位，在全麻下进行腹腔妇科手术操作。1947 年，Raimer 在腹腔镜下行输卵管通液并使用举宫器。1952 年 Fourestier 的冷光源玻璃纤维照明装置研制成功，1954 年英国物理学家 Hopkins 发明了光传输能力是原先 2 倍的石英柱状透镜，使观察图像更加清晰，大大提高了内镜的诊断准确性和应用范围。1955 年，日本医师渡边正义完成了首例关节镜下膝关节巨细胞瘤手术。1957 年他的《关节镜图谱》（*Atlas of Arthro-*

scopy）一书英文版正式出版，1969 年又出版了配有彩图的第 2 版。1961 年、1962 年渡边正义又分别创新性地进行了关节镜下游离体手术和关节镜下半月板成形术。20 世纪 60—80 年代，内镜外科得以飞速发展。1974 年，Olinger 和 Ohlaber 设计了 17 号针粗细的内镜用于脊柱外科手术。1975 年，Griffith 利用柱状透镜系统开展了第三脑室造瘘术和脉络丛烧灼。1977 年，Apuzzo 使用有侧视角内镜诊疗鞍内病变和 Willis 环周围动脉瘤。1979 年，德国 Frim Berger 首次在猪身上进行了腹腔镜胆囊切除术。1980 年，德国 Kurt Semm 完成了首例腹腔镜阑尾切除手术。1985 年，德国人 Erich Muhe 首次使用所谓"胆囊镜"（galloscope，即改良的直肠镜）施行了人腹腔镜胆囊切除术。1986 年 Griffith 总结神经内镜技术提出内镜神经外科，内镜与立体定向、术中超声导向、超声吸引及激光技术的结合解决了内镜使用中定位差、止血难的问题，使得内镜手术拓展至脑积水、颅内出血、动脉瘤、脑室囊肿、CPA 区手术、鞍区手术及垂体瘤切除等。

4. 现代腔镜阶段

1987 年 3 月 15 日，Phillippe Mouret 医师在法国里昂一家私人诊所完成的全球首例电视腹腔镜下胆囊切除手术，标志着现代腔镜时代的开始，成为现代微创外科的起源。1988 年，美国 Mckernan 率先将激光引入腹腔镜胆囊切除术。1989 年，腔镜高选迷切（法国 Dubois）、腔镜食管切除（德国 Buess）、腔镜下子宫切除（美国 Reich）、腔镜辅助经阴道广泛子宫切除术（法国 Querleu）、腔镜下结肠肿瘤肝转移灶切除分别完成。同年，美国人 Lichenstein 提出"无张力"疝修补术概念。2 年后，腹腔镜疝修补术问世，其中 2 种设计合理、操作便捷、复发率较低的代表术式——经腹腔腹膜前补片植入术（transabdominalpreperitoneal patch technique，TAPP，Dion 和 Morin）、经腹腔外途径补片植入术（totally extraperitonealpreperitoneal patch technique，TEP，McKernan）被迅速推广。1990 年 10 月、11 月分别在美国、荷兰召开的会议制定了腹腔镜胆囊切除术医师培训与审查条例。1956 年，Nissen 首创 360°胃底折叠术（fundoplication）用于治疗胃食管反流病（gastroesophageal reflux disease，GERD）并取得良好效果。1991 年，Geagea 首用腹腔镜技术完成 360°胃底折叠术。1991 年，Jacob 与 Fowler 分别完成了首例腹腔镜右半结肠切除术和乙状结肠切除术。1992 年，腔镜胃部分切除术（Goh）

首次报道。1994 年，Kitano 完成首例腔镜远端胃切除术，同年机器人手臂用于腹腔镜手术，德国神经外科医师 Bauer 提出微创神经外科。1996 年，腹腔镜手术首次通过互联网进行直播。Gagner 等人在 1997 年成功施行了腹腔镜 Whipple 手术。1999 年 Uyama 完成首例腔镜进展期胃癌 D2 根治术。全腹腔镜式、腹腔镜辅助式以及手助式腹腔镜手术用于治疗肥胖症始于 20 世纪 50 年代，经过数十年的实践，直至 21 世纪初，国际上治疗重度肥胖症最常用且较为有效的术式是腔镜可调节捆扎带胃减容术（LAGB）、胃袖状切除（LSG）和胃短路术（LGBP）。20 世纪 90 年代中期，多种能源器械加入，逐步取代早期的单极内镜，伴随着影像学、光学内镜、新材料科学、新能源、信息科学、自动化控制技术等与医学的深度融合，以腹腔镜为代表的微创外科得到了长足发展。

我国腔镜外科起步相对较晚，1980 年郎景和首次在中华妇产科杂志发表《腹腔镜在妇科临床诊断上的应用》一文，介绍了腔镜在妇科临床诊疗中的作用。1991 年 1 月 29 日，香港威尔士亲王医院钟尚志医师在广州医学院第一附属医院做了中国内地首例腹腔镜胆囊切除手术。同年 2 月 19 日，我国云南省曲靖市第二人民医院荀祖武医师自主完成内地首例腹腔镜胆囊切除术，开创了内地腔镜手术的先河。此后，全国各大城市都相继开展了不同领域的腔镜手术。20 世纪 90 年代初期，我国开始了以腹腔镜下胆囊切除术为主的病变脏器切除手术，如腔镜胆总管切开取石 T 管引流术、小儿脾切除术等。90 年代中、后期，我国开展了消化道良性病变切除、功能修复及微创脊柱外科手术，如椎间孔镜（PEID）、经皮后路镜（MED）手术治疗腰椎间盘突出症和腰椎管狭窄症等。1995 年，我国成立腹腔镜外科学组。20 世纪 90 年代末至 21 世纪初，全球开始进入肿瘤微创外科时代。21 世纪后，国内也相继开展了胸腔镜、腹腔镜辅助下的脊柱前路畸形松解与矫正、病灶切除、椎间植骨融合和微创内固定术。随着腔镜及相关手术器械的改进及激光、射频、导航系统等的临床应用，微创手术已成为各专业领域最具发展潜力的技术。

（邢春根）

第 2 章

腔镜手术技能培训体系建设

2.1 腔镜手术技能培训的必要性

1987 年法国医师 Mouret 实施的全球首例电视腹腔镜下胆囊切除手术开创了腔镜手术的新时代。在我国，经过 30 多年的发展，腔镜技术在各手术科室，尤其是普外科、泌尿外科、妇产科得到了广泛应用并取得巨大进步。以普外科为例，目前，不少大的医疗中心 90% 以上的腹腔手术是在腹腔镜下完成的。腔镜外科手术创伤小、痛苦少、恢复快和美容效果好等优势已在临床实践中得到证实。但是腔镜手术具有与传统开放手术明显不同的特点，腔镜外科医师进行专科化的腔镜手术技能培训是十分必要的。

1. 视觉差异

开放手术是肉眼三维立体视野，而常用腔镜手术是二维平面图像，缺少纵深的层次感；腔镜下手术视野相对固定且缩小；腔镜摄像系统的配置和镜头质量及养护状态均对术中显露效果产生明显影响。

2. 触觉差异

腔镜手术中术者失去了灵敏的手指触觉优势，代之以腔镜器械接触组织后组织产生位移、形变等视觉信号和器械传递来的间接触觉。

3. 手术器械差异

腔镜手术器械操作利用了杠杆作用原理，以腔壁穿刺套管为杠杆支点做反向运动，不同于开放手术。穿刺套管还是手术器械进入腔隙的通道，其位置选择关系到器械与目标器官的距离和方向；各套管之间的定位还关系到镜头与器械、器械与器械及器械与人体骨性结构之间的协调配合，如缝合打结角度和自动切割缝合器方向等。另外，腔镜手术解剖分离中更加依赖能量器械，如超声刀、Ligasure 等，术者须熟练地掌握能量器械的操作技巧。

4. 手眼协调差异

在上述各项明显区别于开放手术习惯的差异累加后，术者器械操作的协调性和随意性受到多重制约。如平面图像中手术视野的纵深距离感觉差异，手术中对肝、脾等质脆组织的触觉差异等，可引起非主观控制的误操作损伤。另外，能量器械还常需要增加脚控开关与手、眼的配合，三者配合不当也常是增加手术副损伤的原因。

5. 手术人员配合差异

腔镜手术中术者的观察视野高度依赖扶镜手的操作。扶镜手控制着视野的范围、远近和角度。国外早期有术者采用一手持镜一手操作的方法，即为克服助手理解术者意图不足的弊端。目前已经开展的大部分复杂腔镜手术，更凸显了术者自己双手配合、协调操作的重要性。因此，扶镜手的默契配合是必不可少的。另外，手术护师术中手术器械的准备和传递回收，麻醉医师提供的患者镇静状态和肌肉松弛效果，也直接关系到手术操作空间的稳定。

上述这些差异都增加了手术的难度，对腔镜外科医师和配合人员提出了更高的要求。如果没有经过系统规范的专科化培训，在技术不成熟、操作不规范的摸索阶段盲目开展腔镜手术，尤其是一些复杂的腔镜手术，极易给患者带来严重手术风险。因此，各国都在逐步推进实施腔镜技术的专科化培训和腔镜外科医师准入制度。

2.2　我国腔镜手术技能培训体系建设现状

2.2.1　制度建设

传统的外科手术培训，主要是以手术实践中师傅带徒弟的"传、帮、带"模式完成。相比于传统外科手术，腔镜手术由于其特殊性，存在着更长的学习曲线。腔镜手术的培训模式，也在手术录像广泛普及、仿真材料和腔镜模拟训练装置广泛应用、虚拟技术快速发展的推动下，发生了质的飞跃。在全球范围内，多种腔镜培训设备、方法、课程应运而生。

一些欧美国家的外科医师行业管理机构（如美国外科学会 American College of Surgeons，简称"ACS"）已经建立、健全了腔镜外科医师组织机构。腔镜技能培训中心建立后，基本腔镜操作技能、离体器官腔镜手术、计算机虚拟仿真手术、活体动物手术等腔镜外科技能训练在继续教育中发挥了重要作用。这些技能训练及考核，大大减少了腔镜外科技术学习曲线带来的临床问题，不仅医师的成长周期明显缩短，而且手术并发症的发生率也大大降低，手术质量明显提高。不少欧美国家还制定了较为完善的腔镜外科医师培训、考核制度。

我国腔镜外科医师的培训、考核、准入和认证制度起步相对较晚。在大量前期尝试和探索的基础上，原卫生部于1993年印发了《临床住院医师规范化培训试行办法》（以下简称《办法》），将住院医师培训分为各2~3年的两个阶段进行，其中第二阶段即类似于专科医师培训。在此《办法》指导下，部分医院和医学院校开展了相关的探索与实践，在临床医师技术水平和服务质量的提高方面发挥了重要作用。2004年，在财政部的支持下，原卫生部立项开展了《建立我国专科医师培养和准入制度研究》的课题研究，制订了临床18个普通专科（二级学科）、内科和外科下16个亚专科（三级学科）的医师培训标准、培训基地认定标准等，前者后来融入住院医师规范化培训。2006年，启动了专科医师培训试点工作，先后在19所高校、100家医院的1 112个专科基地开展了试点。2014年，教育部等六部门发布的《关于医教协同深化临床医学人才培养改革的意见》明确提出，要积极探索建立专科医师规范化培训制度，并对培训涉及的对象、专科设置科目、培训标准、培训基地与师资管理、考核监督等作出了统一说明与部署。

2015年12月，国家卫生计生委、国务院医改办、国家发展改革委、教育部、财政部、人力资源社会保障部、国家中医药管理局、总后卫生部等八部委联合发文，国卫科教发〔2015〕97号《关于开展专科医师规范化培训制度试点的指导意见》（以下简称《指导意见》），对设置培训专科、规定培训对象、认定培训基地、规范培训模式、强化质量控制、严格培训考核等方面作出明确要求。该《指导意见》指出，建立专科医师规范化培训制度，形成较为完整的毕业后医学教育体系，贯通高素质临床医师成长渠道，是深化医改、改善民生、打造健康中国的重要举措，也是全面建成小康社会进而基本实现现代化的必然要求，成为一项重要而紧迫的战略任务。自2015年开始的试点工作，是在国家已经建立实施住院医师规范化培训制度的基础上开展的，它既包含探索完善培训模式、培训标准等教育培训政策的内容，同时也包括对于人事薪酬待遇、财政保障等培训支撑政策的创新性实践。通过开展制度试点，研究完善专科医师规范化培训的专科设置、培训对象、培训基地、培训内容与标准、培训招收、培训模式、培训考核等教育培训工作要求和组织管理实施体制机制，以及相关人事待遇、经费保障、学位衔接等配套政策措施。目前已经形成清晰明确、严格规范、易于操作、效果良好的政策制度。国家卫生健康委员会也在 2019 年 12 月颁布的国卫办医函〔2019〕870 号文件（《国家卫生健康委办公厅关于印发内镜诊疗技术临床应用管理规定及呼吸内镜诊疗技术等 13 个内镜诊疗技术临床应用管理规范的通知》以及《内镜诊疗技术临床应用管理规定》和"呼吸内镜诊疗技术等 13 个内镜诊疗技术临床应用管理规范修订内容解读"）中，明确要求开展内镜诊疗技术的医师须经过内镜诊疗技术专科化培训并考核合格方可执业。这些政策条令的颁布，目的是在全国范围逐步建立、健全包括腹腔镜专科医师在内的专科医师规范化培训制度，形成较为完善可行的组织管理体系、培训体系和考核准入制度。

我国正在探索和完善的腔镜专科医师规范化培训是腔镜外科人才培养的重要组成部分，是在住院医师规范化培训基础上，以岗位胜任力为导向，培养能够独立、规范开展各专科腔镜手术医师的可靠途径。主要培训模式是"5+3+X"，即在 5 年医学类专业本科教育和 3 年住院医师规范化培训后，再依据腔镜外科培训标准与要求进行 2~4 年的腔镜专科医师规范化培训。经过该模式培训，使医学生真正成为有扎实专业素质、相应专科特长和较高科教能力的腔镜外科医师。腔镜专科医师规范化培训在经过认定的培训基地进行，以参加本专科的临床实践能力培训为主，同时接受相关科室的轮转培训和有关临床科研与教学训练。完成培训并通过全国统一的结业理论考试和临床实践能力考核者，获得全国统一制式的专科医师规范化培训合格证书。

2018 年，中国医师协会内镜医师分会腹腔镜外科专业委员会经过历时数月的申报、遴选、初评、专家组会议评审，在全国范围内授予 86 家医疗机构首批"中国医师协会腹腔镜外科医师培训基地"称号。在《中国医师协会腹腔镜外科医师培训基地管理细则》中对基地的培训师资、培训条件、培训课程、培训计划和培训对象等内容做了明确的规定。这标志着我国的腔镜外科医师专科培训走上了规范化、制度化的道路。

2.2.2 基地建设

为规范和推动我国腔镜外科医师培训工作及基地建设，根据 2018 年 10 月

27 日《中国医师协会腹腔镜外科医师培训基地评审及授权专家委员会决议》，腹腔镜外科医师专科培训基地应具备以下条件。

1. 培训基地准入标准

（1）三级甲等医院，符合开展普通外科腔镜手术管理规范要求。

（2）开展普通外科手术不少于 10 年，具备按照四级手术管理的普通外科腔镜手术临床应用能力，普通外科开放床位不少于 100 张。

（3）近 5 年累计收治普通外科患者不少于 10 000 例，每年完成按照四级手术管理的普通外科腹腔镜手术不少于 300 例。

（4）有不少于 4 名具备按照四级手术管理的普通外科腔镜手术临床应用能力的指导医师，其中至少 2 名具有主任医师专业技术职务任职资格。

（5）有与开展普通外科腔镜手术培训工作相适应的人员、技术、设施等条件。

（6）近 3 年举办过全国性普通外科腔镜手术相关专业学术会议或承担普通外科腔镜手术相关的国家级医学继续教育项目。

2. 培训基地管理要求

（1）培训基地管理架构清晰，制度健全，分工明确，措施到位。

（2）基地应设 2 名以上专职管理人员。

（3）设立 5 人以上的专家委员会。

（4）有完善的培训、考核档案管理，各类原始材料留存备查；各基地培训学员的学籍管理及考核由全国腔镜培训学院实行统一网络管理，并定期上报中国医师协会内镜医师分会。

3. 基地培训能力要求

（1）具有本单位专职指导教师 4 名及以上，要求从事腹腔镜手术临床工作 5 年以上，技术职称副高及以上。根据培训任务需求可外聘兼职指导教师 5 名及以上，确保培训任务的数量与质量。

（2）腹腔镜基本技能培训场地（不含动物手术室）总面积 ≥ 100 m²；设备能满足每期至少 20 人培训需要。

（3）原则上各类腹腔镜基本技能训练设备≥8套、手术虚拟设备≥2套；同时具备开展动物手术和腹腔镜手术实时转播能力。

（4）具备开设分阶段、分层次的初、中、高级腔镜技能培训的能力，每年开设腹腔镜培训班总数≥3期，其中完成本地区指令性腹腔镜专业技术培训人数≥50人。

4. 培训工作实施要求

（1）培训教材和培训大纲满足培训要求，课程设置包括理论学习、动物训练及临床实践。

（2）保证接受培训的医师在规定时间内完成规定的培训。

（3）培训结束后，对接受培训的医师进行考试、考核，并出具是否合格的结论。

（4）为每位接受培训的医师建立培训及考试、考核档案。

2.2.3　展望

近年来，随着腔镜设备的更新迭代，3D、4K腔镜，荧光腔镜等新的视觉系统、机器人手术系统的应用，单孔、经肛、经阴道等新的手术技术的开展，使得腔镜手术技术不断进步，向着更加精准化、微创化的方向发展。5G技术、虚拟现实技术（VR技术）的普及应用更推动了腔镜外科医师网络学习平台的优化、教育资源的共享和学习效率的提升。因此，培训方式、培训设备也需要与时俱进，推陈出新。我国人口基数大，各地医疗资源配置不均，医疗水平参差不齐，腔镜医师的培训考核及教学基地的建设，既要因地制宜，充分调动可利用的资源，还应做到规范化、标准化，以帮助腔镜外科医师完成从掌握腔镜基本技能的初级医师到能完成较高难度腔镜手术专科医师的成长及蜕变，确保腔镜技能培训的同质性。腔镜专科医师规范培训制度、质量控制体系和严格执业准入制度的完善与落实，无疑是规范、发展腔镜技术，确保患者医疗安全的重要基石。

2.3　腔镜手术技能培训组织实施

腔镜手术已经成为外科疾病的常规手术选择，在各个基层医院也得到了较为普遍的推广。随着各种设备的更新换代及临床新技术的逐步发展，围绕腔镜手术的各类临床研究也逐步取得了一系列较为喜人的成果。腔镜技能培训作为开展腔镜手术前的一个重要环节，如何使其培训内容和组织实施方案更加具有科学性、合理性尤为重要。

2.3.1　培训目标

实施腔镜技能培训，是对腔镜手术技术要求和手术模式规范化的响应，也是提高我国腔镜外科青年医师临床实践能力、缩短手术学习曲线的必要措施。建立规范化的培训模式，完善相关培训指导教程，将更有利于青年医师巩固基础，快速提高青年医师腔镜操作水平，提升我国腔镜技能的整体水平和国际竞争力。

2.3.2　培训内容

1. 基本理论部分

采用授课的方式，对学员进行理论方面的讲授，具体内容主要包括以下几个方面：患者体位的选择、气腹气腔的建立、穿刺套管的放置、扶镜技术、切割分离和缝合技术、止血结扎技术、并发症的预防和处理、腔镜专用器械的使用等。

2. 初级培训部分

初级培训采用模拟器进行镜下模拟训练，包括空间移动和定位训练、夹持和传递训练、套圈练习、剥离技术、剪纸穿隧道练习、缝合打结练习等。采用虚拟模块化程序进行简单手术的操作培训，如阑尾、胆囊、肾囊肿等的腔镜手术模拟。

3. 中级培训部分

主要采用大动物实验开展相关专科的腔镜中级培训，包括相关术式标准化流程学习、相关术式的难点手术技巧学习、临床复杂病例专家答疑和临床手术病例难点处理技巧讨论、临床常规手术模拟动物实验和术中并发症处理技巧训练等，中级课程手术训练主要针对二级、三级手术。

4. 专科化高级培训

专科化高级培训的课程设置主要针对高级职称人员，通过培训让培训者更加规范化、流程化地开展腔镜手术。高级课程手术训练主要针对四级手术和各类新开展的术式，内容包括复杂手术流程理论学习、临床复杂病例讨论、学员手术视频专家点评、疑难手术现场观摩学习、经典手术线上直播学习以及培训后的跟踪回访等。

2.3.3 实施流程

一般来说，腔镜技能培训主要内容包括理论授课、实际操作、案例讨论、现场手术观摩、手术直播等，国内各大培训中心根据实际设置的内容，分为初级培训和进阶培训，下文介绍具体培训流程和培训条件要求。

1. 培训流程

（1）集中讲解腔镜相关理论知识，包括器械种类和使用特点、腔镜相关术式的介绍、腔镜手术相关并发症的预防和处理等。由于专科器械种类及使用方法的不同，各专科应分别由专业人员进行介绍和授课。

（2）运用腔镜手术模拟器，对腔镜手术相关器械和设备使用进行讲解和示范。

腹腔镜箱式训练器包括四个腹腔镜练习。第一项练习是挂钩转移。学员用腹腔镜抓握器拿起六个塑料锥体，另一只手将它们转移到腹腔镜夹子上并将它们放在钉板上，然后反转该过程，测试仪计算掉落的锥体数量，将其计为错误，完成此练习的目标时间是 126 s，该练习需要两个腹腔镜抓握器。第二项练习是图案切割，学员在敷布上的两条预先标记的线之间切一个圆圈，测试仪将穿过标记的切口记为错误，目标时间为 181 s，这项练习需要解剖器和剪刀。第三项练习是单打结，学员在彭罗斯引流管上打一个体内结，错误是针插入或退出点距离标记的黑点超过 1 毫米，彭罗斯引流管开口两侧不接近，目标时间为 360 s，此练习需要两个针驱动器。第四项练习是针引导，学员在固定路线上引导针穿过十个不同直径和方向的金属环，目标时间为 268 s，此练习需要两个针驱动器。

每项练习有 1 min 的练习时间，并且可以重复练习一次，但在通过第一个练习之前不能继续下一个练习。通过考试前必须先通过所有练习。测试人员根据质量和时间对所有练习进行评分。此外，参与者还需要完成一份评估先前培训和腹腔镜经验的问卷调查。最后，专家在全球评估范围内对所有参与者进行评分。三种基本的腹腔镜技能（深度知觉、双手灵巧和效率）采用李克特量表进行评分，其中分数可以从最低 1 到最高 5 不等。

（3）学员分组，以 2 人一组为最佳，互相配合，熟悉器械的使用、相关手术的操作。学员每 2 人一套模拟器，进行操作练习，利用腹腔镜手术训练箱，模拟人体腹腔，通过监视器图像进行腹腔镜手术技术训练。打开腹腔镜模拟器，调节镜头角度，使操作界面显示在显示器上，训练者在模拟器操作箱箱体后方，于箱体表面依具体训练要求分别插入各种器械即可在电视画面下进行左右手器械操作的训练。

（4）利用腔镜手术虚拟模拟器，模拟人体结构，通过监视器图像进行腔镜手术技术训练，教员负责巡回检查，指导学员练习情况。腔镜手术虚拟模拟器是根据虚拟外科手术训练系统的关键功能和技术难点，利用计算机模拟仿真技术，通过计算机视、听、触觉感知等高科技手段，开发的用于医学领域教学实训的外科手术训练的平台。

（5）通过动物实验，让学员感受在活体上手术、作为主刀的亲身经历，教员巡回指导学员练习。一般采用小型猪作为腔镜手术实验对象，对小型猪行全身麻醉，手术步骤包括放置气腹针，在体腔中充入 CO_2，经一套管放入镜头，在镜头引导下通过其他套管使用专用的设备进行外科手术。手术常规以 3 人为一组，包括术者、一助以及扶镜手，可根据需要进行角色轮换。

根据手术位置的不同，采用相应的体位，如腹腔手术时可采用仰卧位，胸腔手术时可采用侧卧位并抬高对侧等。套管和充气穿刺针的固定位置根据具体的操作而有所不同。腹腔手术时，气腹针固定于脐的位置，腹腔充入 CO_2 至腹内压为 14 mmHg（1 mmHg≈0.133 kPa）为宜。放置摄像头的套管经常置于脐旁，同时还需要放置其他套管来置入器械和操作，一般放置 4 个进行器械操作的辅助套管，套管的使用数目取决于手术过程中需要的器械种类。进行器械操作的套管放置位置以能充分暴露术野和对周围组织的影响最小为原则。

通过小型猪动物实验，学员们可以开展胆囊切除术、胃切除吻合术、小肠结肠吻合术、阑尾切除术、肾切除术、肾上腺切除术、脾切除术、肝切除术、肺部分切除术以及生殖系统等各类器官的操作手术。

（6）在进阶培训阶段，通过观看学员自带手术视频、现场手术观摩等指导学员具体手术操作规范化以及手术流程化。

2. 培训条件要求

（1）培训所需器材：以初、中级培训为例，需要多媒体计算机和投影仪各1台，腔镜手术模拟训练器6~8台。常用腔镜手术器械包括抓钳、持针器、腔镜剪、分离钳、钛夹钳等，每台模拟器各配1套，训练结束后需要回收。开展大动物腔镜模型手术培训时，需要用到电设备（能量平台）、术中用腔镜切割器等专用器材。

（2）培训所需物品：绿豆若干、葡萄若干、带线缝针若干、橡胶垫1块、小纱布若干。

（3）培训场地：相对清洁、安静、独立的空间，可满足操作设备和人员展开的类似手术室的房间。对于开展大动物模型进行腔镜手术培训的，需要有专用的麻醉机、监护设备等类似医院手术室要求的设备。

2.3.4 评价标准

腔镜外科手术是一门不同于传统外科的全新手术技术，除了理念、设备、手术器械的不同外，还具有技术操作的特殊性和复杂性。腔镜外科医师除了具备扎实的传统手术基础外，还必须经过腔镜外科手术技术的系统训练及考核。为了适应腔镜外科专科医师规范化培训的需求，建立一套符合我国国情的系统化分阶段腔镜技术培训及考核体系势在必行。因此，2021年由四川大学华西医院周总光教授和胡建昆教授牵头，国家医学考试中心腹腔镜技术考核评价专家委员会发布的《中国腹腔镜技术考核与评价标准体系（CLSTA）》正式出台。

因为腹腔镜专科医师的培训是循序渐进、逐级完成的，该考核与评价标准体系也是逐级深入、逐渐提高要求的。

第一阶段：分为理论考核和技能考核，理论考核合格者才有资格参加技能考核。技能考核利用腹腔镜模拟箱，通过定位、传递、剪切、缝合等操作（主要考核内容包括钉板移物、特定形状裁剪及腹腔镜下体内缝合打结），达到考核空间感、双手稳定性及手眼协调的目的。考核考生是否达到初步掌握腹腔镜基本技能的水平。考核时间主要安排在基本完成住院医师规范化培训，进入专科医师培训以前。

第二阶段：进一步考核腹腔镜下双手配合、手眼配合、纵深感及腹腔镜下双手灵活配合能力；通过模拟箱肠管吻合及虚拟腹腔镜胆囊切除等操作，进一步强化腹腔镜基本功练习，如术野显露、分离、切割、电凝止血、钛夹钳夹、能量器械使用等。掌握有效避免和控制出血及潜在并发症的技巧。考核考生是否达到能完成简单腹腔镜手术的水平。考核时间为通过第一阶段考核，基本完成专科医师培训时。

第三阶段：依托国家医学考试中心腹腔镜技术考核评价专家委员会，设立胃手术组、结直肠手术组、肝脏手术组、胰腺手术组、脾脏手术组、疝手术组。对考生未经编辑的一份完整手术视频，根据手术视频所对应的手术组别随机抽取 3 位考核专家根据既定的评分标准进行考核评分。通用评分项目包括：术者的器械选择是否得当、使用方式是否正确；与助手的配合是否熟练；组织夹持的种类、组织量和夹持力是否合适；牵拉暴露能否有效地显露手术解剖平面；术者左手能否娴熟地进行牵拉、分离操作；是否能持续做到在直视下进行操作；有无医源性的副损伤；扶镜手能否有效地提供良好的手术视野；Trocar 的布局是否方便手术的操作；腹腔镜下止血及血管离断选择的方式及器械是否合适；术者缝合、打结技术是否正确、熟练（缝合组织的量、缝合方向及入针出针位置、打结力度、拉结方向等）；术者能否正确地指导助手提供更佳的牵拉暴露；总体手术进展是否流畅等。评价考生是否具备完成较高难度专科腹腔镜手术的能力。

该考核评价体系结合理论知识和腹腔镜技术操作，分阶段对腹腔镜技能培训和评估进行模块化设计。本套评估体系的推广和应用将会进一步促进我国腹腔镜技术的普及与规范开展。

（赵　奎、杨晓东）

第 3 章
腔镜器械设备清洗、消毒与维护

3.1 腔镜器械设备介绍

外科手术的不断进步离不开手术器械以及设备的更新和发展，微创手术是人类 20 世纪伟大的医学进步。微创技术的进步伴随着微创设备的发明，各科腔镜技术的发展均是如此，没有腔镜设备、仪器的完善，就没有腔镜手术的发展与普及。

3.1.1 气腹形成系统

为了膨胀闭合的腹腔，建立气腹既有利于观察，也有利于建立良好的操作空间。气腹好坏是进行腔镜手术的关键。气腹形成系统由气腹机、CO_2 系统、气体输出连接管道组成。

3.1.2 摄像成像系统

摄像成像系统是配合操作的视野部分，整个摄像成像系统包括五个部分：腔镜、冷光源、摄像机、监视器和光缆。

以 STORZ 主机为例介绍外科腹腔镜操作流程。

（1）操作前准备：① 准备腔镜机组及灭菌导光束。② 检查机组，保证每个电源开关处于关闭位置，各电缆线稳妥连接。③ 连接中心供气（CO_2）接口。

（2）操作流程：① 接通电源。② 连接导线。摄像头套无菌镜套，连接镜头、导光束、气腹管。③ 开机。依次打开监视器、摄像主机、光源、气腹机。④ 调节气腹压力。根据手术需要调节气腹压力及流量，建立气腹（气腹压力 $10 \sim 14$ mmHg，流量一般 15 L/min）。⑤ 调焦对白。台上调整好聚焦点，镜头对准白纱布，按摄像头或主机的白平衡键做白平衡调整。

（3）操作后处置：① 关机。依次关闭光源（先将亮度调至最小）、摄像主机、监视器、气腹机。② 整理。拆除各导线，整理好摄像头及导光束（摄像头与主机处无须拔下）。③ 记录。填写仪器使用记录本。

（4）注意事项：① 避免摄像头及导光束过度弯曲和受到牵拉，轻拿轻放，避免碰到金属物。② 使用前必须保证镜头及导光束接头的镜面干净、干燥。③ 不要在开机的状态下拔出摄像头、导光束等电缆接头。

3.1.3 动力系统

腔镜动力系统（图3.1.1）是用于腔镜手术的切开、止血的常用仪器。常见的动力系统可分为高频电流发生器、激光、内凝固器及超声凝固切开装置。主要包括单极凝固系统、双极电凝、氩激光、超声刀等。

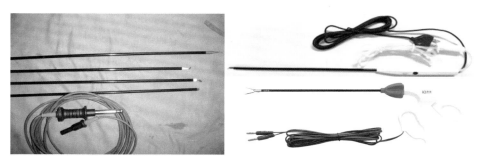

左图为脚控单极；右上图为手控单极；右下图为脚控双极。

图3.1.1 腔镜动力系统

使用单极需要注意功率、电极的形式、应用电流的时限、组织的性能、应用能源的方法。

使用双极需要注意电极的大小和功率、应用电流的时间、电流时间的长短、组织变化。

使用超声刀（图3.1.2）需要注意超声刀头的烫伤、工作面的位置及激发状态。

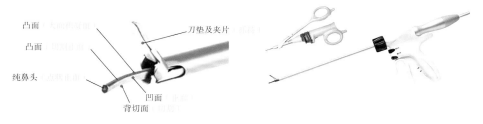

图3.1.2 超声刀和超声剪

3.1.4 切割闭合系统

我们需要腔镜切割闭合系统辅助手术的顺利进行（图3.1.3）。这些切割闭合器和开放手术有所不同，目前主要分为手动和电动切割闭合系统。

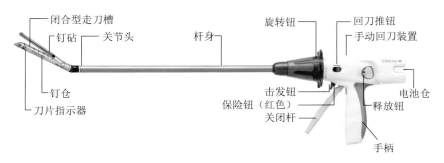

闭合型走刀槽　钉砧　关节头　杆身　旋转钮　回刀推钮　手动回刀装置　击发钮　保险钮（红色）　关闭杆　钉仓　刀片指示器　电池仓　释放钮　手柄

图 3.1.3　腔镜切割闭合系统

3.1.5　其他腔镜器械

完整的腔镜手术还需要很多其他器械的配合使用才能完成（图 3.1.4），下面做简要介绍。

（1）气腹针：建立气腹必备手术器械。针芯的前端圆钝、中空、有侧孔，可以通过针芯注水、注气和抽吸，以确定气腹针是否已进入腹腔。其尾端有弹簧，进行穿刺时若遇到阻力，针芯回缩至针鞘内，进针主要靠针鞘尖端锋利斜面刺破腹壁，一旦进入腹腔，针芯弹出推开针鞘尖端周围的腹腔内组织，防止误伤脏器。操作前须检查针芯回弹是否正常。

（2）套管针：腔镜及器械进入手术部位的通道。目前主要有两种：一种为圆锥型，因其圆钝，穿刺时不易损伤血管，但穿刺时较费力；另一种为多刃型（金字塔型），穿刺力小，有切割作用，但有可能损伤肌肉和血管。穿刺时注意控制穿刺力度，避免穿刺损伤。穿刺损伤最常见的是血管损伤，其次是肠管损伤。

（3）操作器械：包括手术操作钳、腔镜剪刀、持针器、穿刺吸引针、钛夹钳、组织粉碎器、标本收集袋、结扎和缝合器械等（图 3.1.4）。

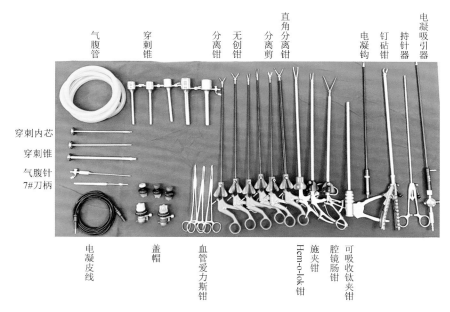

气腹管　穿刺锥　分离钳　无创钳　分离剪　直角分离钳　电凝钩　钉砧钳　持针器　电凝吸引器

穿刺内芯
穿刺锥
气腹针
7#刀柄

电凝皮线　盖帽　血管爱力斯钳　施夹钳　Hem-o-lok钳　腔镜肠钳　可吸收钛夹钳

图 3.1.4　其他腔镜器械

此外还有部分特殊的腔镜系统，如胃肠外科的肛门镜系统，其主要组成部分稍微区别于其他内镜的扩展系统（图 3.1.5）。

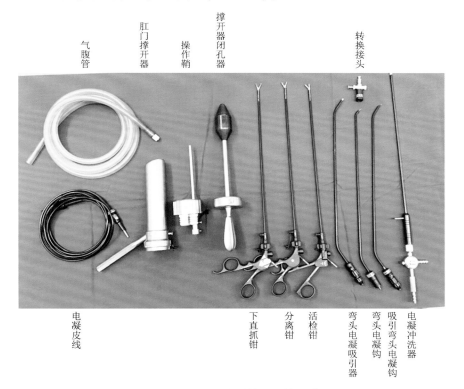

气腹管　肛门撑开器　操作鞘　撑开器闭孔器　转换接头

电凝皮线　下直抓钳　分离钳　活检钳　弯头电凝吸引器　弯头电凝钩　吸引弯头电凝钩　电凝冲洗器

图 3.1.5　胃肠外科的肛门镜系统

胸外科、泌尿外科、妇科的腔镜系统和普外科的腔镜系统基本相同，其他科室中目前还有骨科的椎间盘镜和关节镜系统，泌尿外科的膀胱镜、输尿管镜系统，妇产科的宫腔镜系统等。

3.2　腔镜器械设备清洗与消毒

3.2.1　常见腔镜器械设备的清洗方法

腔镜器械的清洗至关重要，彻底的清洗是保证有效灭菌的前提，若刷洗不彻底直接影响灭菌效果。严格按照腔镜清洗操作规范执行，熟悉各器械的名称、用途和拆卸方法。器械均需要轻取轻放，不得投掷、摩擦、相互碰撞及同时一手拿多样器械。所有器械在使用、清洗、保养过程中，关节不应强扳、尖端不能碰及硬物，器械小部件不能丢失。

每台手术结束后所用的器械先用流水冲净，器械的轴节部、弯曲部、管腔内用软毛刷彻底刷洗，重点刷洗器械不平表面，并配合高压水枪冲洗，去除血液并擦干，然后使用超声清洗机内配置好的多酶洗液超声清洗 10~15 min，彻底清洗每个部件，可拆卸部分必须拆开清洗。清洗完毕后用流动清水将其冲洗干净，用不含绒布抹干外表，气枪吹干各通道，上油保养备用。器械的活动关节处涂上润滑剂，所有的器械每周保养一次，以防生锈及保证其良好的工作状态。锐利器械保存前应套上橡皮保护套，以免损坏刃面。电凝、电切割器械外表均包有管状绝缘层，再次使用前须检查绝缘层是否良好，以防术中漏电损伤操作者。注意镜面的保护，腔镜镜头暂时不使用时，镜端应套上保护套；镜面有水迹、污迹时，可用擦镜纸擦拭或先用肥皂水棉球擦拭，再用干净棉球擦拭。摄像机导线、纤维导光束等清洁后存放时，应盘旋摆放，不可折叠，以防导线断裂。各导线与主机连接后应对位准确，防止损坏插头。

3.2.2　常见腔镜器械设备的消毒方法

腔镜的消毒方法有很多种，常用的有高压蒸汽灭菌、甲醛、戊二醛蒸汽消毒和灭菌，液体消毒剂浸泡灭菌，过氧乙酸灭菌等，通常根据器械的性质和手术的需要来合理选择。

（1）高压蒸汽灭菌。腔镜手术器械首选高压蒸汽灭菌，需器械上标有"autoelave"标志才可以进行高压蒸汽灭菌。

（2）甲醛、戊二醛蒸汽消毒和灭菌。由于甲醛对人体危害极大，现多使用戊二醛蒸汽消毒柜。戊二醛蒸汽消毒需维持3~5小时。应注意的是，器械及其他物品取出后，需用无菌蒸馏水彻底擦净，否则残留的戊二醛会损害人体组织，可能造成医源性盆腔粘连。腔镜管道导线较多，如单极电凝线、双极电凝线、CO_2气腹管、冲洗吸引管等，由于这些导线不能耐高温，故采用戊二醛熏蒸法，每月做细菌培养。此方法缺点是消毒时间较长，且戊二醛蒸汽对人体眼、鼻均有刺激。

（3）液体消毒剂浸泡灭菌。常用的是2%戊二醛消毒液浸泡法，浸泡满30 min可达一般消毒要求。若要达到灭菌要求，则必须用2%戊二醛浸泡10小时。其优点是价格便宜，适合刚开始开展腔镜手术的医院使用。缺点是灭菌时间长，使用前需反复用无菌水彻底冲洗。

（4）过氧乙酸灭菌。可用过氧乙酸灭菌仪进行过氧乙酸灭菌，使用前将器械放在灭菌器内，用专用的灭菌剂按灭菌操作程序进行灭菌，整个过程只需30 min，温度为40 ℃左右，适合绝大部分腔镜手术器械的灭菌。低温灭菌器每灭菌一次，都有灭菌指示记录，根据所显示的记录数据判断灭菌效果，每月做一次生物监测，每台器械灭菌完毕后将灭菌指示数据保留存档。其优点是灭菌时间短，操作方便，可以满足接台手术的需要，缺点是对器械有一定磨损，而且使用专业灭菌剂，成本较高。

腹腔镜附件，如气腹穿刺针、穿刺器、套管、拆卸式手术钳等均需要完全拆开清洗后用过氧乙酸灭菌器灭菌或戊二醛浸泡灭菌；导线、气腹管等不能浸泡和高温高压灭菌的可选用戊二醛蒸汽灭菌；纤维导光束和摄像头等贵重附件为避免消毒灭菌影响其使用性能和寿命，可采用一次性无菌塑料套或用经高压蒸汽灭菌的无菌布套，套于其外以保证导线的无菌状态。在保证灭菌效果的前提下正确选择合理的消毒灭菌方法。其选择原则是：能选择高压蒸汽灭菌的必须选用高压蒸汽灭菌，不能高压蒸汽灭菌的器械选择过氧乙酸灭菌仪灭菌或2%戊二醛浸泡10小时。目前这几种方法在腔镜接台手术中被同时使用，特别是对不能高压蒸汽消毒的器械一定要配够消毒液量，以保证灭菌效果。

3.2.3　腔镜器械设备清洗、消毒步骤

（1）将腔镜器械拆分至最小单位（图3.2.1），在流动水下用低纤维布清洗器械外表面（图3.2.2），用合适的软毛刷清洗管腔及关节处，最后用高压水枪冲洗。目的是去除表面及管腔内血液、黏液等残留物。

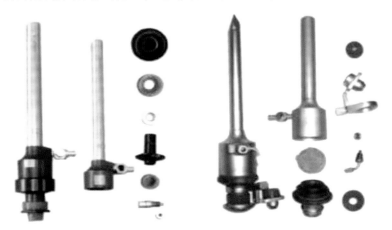

图 3.2.1　腔镜器械拆分至最小单位

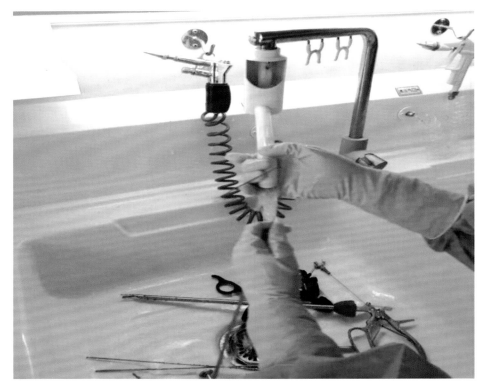

图 3.2.2　流动水下低纤维布清洗器械外表面

（2）酶下清洗（图3.2.3）。酶与水的配制比例通常为1∶200~1∶300，例如在20 000 mL水中加入100 mL酶配制酶下清洗液，清洗方法同步骤（1）。

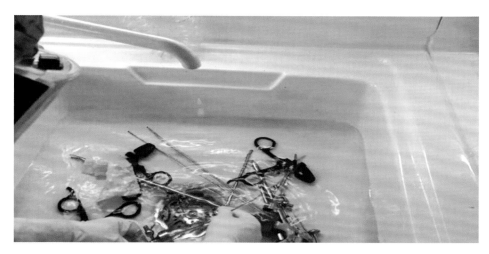

图3.2.3 酶下清洗

（3）超声机洗。将器械放入已盛水的超声机内，启动超声机清洗5 min（图3.2.4）。注意镜头不能使用超声机洗。

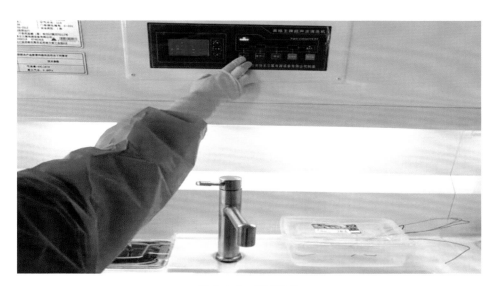

图3.2.4 超声机洗

（4）漂洗（图3.2.5）。用高压水枪、低纤维布、软毛刷充分冲洗器械表面及管腔内残留的酶液，具体操作同步骤（1）。

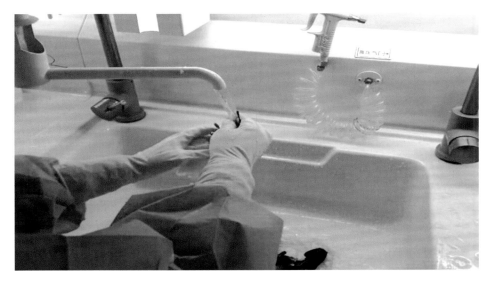

图 3.2.5　漂洗

（5）消毒（图 3.2.6）。将器械全部浸泡在消毒液内，管腔可灌注消毒液。

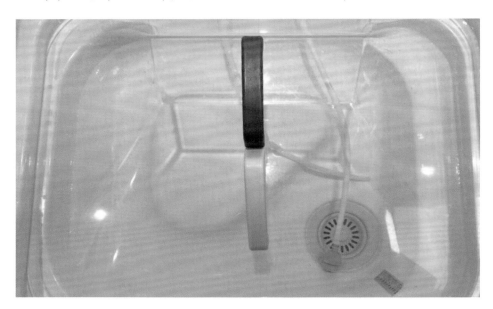

图 3.2.6　消毒

（6）终末漂洗。在流动水下使用纯水或者蒸馏水漂洗干净，每件至少冲洗 30 s，管腔使用高压水枪冲洗，确保无消毒液的残留。

（7）干燥。使用 75% 乙醇干燥器械表面，管腔使用压力气枪干燥。

以上是手工清洗步骤，有条件的可以选择机器清洗，做好手工清洗第一步后直接进专用清洗机清洗。

（8）包装。在包装前做好绝缘监测（图 3.2.7），避免使用过程中漏电。将拆卸下来的器械进行组装，按器械单明细合理摆放在器械盒内（图 3.2.8）。

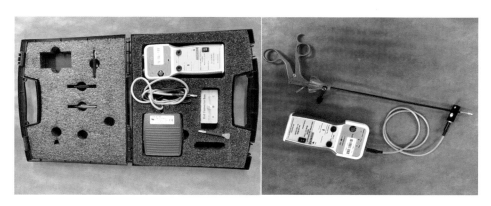

图 3.2.7　包装前绝缘监测

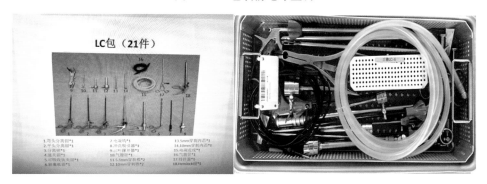

图 3.2.8　组装器械及合理摆放

（9）灭菌。使用高压蒸汽灭菌（图 3.2.9）。

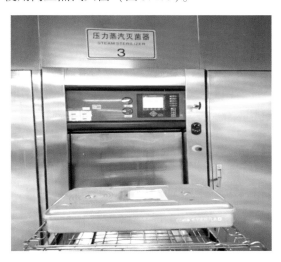

图 3.2.9　高压蒸汽灭菌

3.3 腔镜器械设备维护

3.3.1 腔镜器械设备的保养方法

由于腔镜仪器和器械是由电子、光学及机械等高新技术相结合的产品，价格昂贵，使用过程中需要保持原有的精确、精密及精致的性能。清洗、灭菌和保养的好坏直接影响其使用寿命。良好的保养不但有利于其正常工作、延长其使用寿命，也是手术顺利进行的保证，因此强调腔镜器械设备应有专人保管、保养，操作者应避免器械的碰撞和跌落。腔镜器械设备大致分为3类，不同类别的腔镜器械设备应采用不同保养、维护方法。

1. 光学镜片类

腔镜的设备仪器中，有很多属于光学镜片类的产品，例如腔镜纤维导光束、光学转换器、CCD摄像头以及冷光源内置的聚光镜、滤光镜等，这些制品的光学镜片表面绝对不能用手去触摸、擦拭，而应该使用脱脂棉花蘸上乙醇与乙醚的混合液轻拭。切忌用硬质布料擦拭，以防止镜片损伤。纤维导光束要盘旋放置，不能折叠或呈锐角。

2. 电子设备类

腔镜的电子设备有冷光源、视频系统、充气设备、冲洗吸引设备、高频电刀等，由于各种设备的性能、用途各异，因此必须按照设备的说明书中所列要求进行保养及维护。就其共同之处而言，应注意以下几点。

（1）各种设备使用的电源必须与说明书的要求一致，并且要求电源插座接地可靠。

（2）充气设备中的输入气体必须与说明书中的要求一致，例如腹腔镜气腹机要求输入 CO_2 气体，就不能用其他气体代替，输入气体必须经过减压。

（3）电器附件及设备表面必须保持清洁，但禁止用水冲洗。应用柔软湿巾或乙醇擦拭除尘，擦干后置通风、干燥的专用橱保管。

（4）设备在工作中不允许搬动，更不允许在设备的外罩脱卸状态下工作。

（5）用风扇冷却的设备，通风口必须保证空气流通，确保通风散热，如冷光源等。

（6）设备在停止使用后，必须切断电源。关闭仪器前应将各输出强度调到最低点，再关闭电源。连接导线、导光束放置时勿呈锐角，防止折断。

（7）设备出现故障时，切勿拆动内部装置，以免损坏精密而贵重的部件。小故障的排除，可先检查电源、稳压器以及各部件之间的连接状态，然后逐一检查每一部件以及配件。原因一经查出，故障便容易排除。一般情况下，较常见的故障是接触不良或各部件的连接处松脱，也有因为电压不稳定，出现机器自动保护而停止工作的情况。如通过上述检查仍不能发现故障原因，应及时请工程师或送生产厂检修。

3. 金属制品类

腔镜手术器械的金属制品均为微型精密产品，应重视维修保养。

（1）手术后各种操作器械、管鞘器件等均需要仔细清洗。在钳头、关节处及管腔内外面，均不应残留任何污物。

（2）各种器械均应平放，保管在专业橱内，禁止叠放、碰撞、摩擦。

（3）器械活动部位，如钳头、关节、手柄的轴、管鞘器件的各种阀门和阀芯处，清洗完毕后应加润滑剂保护。

（4）绝缘手术器械禁止用水冲洗，如子宫粉碎器的马达等。

3.3.2　腔镜器械设备的常见故障

1. 摄像系统常见故障

（1）无图像显示：可能的原因有光源问题，包括氙气灯损坏、亮度调节过低、光纤损坏、内窥镜光传导故障等；传输问题，包括视频连接错误、显示通道错误、视频连线损坏和虚接、摄像头连线接触不良；设备问题，包括冷光源、监视器、信号转换器、摄像头等设备故障。

（2）图像模糊：包括物镜面有雾气、手术野有烟雾、物镜面被污染、焦距调节不当、目镜或摄像头光学组件被污染、内窥镜或摄像头损坏、冷光源亮度低等原因。

（3）图像有干扰：包括电磁干扰、视频连接线虚接、摄像头连线损坏、摄像主机的插口接触不良、监视器问题等原因。

（4）图像色彩失真：常见故障为信号连接错误、视频制式错误、各种连接线缆虚接或接触不良、白平衡不当、视野反光过强。

2. 冷光源常见故障

图像亮度不够；冷光源不亮；图像亮度过强。

3. 气腹机常见故障

气腹机出现压力过高报警，无法正常进气；气腹机持续大量进入 CO_2 气体，气腹压力不升；气腹机进气量与实际气腹压力不成比例。

4. 动力系统故障

电刀故障；超声刀故障。

3.3.3 常见故障的处理方法

1. 无图像显示

（1）光源问题：检查氙气灯的寿命，如亮度减弱时启动会有"哒哒哒"的声音，可以考虑更换氙气灯。如亮度调节过低可以适当旋转亮度调控，一般控制在调光旋钮的1/3处。光纤是易损品，整理时尽量做到无角收集，如出现折角易致光纤折断，从而导致没有图像，光纤折断后只能更换新的光纤。内窥镜光传导故障的处理一般包括检查导光接口是否损坏、导光接口是否存在污渍、导光纤维是否损坏，因此平时要使用合理的保存方法、持镜方法等。

（2）传输问题：视频连接错误可改正为信号转换器接输出、监视器接输入，要注意不同信号接口错误。显示通道错误要正确连接输入接口。视频连线损坏和虚接要注意检查连接线是否出现扭伤、损坏等情况。摄像头连线接触不良可以检查插头是否插到位，接触位置是否存在污染，同时在拔插的过程中不要进行热拔插。

（3）电源问题：一定要确定插座有电，开关正常打开。

2. 图像模糊

注意检查焦距是否调整好，镜头是否有水、雾气、血液，可用热水浸泡后的纱布擦净并观察雾气是否仍存在，通过排气减少腔内雾气提高图像清晰度。如均不是，可再次调节焦距，调节焦距要根据不同的手术要求、体腔内外视野的不同来获得一个清晰的图像。调节的原则通常是先变焦再调焦，先快后慢，先粗调后细调。

3. 图像失真问题

手动矫正白平衡，将内窥镜连接摄像头及光纤，启动摄像主机、冷光源和监视器，将摄像头对准白纱布，距离 2~5 cm，屏幕白色视野>70%，调节焦距，启动白平衡直至完成。操作过程的注意原则：纯白色纱布，合理的焦距，适当的亮度。视野反光过强时通常检查信号转换器测光模式、信号转换器电子快门、监视器设置等有无异常。

4. 图像干扰问题

检查各连接是否到位，应做到插头到位，锁定到位，避免松动。如果没有解决问题，请及时更换设备解决手术的需要，同时通知设备维修工程师来解决问题。

5. 气腹机故障

（1）压力过高报警，无法正常进气，应查找进气通道是否畅通，包括穿刺前检查气腹针是否通畅，进气通路是否打折、扭曲，术中进气不畅是否因助手操作时挤压腹壁引起，如均无异常，需要检查是否为患者麻醉过浅。这些原因导致的气腹压过高可做相应处理，如用水再通气腹针，解除气腹管打折、扭曲、受挤压等问题，如为麻醉原因，可和麻醉师沟通，调整麻醉深度。

（2）气腹机持续大量输入 CO_2 气体，气压反而不升，针对此类故障的处理，需要检查穿刺器封帽是否存在漏气现象，如确实存在漏气则需更换穿刺器封帽；检查气腹管路连接是否紧密，一定要确保整个环路的紧密连接；检查是否正在使用吸引器或打开了排气口，吸引器的使用会使充入气体很快被吸掉以致无法维持足够腔内气压；检查术中辅助切口密封设备是否密封完整，如行单孔腹腔镜手术时，术中辅助切口通常使用手套包绕切口保护器，以达到密封切口的目的（图3.3.1）。

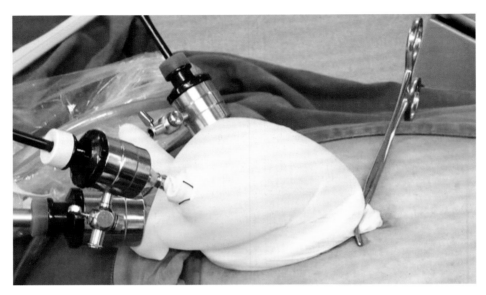

图3.3.1 单孔腹腔镜手套包绕切口保护器

6. 高频电刀故障

（1）使用时没有电流，需要查看电钩的接触头是否松动，线路是否连接正常，负极板粘贴是否完好，电刀的模式是否正确，或者电设备的连接是否在开放和腹腔镜手术之间切换时完成了切换。

（2）使用过程中功率太小，需要检查电极板及功率的调整是否在正常范围内。

7. 超声刀使用故障

（1）不能激活时，根据设备提示查找原因，同时检查刀头是否拧紧，如确有松动则需要重新连接刀柄和刀头。

（2）使用过程中不工作，可以在清水中激发刀头并轻轻抖动，使刀头里的组织、焦痂脱落，然后用湿纱布轻轻擦拭，每次使用时均需要注意刀头垫片的完整性。如以上操作无法解决问题，则需更换器械。

（3）因使用时间过长或使用方法不当，超声刀头出现破损时，为避免组织严重损伤，应立即更换器械。

8. 其他

（1）可吸收夹钳进出穿刺器受阻，首先需要检查穿刺器的直径是否为10 mm以上，是否与使用的器械直径匹配，如确实匹配则可以通过适当涂抹碘伏润滑钳杆，减少术中因钳杆拉拽引起的损伤。

（2）术中可吸收夹钳夹闭后无法正常脱落，这时候切记不要暴力硬拉，以免引起血管撕裂或因直接移除可吸收夹钳而引起大出血，应重复夹闭可吸收夹钳，然后轻轻抖动退出可吸收夹钳，整个过程切忌暴力。

（3）切割闭合器术中闭合切割后无法正常打开，此时需要检查切割闭合器保险是否打开，打开保险后再次进行夹闭切割操作，如仍无法解决则需要请有经验的护士、工程师来协助解决，如最终还是无法解决则可能需要通过开放手术来处理。

术中可能发生各种事先无法预料的问题，术者在自行仔细检查、冷静分析后如仍无法解决问题，则应请示上级医师或者有经验的巡回护士来指导解决，千万不要着急和暴力操作，以免引起更加严重的医疗损伤。

总之，术者术前仔细阅读各器械、设备的使用说明，熟悉相关设备和常用耗材的性能，提前储备、备份好易损耗材，避免因材料缺乏导致故障无法及时排除，做到快速分析原因，找到对策，及时解决问题，排除故障。

3.4 达芬奇机器人手术器械的清洗、消毒与维护

达芬奇机器人是目前最先进的机器人手术辅助系统，通过使用微创方法实施复杂的外科手术，是微创技术的较高阶段，也是新一代微创外科技术的代表。其由操作控制、机械臂、立体成像三大系统组成（图3.4.1），包含了光学内窥镜、手术器械臂、各种连接导线等在内的可复用手术器械。

相较普通腔镜器械，达芬奇机器人手术器械更精密、结构更复杂，且由于比较昂贵，配置基数相对有限，这些都对消毒供应中心所负责的器械清洗、消毒、保养、包装和灭菌等再处理工作提出了更高的标准和要求。

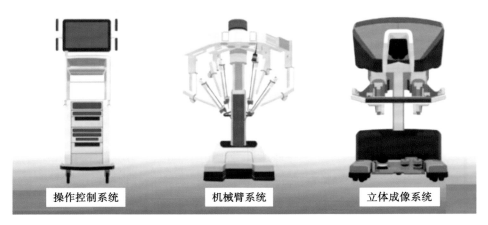

| 操作控制系统 | 机械臂系统 | 立体成像系统 |

图 3.4.1　达芬奇机器人系统

3.4.1　达芬奇机器人复用器械预处理

手术室应在达芬奇机器人使用后及时对复用器械预处理，去除器械表面明显组织、血渍等污染物后在器械表面喷洒保湿剂，并通知医院消毒供应中心回收人员尽快回收，以免污物变干。

若器械由第三方医疗消毒供应中心处理，请依据物流回收时间增加保湿频次，或调整保湿方法。

手术室交接人员将器械放置于专用回收箱内，为了避免运送过程中发生受压和磕碰，请在器械端头处垫软布。放置于镜盒内的光学内窥镜应盘绕有序，不可折弯或挤压。

消毒供应中心回收人员将盛装有器械的回收箱装载至转运推车内，运回去污区的路线应平缓。

由去污区专岗护士清点检查器械数量、规格型号、性能及完好性；移除附件，检查使用次数指示灯；检查光学内窥镜的清晰度及附件、线缆是否齐全、有无破损等。

3.4.2　达芬奇机器人复用器械的清洗步骤

（1）检查器械的完好性，在流动水下冲洗，去除肉眼可见的血迹、污渍等。

（2）分别向两个冲洗口灌注多酶溶液，先 1 号口后 2 号口，灌注溶液不少于 15 mL，将器械完全浸泡于多酶溶液中 30 min（图 3.4.2）。

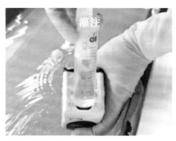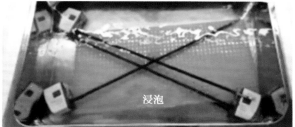

图 3.4.2　灌注浸泡

（3）使用压力水枪或 Luer 接头对 1 号冲洗口进行冲洗，并旋转端头至少 20 s，持续移动端头和冲洗，直到水流清洁为止。后用同样的方法对准 2 号冲洗口进行冲洗操作（图 3.4.3）。

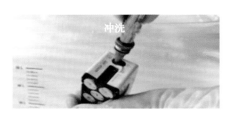

图 3.4.3　冲洗

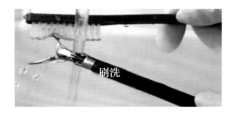

图 3.4.4　刷洗

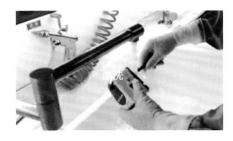

图 3.4.5　漂洗

（4）将整个器械浸没于水中，边旋转高压水枪边对器械端头进行喷洗，喷洗不少于 20 s。

（5）在流动水下用软毛刷对整个器械（器械臂手外部、头端、轴节部等）进行彻底刷洗至少 60 s，将血液、黏液冲刷干净，直到水流清洁为止。刷洗时注意端头，并间歇性移动端头使其在整个刷洗范围内移动，做到全方位彻底刷洗（图 3.4.4）。

（6）使用软化水漂洗整个器械，不少于 60 s（图 3.4.5）。

（7）超声清洗机内配置中性或弱碱性（pH≤11）清洗液，使用注射器向主冲洗口中注射至少 15 mL 同种清洗液后立即将器械完全浸泡在槽内清洗液中，并分别向 1 号、2 号冲洗口灌注多酶溶液 15 mL，进行超声清洗 15 min，超声频率应≥38 kHz。清洗液不得选用含有过氧化氢、pH>11 的强碱或漂白剂，以免造成器械损坏。

（8）最后使用纯化水漂洗端头、轴连接至壳体至少 60 s。

3.4.3　达芬奇机器人光学内窥镜的清洗步骤

（1）在流动水下冲洗，去除肉眼可见的血迹、污渍等。

（2）拉起内窥镜释放凸舌，打开冲洗口盖暴露 3 个冲洗口后分别灌注多酶溶液（图 3.4.6）。再灌注 2 个圆盘孔和 1 个基座孔（每次灌注不少于 15 mL），将内窥镜和线缆浸泡 15 min。

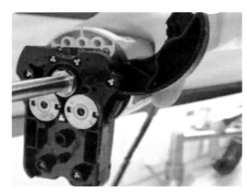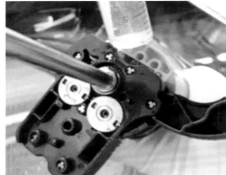

图 3.4.6　冲洗灌注

（3）在流动水下漂洗整个光学内窥镜和线缆，建议至少 60 s。

（4）冲洗灌注部位，使用 Luer 接头冲洗每个孔，建议至少 20 s（图 3.4.7）。

（5）将整个内窥镜浸没于水中，使用 Luer 接头在水下对壳体间隙、腕部、关节、底座等进行喷洗，每个部位不少于 20 s（图 3.4.8）。

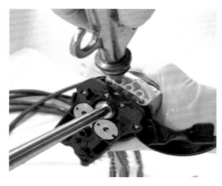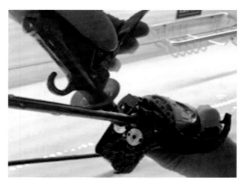

图 3.4.7　使用 Luer 接头进行灌洗　　　图 3.4.8　喷洗

（6）避开端头（镜头），使用海绵彻底擦洗轴部，使用专用清洗刷刷洗基座和壳体，使用软布或海绵擦拭线缆及镜头（图3.4.9）。

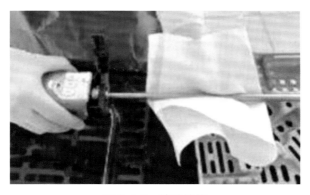

图3.4.9　擦拭镜体

（7）使用纯化水终末漂洗整个内窥镜和线缆，应不少于60 s。

3.4.4　达芬奇机器人手术器械的保养方法

（1）检查各种连接导线绝缘性是否完好、有无断裂破损、清洗质量是否合格；包装材料应大小合适，连接导线应盘旋放置，直径不能小于15 cm，以免折断线身或损伤外皮（图3.4.10）。

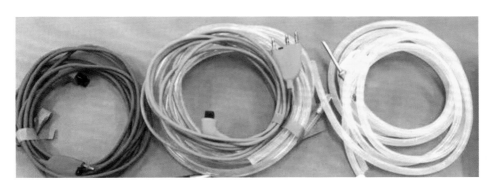

图3.4.10　各类导线盘旋放置

（2）使用带光源的放大镜检查器械表面、齿槽、关节槽及器械连接处的清洁度，确保无残留物，无血渍、污渍、水垢，无锈渍等；旋转器械上的旋转盘，检查各种器械关节的活动度及功能状况，润滑器械前端关节处，然后用特制器械盒配套或单独包装（图3.4.11）。

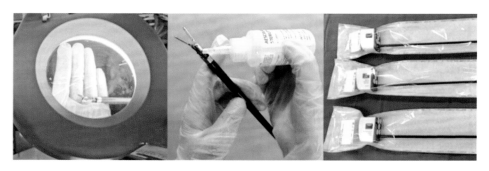

图 3.4.11　检查、润滑、包装

（3）光学内窥镜昂贵且易受损，应仔细检查镜头清晰度，镜身有无压痕、弯曲，软线是否破损，连接处是否有断裂，清洗质量是否合格。使用匹配的镜子盒盘绕固定盛装。

（吴　勇、程孝惠、周演铃）

第 4 章

腔镜模拟器介绍及训练内容

4.1 腔镜模拟器介绍

随着医学技术的不断进步，腔镜手术具有节约手术时间、减少患者手术创伤、降低手术风险的显著优势，得到越来越多医患双方的认可。然而，从开放手术转变至腔镜手术，外科医师不但需要适应将三维的实物转化为视频中的二维影像，而且还需要适应失去了直接触及实体脏器的触感的根本性转变。所以，腔镜手术对外科医师提出了更高的要求，需要具有手眼高度协调、熟练掌握手术器械及操作技巧的能力。国内开展腔镜手术至今已经有 30 余年，如今全国各大医疗中心逐渐开展机器人手术，但到目前为止尚未有规范的腔镜手术技能培训制度和方案，这必然会影响腔镜技术在我国的进一步普及和开展。在外科学基础及临床带教过程中，通过一些基础理论灌输、特殊训练深化，继而到住院医师规范化培训中的临床实践熏陶，外科医师才可能逐步熟练掌握腔镜手术中的各项技能，因此腔镜的模拟学习设备在腔镜外科医师的培养过程中就显得格外重要了。

4.1.1 自制简易模拟器

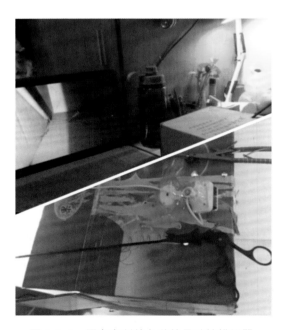

仅需要网络购买一些相关的腔镜手术训练器械，配合照明设备以及常见的平板电脑甚至手机来采集图像进行练习（图 4.1.1）。这样的自制模拟器易于获得，耗费不多，但存在图像采集不清晰、操作孔设置不专业、精细化操作训练困难等不足。

图 4.1.1 网友自制的各种简易腔镜模拟器

4.1.2 商品化的腔镜手术模拟器

各种各样的腔镜手术模拟器（图4.1.2），根据其不同的市场价在不同层次上很好地模拟了腔镜手术的实际操作环境，配合上各种临床医用器械级别材质的操作器械和训练模块，更好地为初学者提供了一个极佳的、友好的、可反复使用的练习平台。然而，此类腔镜手术模拟器具有一个不可回避的通病，那就是无法精确量化训练成果，对训练效果的反馈及成效的提升存在一定不足。

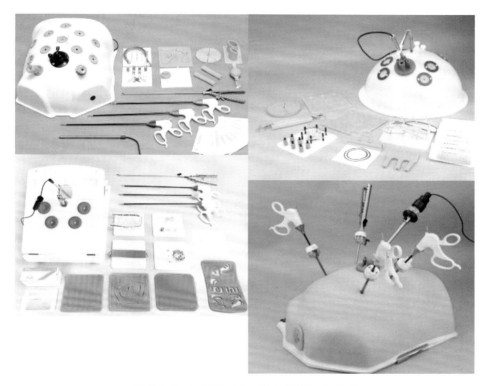

图 4.1.2　网络商城售卖的各种腔镜模拟器

4.1.3 VR腔镜模拟器

它们常常配备了精细的图形，优异的触觉力反馈和直观友好的用户界面，提供全面的以数据为驱动的客观评估报告。系统内置丰富的模块库及培训课程，包含核心技能训练和多种术式训练，适用于培训多学科的住院医师，包括普外科、妇科、胃肠外科、泌尿外科、胸外科、结直肠外科等。以 LapSim 为例，它是由瑞典外科学公司（Surgical Science）生产的腔镜手术模拟训练系统，系统中包含了各种技能模块，包括基础技能模块、摄像机解剖识别模块、腹腔镜外科学基础（FLS）任务训练模块、缝合与吻合术模块等，甚至还极为生动地模拟了各手术科室各类基础手术及进阶手术过程，对于各类手术的关键手术步骤、最终效果，设置了量化的评价标准，且可通过互联网与指导老师进行练习效果沟通，仪器跟踪技术可以捕获仪器处理和性能指标，并在在线产品组合中显示性能数据，这样更有利于使用者对模拟训练效果进行反刍而获得更多的心得体会，从而更快地适应腔镜手术操作。

4.1.4　针对机器人手术的各类模拟器

这类模拟器主要分为两类。一类是虚拟模拟器，如 VR（virtual reality，虚拟现实）模拟器和 AR（augmented reality，增强现实）模拟器，在电脑生成的各类虚拟平台上完成模拟的训练项目，通常被运用于基础技能和部分高级手术步骤的练习。另外一类是物理机械模拟器，可直接使用腔镜手术器械进行实物操作，训练内容更为直观、更为接近现实操作，可用于更高级的手术步骤训练。

目前，各大医学院校中腔镜技术的教学情况参差不齐，它仍然是一门新兴学科，应当被认为是一门崭新的医学教学艺术。如何通过各种各样、有简有繁的模拟学习设备以及科学的评价反馈系统为渴望获取知识及技能的求学者提供帮助，是现阶段临床外科教学中的重要课题。通过前述的各类腔镜模拟学习设备，尤其是 VR 腔镜模拟器，众多的外科医师学习到了宝贵的腔镜手术操作经验，这些 VR 腔镜模拟器因不会产生任何医疗事故、极其逼真的手术流程模拟、严苛的教学培训步骤，逐渐成为最适用于临床医师进行腔镜手术学习的教学设备，为尚未进入临床工作的医学生初识腔镜手术提供了更多直观的感性认知，对他们培养兴趣、立志成为一名优秀的外科医师起到了积极作用。

4.2　腔镜模拟器训练内容

现阶段有多种用于腔镜训练的商品化模拟器。最简单的模拟器仅仅包括监视器、训练箱、固定的摄像头及照明设备。此类模拟器成本较低，操作者可以一边看监视器一边在训练箱外使用器械进行箱内的各种操作（图4.2.1）。这类设备模拟了腔镜下手眼分离状态下的操作场景，可以锻炼操作者的腔镜下空间感、方向感及手眼协调运动，是初学者比较好的训练工具。较好的模拟训练箱使用到的设备可以被认为是简化版的实际手术过程中使用的设备。目前的模拟器下训练模式有多种，目的在于训练操作者手眼分离、双手协调运动及精细操作，或者模拟实际手术中的一些操作。本节对目前常用于初学者的标准化的训练项目进行了归纳，以成功完成任务的时间作为考核标准对初学者进行评价。

腔镜模拟器训练分为基本训练和进阶训练。基本训练包括3个模块（手眼协调、双手协调、定向适应）和5个科目（拾豆、梅花桩、极速快递、穿针引线、定向缠绕）。进阶训练则包括4个科目（分离、缝合打结、剪纸、施夹）。

每个科目代表一项腔镜训练核心能力，每个科目均有训练目的、操作说明、考核方法以及期望成绩。

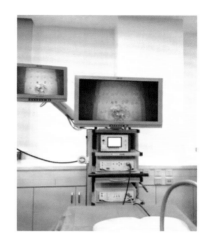

图 4.2.1　常用的腔镜模拟器款式

4.2.1　基本训练

1. 手眼协调

（1）拾豆。

目的：训练基本的腔镜手术技能，手眼的协调能力和速度。

训练方法：训练底座中央放置两个圆盘，一侧圆盘内放置一定数量的各色塑料弹珠，学员单手抓持钳将弹珠夹取放置于另一个圆盘，左右手交替训练（图4.2.2）。

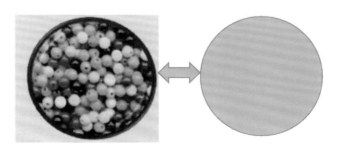

图 4.2.2　"拾豆"练习示意图

考核方法：左手取 5 颗红色弹珠放置于另一个圆盘，右手取 5 颗黄色弹珠放置于另一个圆盘。按同样的顺序和颜色再取出放回原来圆盘。

记分规则：最少重复 5 次，记录每次操作的用时（s），取 3 次最佳成绩的平均值。

（2）梅花桩。

目的：训练基本的腔镜手术技能，手眼的协调能力和速度。

训练方法：用抓钳取出 14 个珠子，放置在高低不等的柱子上，左右手交替练习（图 4.2.3）。

考核方法：取出 14 个珠子，放置在高低不等的柱子上，右侧两列需用右手，左侧两列需用左手。

记分规则：珠子掉落一次计 10 s，掉出训练板计 20 s，该珠子不可再用，总分为完成秒数+扣除秒数总和（s）。最少重复 5 次，取 3 次最佳成绩的平均值。

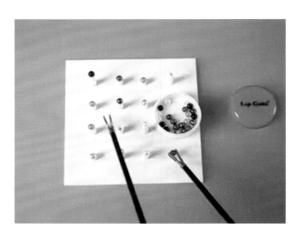

图 4.2.3 "梅花桩"练习示意图

2. 双手协调

（1）极速快递。

目的：训练基本的腔镜手术技能，双手的协调能力和速度。

训练方法：双手持钳，先由左手取出套环传递给右手，右手安置套环于梅花桩上。左右手交替练习（图 4.2.4）。

考核方法：双手持钳，先由左手取出套环传递给右手，将 6 个套环转移至右侧镜像位置，完成后左右交换，由右手取出套环传递给左手，复原套环位置。

记分规则：套环掉落一次计10 s，套环掉出训练板计20 s，该套环不可再用，总分为完成秒数+扣除秒数总和（s）。最少重复5次，取3次最佳成绩的平均值。

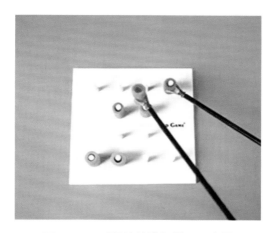

图4.2.4　"极速快递"练习示意图

（2）穿针引线。

目的：训练基本的腔镜手术技能，双手的协调能力和速度。

训练方法：双手持钳，将细绳从左至右先后穿过第一排和第二排的5个环，完成后可改由从右至左练习（图4.2.5）。

考核方法：将线分别从左至右和从右至左穿过5个环呈"M"形。

记分规则：最少重复5次，记录每次操作的用时（s），取3次最佳成绩的平均值。

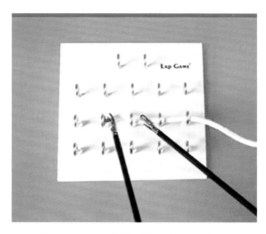

图4.2.5　"穿针引线"练习示意图

3. 定向适应

定向缠绕。

目的：反复练习，提高腔镜操作的定向能力。

训练方法：学员移至训练箱侧面，侧看显示屏，双手协同将缠绕好的橡皮筋从梅花桩上取出，再缠绕回梅花桩，恢复原样（图4.2.6）。

考核方法：同训练方法。

记分规则：最少重复5次，记录每次操作的用时（s），取3次最佳成绩的平均值。

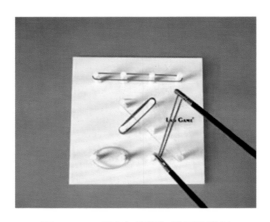

图4.2.6 "定向缠绕"练习示意图

4.2.2 进阶训练

作为基本训练的升级版，进阶训练将基本训练中的"分解动作"融会贯通，形成更为接近实战的操作练习。这些进阶训练方案在不同单位、不同条件的实际运用中是非常灵活机动的，练习者也可以重点关注个人需要进行重复训练并获得技能提高。

（1）分离。

目的：用抓钳、分离钳、剪刀等器械进行钝性分离、锐性分离训练。

训练方法：使用镜下手术器械剥橘子皮（图4.2.7）。

考核方法：使用镜下手术器械成功剥橘子皮。

记分规则：剥离果肉有破损视为失败，成功剥一个橘子的时间（s）为最终时间。

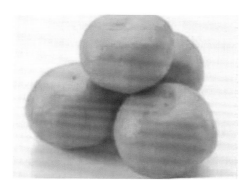

图 4.2.7 用于"分离"练习的橘子

（2）缝合打结。

目的：反复练习，提高腔镜手术基本操作的缝合打结能力。

操作方法：在人造组织上进行缝合和打结训练（图4.2.8）。

考核方法：5次单纯间断缝合及打结，2次单纯连续缝合及打结。

记分规则：记录总时间（s）为最终成绩。

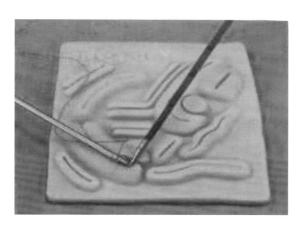

图 4.2.8 腔镜"缝合打结"练习示意图

（3）剪纸。

目的：反复练习，提高腔镜手术左右手协调配合达成目标能力。

操作方法：按照不同形状预定划线，训练在纸张上裁剪各种形状图案
（图4.2.9）。

考核方法：剪出正方形、圆形、心形和不规则形。

计分规则：合计剪出正方形、圆形、心形、不规则形各一个所需总时间
（s）为最终成绩。

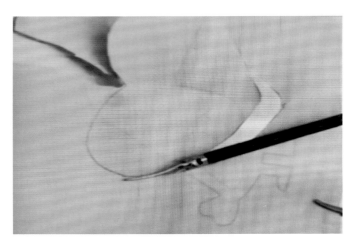

图 4.2.9　腔镜模拟器下手工剪出的"爱心"

（4）施夹。

目的：反复练习，训练左手牵拉、协助暴露，提高腔镜手术中各种角度下施夹技巧。

操作方法：模拟器中自设不同角度、粗细程度管路，练习合理使用血管夹（图 4.2.10）。

考核方法：夹闭 5 次管路。

计分规则：合计 5 次管路夹闭所需总时间（s）为最终成绩。

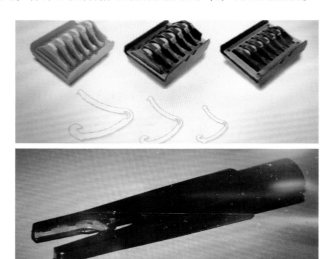

图 4.2.10　腔镜模拟器下用于练习的各类结扎夹

（粟文钊）

第 5 章

计算机虚拟训练系统的应用

5.1 计算机虚拟训练系统简介

计算机模型下手术模块训练得益于生物医学可视化仿真技术的发展，是腔镜技能训练的进一步提升，其目的是利用腔镜虚拟训练系统进行腔镜下技能的培训。与腔镜操作训练箱的实体模块不同，计算机模型则是通过虚拟技术模拟实体情况，模拟真实的腔镜下人体解剖及手术操作流程，并对训练者的不同操作模拟出相应真实的人机交互式反馈，且自带评分纠错系统，具有更加真实、直观的训练感受和教学效果。

5.1.1 传统腔镜虚拟训练系统

目前市场上有不同厂商生产的多个品牌的计算机虚拟训练器，如瑞典Surgical Science 生产的 LapSim 模拟器、美国 Simbionix 生产的 Lap Mentor 模拟器及加拿大 CAE 公司的 Lap003 模拟器等（图 5.1.1），国产如北京黎明视景公司的 MedSim-300s 等。上述虚拟训练器的基本原理均类似，但核心技术及拓展功能的丰盈程度各有不同。

虚拟训练系统主要由以下部分构成：训练器机体、操作控制台、高清显示器、计算机触觉反馈装置、腔镜手术模拟训练软件（含多种训练模块）、沉浸式体验交互系统。性能方面要求软硬件融合稳定、具有高清视野、具备力反馈技术、支持多模块训练及具备教学演示、评分、指导功能等。

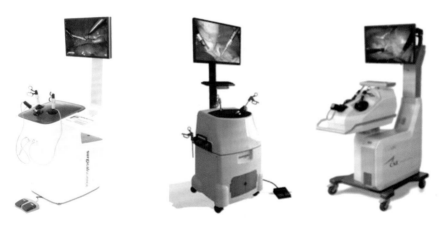

图 5.1.1 计算机虚拟训练器
（从左至右分别为瑞典 Lapsim、美国 Lap Mentor 和加拿大 Lap003）

5.1.2 手术机器人虚拟训练系统

20 世纪 80 年代末，美国斯坦福研究院着手研发外科手术机器人，1995 年 Frederic Moll 博士牵头成立了美国直观医疗器械公司（Intuitive Surgical Devices），2000 年手术机器人达芬奇（Da Vinci）被美国 FDA 正式批准投入临床使用。2006 年中国人民解放军总医院引进了中国大陆第一台达芬奇手术机器人，并在 2007 年完成了第一例机器人辅助手术。达芬奇手术机器人的诞生无疑是对世界外科手术领域的极大冲击。目前，手术机器人已广泛应用于泌尿外科、普外科、胸外科、妇科及头颈外科等领域。

相较于传统腔镜手术，机器人手术具有更多的优势，在多数专科领域，手术机器人的应用可以明显减少术中失血及手术并发症的发生，高灵巧性、高精度、三维可视化及人机工程学是其重要优势特征。达芬奇手术机器人主要由以下三部分组成：外科医师控制台（医师端）、床旁机械臂系统（患者端）和成像系统（显示端）（图 5.1.2）。

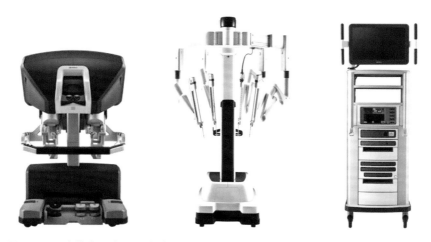

图 5.1.2 达芬奇手术机器人的组成（从左至右分别为医师端、患者端、显示端）

达芬奇手术机器人配套设备包括多种，带双极电凝的抓持钳、Trocar、切割闭合器以及血管离断、凝闭设备（图 5.1.3）。

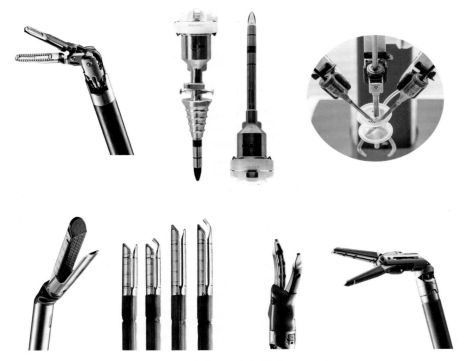

图 5.1.3　达芬奇手术机器人配套设备

新兴的机器人手术的临床应用需要标准化的机器人培训课程。2006 年美国胃肠道与内镜外科医师协会（SAGES）发布了一份共识，概述了机器人手术培训的理想组成部分，包括教学法、实践培训和指导手术室，必要情况下还需要进行医师资质考核，包括手术决策及操作技能考核。2013 年 14 个国际领先的外科学会研究制定了机器人手术基本原理（fundamentals of robotic surgery，FRS）标准，其中指出了机器人手术医师所需要掌握的最基本技能。在基本技能训练的基础上，随着机器人手术在不同专科的发展，不同专科协会及多中心联合研究以及虚拟训练器研发公司制订了一些专科培训计划与课程，例如欧洲泌尿外科机器人手术协会开发的 ERUS 课程等。

就培训时机而言，建议从住院医师即开始机器人手术的培训，尤其是基本技能训练，因为在既往对比研究中发现，具有腔镜手术经验的医师比新手医师在学习和获取机器人手术技巧方面并没有展现出明显优势。尽管如此，在进行机器人辅助的专科手术训练前，建议培训者具有相应开放手术的经验。

目前市面上有多家公司生产的手术机器人模拟训练系统，美国 Intuitive Surgical 公司生产的 Da Vinci Surgical Simulator（DVSS）仍是性能最佳的训练系统，其他的还有美国 Mimic Technologies 公司的 dV-Trainer、美国 Simulated Surgical Systems 公司的 Robotic Surgical Simulator（RoSS）、美国 3D Systems 公司的 RobotiX-Mento 及挪威 SimSurgery 公司的 SEP-Robot 等（图 5.1.4）。以 Da Vinci 机器人训练系统（Technology Training Pathway）为例，其训练项目包括四个阶段：第一阶段，达芬奇手术介绍（产品介绍）；第二阶段，达芬奇技术培训（产品培训）；第三阶段，初始病例系列培训计划（技能应用）；第四阶段，复杂病例系列培训计划（技能提升）。需要注意的是，此训练系统的目的仅仅是培训熟练使用 Da Vinci 系统，即培养训练者熟悉机器人操作环境，并使用机器人熟练进行一般操作，并非进行具体的医学专项训练及手术过程训练，也不会进行机器人专科手术能力考核与资质授予。

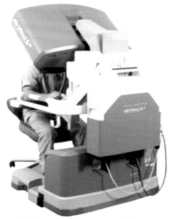

A. 美国Intuitive Surgical公司Da Vinci Surgical Simulator

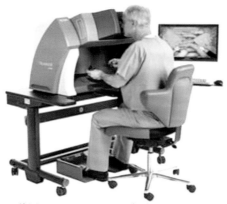

B.美国Mimic Technologies公司dV-Trainer

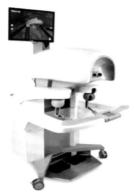

C. 美国Simulated Surgical Systems公司 Robotic Surgical Simulator(RoSS)

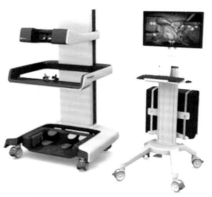

D. 美国3D Systems公司RobotiX-Mento

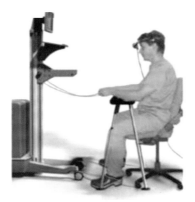

E. 挪威SimSurgery公司SEP-Robot

图 5.1.4 不同厂家的手术机器人训练系统

2017 年，中国国内首家达芬奇手术机器人培训基地落户上海长海医院，为国内外医师提供国际化同质培训服务，填补了国内培训的空白。培训环节主要包括网上学习考试、现场模拟和动物实验三个环节。网上学习考试主要是基础理论知识的掌握与测试。现场模拟则是通过机器人操作平台使用专业的训练程序进行模拟训练，例如穿针过环、缝合海绵、电能量使用等，然后进阶到术前准备阶段的训练，包括机器人打孔原则、机器人对接、镜头与器械安装及模型（动物标本）缝针练习，此项训练旨在进一步提升机器人基本操作的掌握与熟练程度。动物实验阶段即"实战训练"，使用机器人手术系统在活体动物上进行一系列实际操作训练，包括基本操作及专科操作训练，前者如镜头控制与机械操控、组织缝合（单手及双手打结等）、电能量使用、钝性分离练习、血管游离与结扎等，后者如专科手术术式训练。

5.1.3 计算机虚拟训练系统的功能

计算机虚拟训练系统的首要功能是重建人体解剖，还原真实的腔镜手术场景，要求所模拟的画面要清晰、精准，还要准确模拟腔镜下所使用的各种器械并模拟其功能。随着技术的不断革新，仿真显示不断提升，由最初的 2D 显示进化为 3D 显示，显示器也均进化为高清触屏，且部分训练器支持多屏显示和专业示教模式。

计算机虚拟训练系统的第二个功能是准确的力反馈功能，既要求所模拟的触感真实、细腻、流畅，还需要性能稳定、持久且经济友好。常见的力反馈实现途径包括齿轮传动技术和线传动技术，前者成本较低，但长时间使用钢圈和齿轮传动后可出现磨损致齿轮打滑，降低精准度和使用寿命，部分使用钢线传动的训练系统触感较生硬，欠缺细腻感，改进的主动磁感应线传动技术其反馈感觉更加细腻和敏锐，过程更加柔和、流畅和逼真。

第三个功能即要求支持多个训练模块，且课程设置合理。目前市场上所有计算机虚拟训练系统均支持多模块训练，主要包括核心（基本）训练模块和专科技能训练模块，前者为训练系统基本配备的功能模块，如基本技能训练、任务培训、解剖训练等，后者主要为专科手术训练模块，该部分按亚专科进行分类，配备简易手术及进阶手术训练功能，后者需要根据实际需求进行购买。

最后，计算机虚拟训练系统作为腔镜培训教学工具，需要具有人机互动的教学、演示、评分和指导功能。部分训练系统强化了导师管理功能，配备有上传录像、派发课程、自定难易、云提取训练结果及云颁证功能，实现集中管理和无缝交流（图5.1.5）。

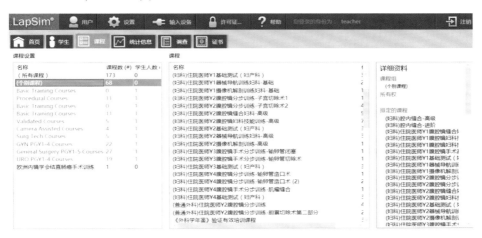

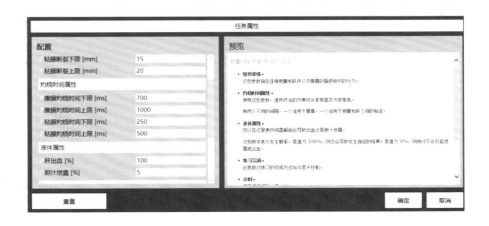

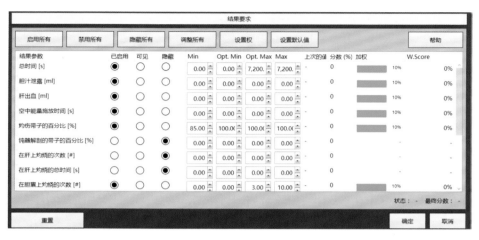

图 5.1.5　LapSim 系统下导师制订和分配课程、调整训练难度及评分要求

5.2　LapSim 模拟器训练

5.2.1　LapSim 模拟器的训练模块

计算机虚拟训练模块包括核心（基本）训练模块和专科手术训练模块，本小节以瑞典 Surgical Science 公司的 LapSim 模拟器为例进行介绍。

1. 核心（基本）训练模块

（1）基本技能操作模块。

本模块用于腔镜技能入门训练，包括腔镜视野导航、方位训练、简单操作和系统使用方式及习惯建立的训练等。本模块内置虚拟操作录制视频和临床手术视频供观摩学习，所有操作具有标准手术指导步骤，配有文字以及相对应的真实手术录制视频详细指导，并且支持多种器械切换训练。主要包含13 项训练任务：摄像机导航（镜头控制 0~45°）、器械导航、协调、抓持、切除、导管插入、施夹、提升与抓持、肠处理、精细解剖、施夹与切割、缝合、精度与速度。

（2）任务培训模块。

该模块内置仿真虚拟操作示范视频，所有操作具有标准手术指导步骤，配有文字以及相对应的真实手术录制视频详细指导，并且支持多种器械切换。主要包含断桩转移、图样剪切和结扎环训练 3 项训练任务。

（3）摄影机解剖模块。

本模块作为解剖导航训练，意在培训情景视野及方位寻找，为单独训练模块，主要包括肝胆、胃肠道及妇科解剖导航训练。

肝胆及胃肠部位包括肝左叶、胆囊、幽门括约肌、结肠右曲、横结肠、右肾、肝右叶、升结肠、肝镰状韧带左侧、肝镰状韧带右侧、左肾、胃、十二指肠、降结肠、哈特曼囊（胆囊颈部形成的异常囊）和结肠脾曲。

妇科部位包括左侧输卵管伞端、左侧卵巢、左侧输卵管、子宫底、右侧输卵管、右侧卵巢和右侧输卵管伞端。

2. 专科训练——腹腔镜下胆囊切除术训练模块

本模块内置临床真实手术视频和仿真虚拟操作示范视频，所有操作均为标准手术步骤。分步训练模块如下。

（1）解剖胆囊管、胆囊动脉，施夹后切除胆囊管和动脉。具体步骤为：① 抓持胆囊，钝器解剖，分离 Calot 三角。② 用电钩进行下一步解剖。③ 切除肝上的粘连组织，进行 Calot 三角的定位。④ 冲洗并在胆囊动脉上施夹。⑤ 胆管造影术。⑥ 分离胆囊动脉和胆囊管。

（2）解剖、切除胆囊，移出标本。具体步骤为：① 初步解剖粘连组织。② 解剖。③ 止血。④ 冲洗。

3. 专科训练——腹腔镜下阑尾切除术训练模块

本模块内置临床真实手术视频和仿真虚拟操作示范视频，所有操作均为标准手术步骤。分步训练模块如下。

（1）解剖阑尾动脉，施夹后切断。具体步骤为：① 抓持阑尾，钝器解剖，分离阑尾系膜。② 用电钩进行下一步解剖。③ 解剖阑尾动脉。④ 冲洗。⑤ 在阑尾动脉上施夹并切断。⑥ 分离阑尾根部。

（2）施夹后切除阑尾，移出标本。具体步骤为：① 初步解剖粘连组织。② 解剖并在阑尾根部施夹。③ 切断阑尾根部。④ 取出标本。⑤ 止血。⑥ 冲洗。

4. 专科训练——腹腔镜下输卵管切除术训练模块

本模块内置临床真实手术视频和仿真虚拟操作示范视频，所有操作均为标准手术步骤。分步训练模块如下。

分离输卵管，移除标本。具体步骤为：① 显露视野，分辨病灶。② 从侧端开始，凝闭输卵管系膜。③ 以剪刀分离凝闭的输卵管系膜。④ 止血。⑤ 沿系膜附着处向子宫角继续。⑥ 凝闭输卵管峡部。⑦ 剪断输卵管。⑧ 套取标本。

5.2.2　LapSim 模拟器的使用流程

1. 登录系统

LapSim 模拟器如图 5.2.1 所示，主要由高清触屏显示器、主机箱体、操作杆、脚控踏板组成。此外在箱体右侧配备一块小型触屏控制器以便操控。

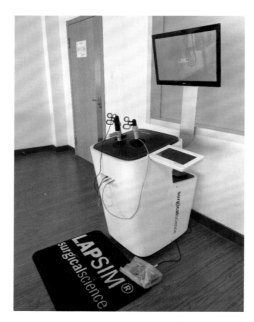

图 5.2.1　Lapsim 训练器

打开系统登录页面，在页面可选择系统语言及账号。根据不同角色可选择使用教师账号（teacher）、学生账号（student）及演示账号进行登录。登录页面如图 5.2.2 所示。在教师账号下可以向学生账号分配训练任务，并进行评分等操作。

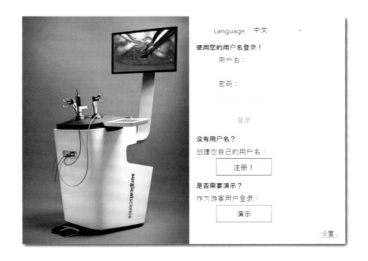

图 5.2.2　系统登录页面

登录系统后左侧为训练项目列表，选中需要进行的训练项目，点击下方"启动"即可进入训练（图 5.2.3）。当练习生不熟练当前项目时，可点击右侧触控屏中的"教学法"，其内包括训练项目的分步文字讲述及实体手术示教。

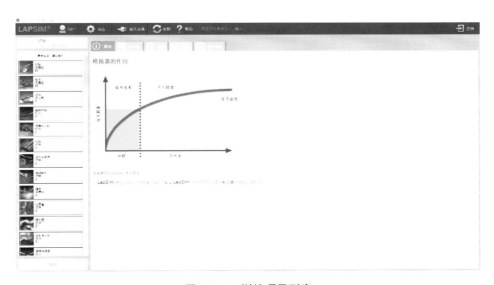

图 5.2.3　训练项目列表

需要注意的事项是，点击"启动"前，应将操作杆及摄像头归于原始位置以初始化训练传感器（图 5.2.4）。

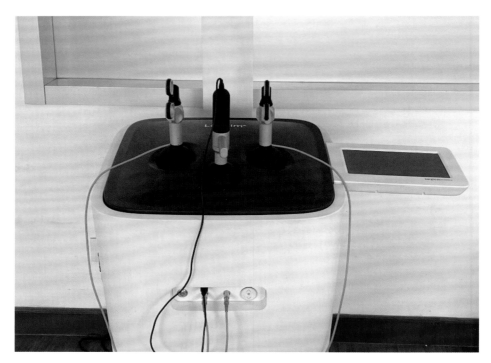

图 5.2.4　操作杆及摄像头

2. 启动训练项目

启动各训练项目后即可按屏幕提示进行操作，屏幕会显示需要完成的工作量及当前所需进行的步骤。

以"基本技能–导航"训练为例，启动训练项目后在屏幕左下角可看到提示：找到并放大下一个胆结石，直到其与圆等大（剩余胆结石的数量：4），即说明训练项目为"找到胆结石、放大至与圆等大、完成 4 次"。找到结石、放大目标、锁定胆结石后，系统提示：稳定固定摄像机直到胆结石消失。此项目在训练导航的同时练习控制视野稳定性（图 5.2.5）。

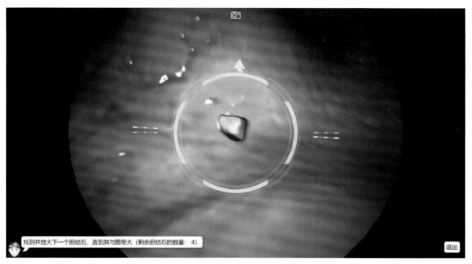

找到并放大下一个胆结石，直到其与圆等大（剩余胆结石的数量：4）

退出

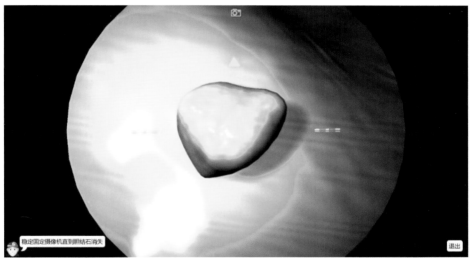

稳定固定摄像机直到胆结石消失

退出

图 5.2.5 "基本技能-导航"训练

以"基本技能-抓持"训练为例，启动训练项目后在屏幕左下角可看到提示：用右手器械抓住对象（剩余对象的数量：6），即说明训练项目为"右手操作器械、抓持对象、放入目标、完成6次"。成功抓持后需要将对象放入指定位置，位置准确则提示：释放对象。当操作出现严重失误，例如操作器械暴力触碰边缘区域时提示：将对象移至目标。此时，手中的操作杆会有"碰壁"力反馈感觉，同时全屏幕出现闪红提醒（图5.2.6）。

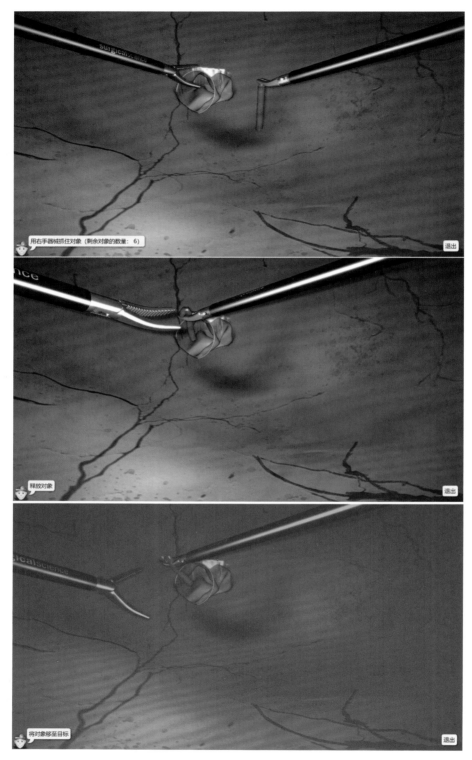

图 5.2.6　"基本技能-抓持"训练

3. 训练结果展示

当完成操作结束训练后，系统按照设定的标准进行评分，显示在屏幕右侧（图5.2.7）。各项训练侧重点不同，评分指标有所差别。常见的指标包括器械时间、长度、路径、超出现场次数与时间、组织损伤情况等。训练生可根据评分指标来寻找不足，提高操作熟练度。其余专科训练项目中还有项目总时长、严重损伤发生情况、出血量等考核指标。

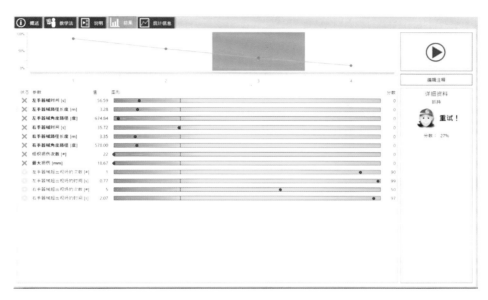

图5.2.7 训练结果展示

5.2.3 专科训练——腹腔镜下胆囊切除术

启动训练后如图5.2.8所示，视野模拟实体腹腔视野，模块提供胆囊底抓钳辅助显露视野。将两侧操作杆拉回可见屏幕两侧出现器械选项，根据操作步骤通过旋转操作杆旋钮或开合手中钳口以选取适当器械。器械激发多使用脚踏踏板控制。

腹腔镜下胆囊切除术的关键步骤如下：显露胆囊三角区，解剖胆囊动脉及胆囊管，分别夹闭、离断，剥除胆囊。

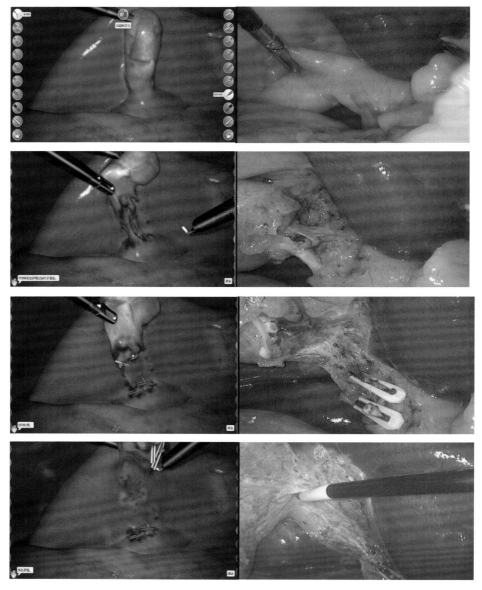

图 5.2.8　腹腔镜下胆囊切除术（左侧：模拟训练过程截图；右侧：实体手术截图）

　　需要注意的是，模拟训练项目默认手术次序为胆囊顺行切除，即解剖三角区优先，逆行切除胆囊被认为手术次序有误；实体离断血管时可在近心端施夹、远心端电凝离断，而在训练过程中需要在血管离断位置两侧施夹，否则系统会模拟血管出血，此处与实体情况不同；尽管训练项目支持多种器械模式，但仍需要注意侧重标准化操作，例如使用剪刀或者超声刀离断胆囊管时，后者可能会被系统判定为器械选择错误。

除正常流程训练，系统还存在模拟术中损伤训练，例如胆囊动脉出血、胆瘘等，以训练术中突发状况的处理。此外，系统还提供疑难胆囊病例训练，例如肝门处血管变异等（图5.2.9）。

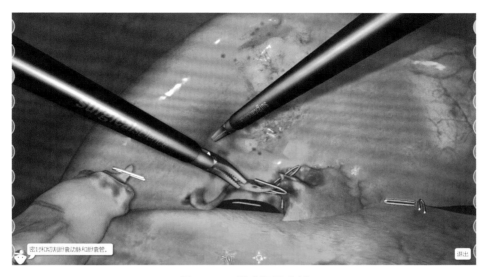

图 5.2.9　疑难胆囊病例

图 5.2.10 为考核结果界面，其内可见详细考核指标。

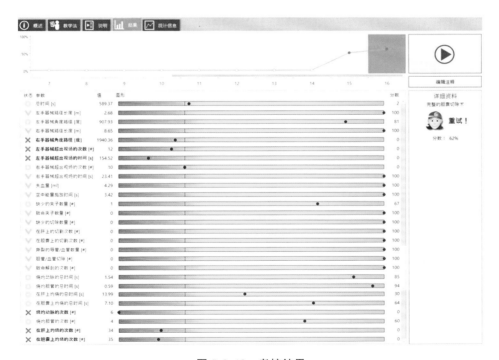

图 5.2.10　考核结果

5.2.4 专科训练——腹腔镜下阑尾切除术

启动训练后如图5.2.11所示，视野模拟实体腹腔视野。同其他专科训练项目一样，将两侧操作杆拉回可见屏幕两侧出现器械选项，根据操作步骤通过旋转操作杆旋钮以选取适当器械。

主要手术步骤包括：显露术野、解剖阑尾动脉、离断阑尾动脉、阑尾根部解剖及套结扎。

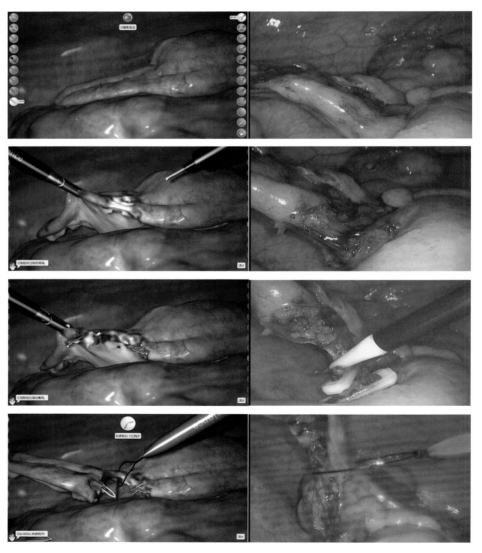

图5.2.11　腹腔镜下阑尾切除术（左侧：模拟训练过程截图；右侧：实体手术截图）

练习生在虚拟训练过程中可以尝试切换操作器械，例如以超声刀替代电凝钩，以直线切割闭合器替代剪刀进行离断操作等，图 5.2.12 为虚拟训练过程中使用超声刀进行分离、解剖操作。

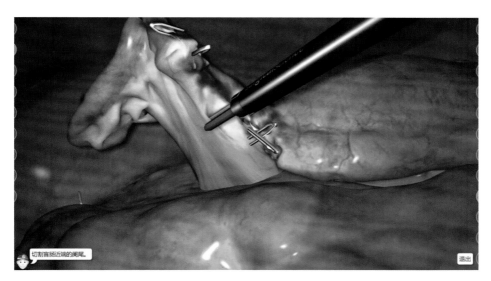

图 5.2.12　腹腔镜下超声刀训练

训练结束，考核结果如图 5.2.13 所示。

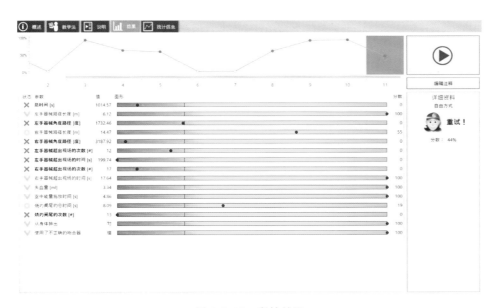

图 5.2.13　考核结果

5.2.5　专科训练——腹腔镜下输卵管切除术

启动训练后如图 5.2.14 所示，视野模拟实体腹腔视野。同其他专科训练项目一样，将两侧操作杆拉回可见屏幕两侧出现器械选项，根据操作步骤通过旋转操作杆旋钮以选取适当器械。

主要手术步骤包括：显露术野、凝闭或离断输卵管系膜、凝闭或离断输卵管峡部。

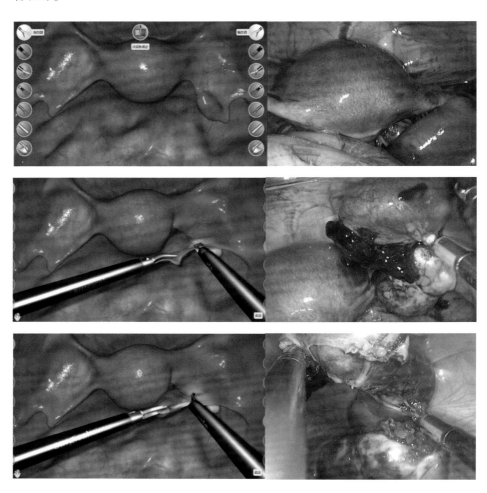

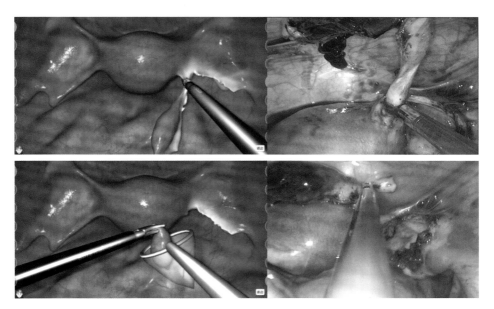

图 5.2.14　腹腔镜下输卵管切除术（左侧：模拟训练过程截图；右侧：实体手术截图）

　　训练过程需注意：电凝切断输卵管系膜时不要距离输卵管太远，应尽量紧贴输卵管进行操作，否则容易损伤输卵管系膜内的血管，从而导致术中出血和影响该侧卵巢血供和功能；切断输卵管峡部时尽量靠近子宫，避免残留的盲端再次异位妊娠。

　　训练结束，考核结果如图 5.2.15 所示。

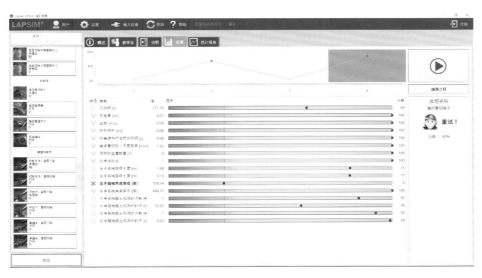

图 5.2.15　考核结果

5.3 机器人手术模拟训练

以肝胆胰外科训练体系为例，荷兰阿姆斯特丹大学介绍了其在机器人胰腺手术方面独特的训练体系（LAELAPS-3），此项目基于全球多中心训练研究，是继腹腔镜下远端胰腺切除训练项目（LAELAPS）和腹腔镜下胰十二指肠切除训练项目（LAELAPS-2）之后的又一项重要研究，其中包括机器人虚拟训练器项目。训练体系包括以下几项：使用 Da Vinci Surgical Simulator 进行基本技能训练（图 5.3.1，图 5.3.2）共 20 余项预设的训练项目（表 5.3.1）；生物组织标本上的训练，包括在人造器官上进行缝合及吻合等训练（图 5.3.3），两种缝合训练，四种以上肝管-空肠、胰管-空肠吻合训练（图 5.3.4）；机器人手术视频学习，视频库包含 100 例以上的机器人手术视频，视频内含规范的组织分离以及胰十二指肠切除、远端胰腺切除手术过程中的关键步骤操作；在专家库指导专家现场指导下实操训练。

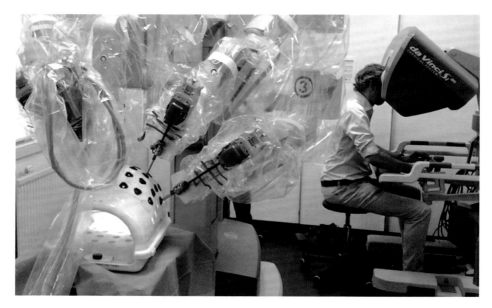

图 5.3.1 模拟器上进行基础项目训练

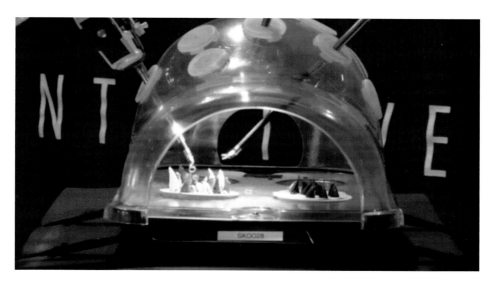

图 5.3.2　基础训练箱（抓持、移位、放置训练）

表 5.3.1　**Da Vinci Surgical Simulator** 预设训练项目

技能种类	数量	训练项目
抓取（Grasping）	5	抓取 & 放置（Pick & place），插板训练（Peg Board 1 & 2），匹配训练（Match Board 1 & 2）
腕部动作（Endowrist）	1	轨道环绕训练（Ring & Rail 1）
摄像导航（Camera）	4	摄像机导航（Camera Targeting 1 & 2），视野缩放（Scaling），环绕训练（Ring Walk 1）
能量器械切换（Energy switch）	5	能量器械切换（Energy Switching 1 & 2），分离（Energy Dissection 1−3）
缝合（Suturing）	11	穿针（Needle Target），过环（Thread Rings），缝合海绵（Suture Sponge 1−3），定点缝合（Dots and Needles 1 & 2），垂直（Vertical），水平（Horizontal），连续缝合（Continuous），间断缝合（Interrupted）

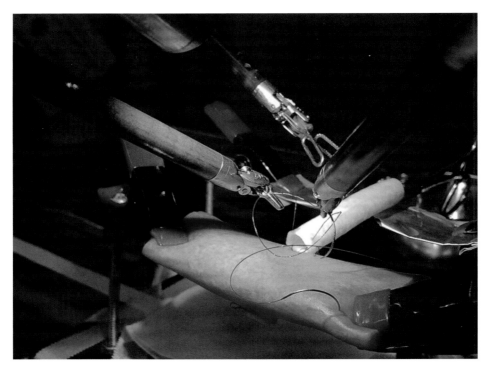

图 5. 3. 3　人造器官上进行胆肠吻合训练

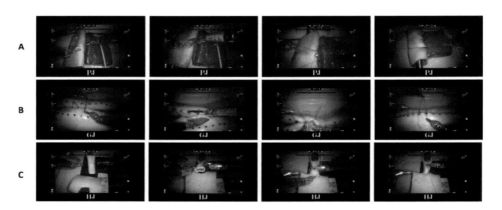

图 5. 3. 4　生物组织模型（A. 胰肠吻合模型；B. 胃肠吻合模型；C. 胆肠吻合模型）

　　训练体系要求参加机器人胰腺手术训练项目的学员需要在此前有 5 年以上开放胰腺手术经验，意指学员应当熟练掌握常规开腹胰腺手术的流程，并能准确及时识别中转开腹手术的情形。机器人胰十二指肠切除术的实操过程被分为以下几个阶段：术野显露及准备；切除；重建；收尾阶段。切除及重建等核心阶段可根据主刀医师在开腹手术中的习惯进行术式调整，例如胰腺断端吻合的次序与方式（胰肠或者胰胃吻合）。

其他训练体系如巴西外科医师协会提出的 CBC 训练体系，其基本构成包括临床前阶段、网络学习阶段、虚拟器训练阶段及临床实训阶段，并对各临床阶段的完成比例、学习时长进行了量化要求，但训练体系中没有活组织及动物实验手术项目。

机器人手术模拟训练有利于学员在安全的环境中系统地接受技能培训，在实体手术中，机器人手术的微创优势也极为显著，多中心的同质化手术训练体系有助于机器人手术技能的掌握，进一步提升手术安全性。

（刘晓龙、杨晓东、朱　卿、徐卫华、叶振宇、邓琦程、佘　昶、周震涛、高德康、任　睿）

第 6 章

腔镜动物手术训练

6.1　腔镜动物手术训练简介

腔镜动物手术训练是指采用特定动物模拟人体脏器进行相应腔镜手术操作，起到衔接体外模拟器和人体手术的作用，有助于缩短学习曲线，避免人体手术风险和减少并发症。

6.1.1　腔镜动物手术伦理要求

腔镜动物手术和其他动物实验一样，都需要遵守动物实验的伦理原则，即动物实验 3R 原则：① 减少（Reduction），指在科学研究中，使用较少量的动物获取同样多的实验数据或使用一定数量的动物能获得更多的实验数据的科学方法；② 替代（Replacement），指在符合科学原则的基础上，通过改进条件，善待动物，提高动物福利，或完善实验程序和改进实验技术，避免或减轻给动物造成的与实验目的无关的疼痛和紧张不安的科学方法；③ 优化（Refinement），指使用其他方法而不使用动物进行实验或其他研究课题，以达到某一实验目的，或是使用没有知觉的实验材料代替以往使用活的、神志清醒的脊椎动物进行实验的一种科学方法。因此，手术全程须在麻醉下进行，并应根据动物特点选用适宜麻醉剂，避免术中疼痛和感知。动物手术过程中应完全模拟人体手术，避免不必要的操作，减少创伤。待实验结束，实施人道主义安乐死后，方可统一送至专门机构处理。

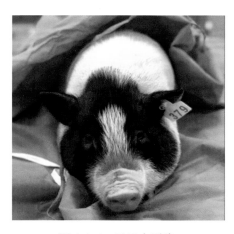

图 6.1.1　巴马小型猪

6.1.2　腔镜手术动物的选择

腹腔镜手术需要一定的腹腔容积，并应选择器官结构近似人类的大型哺乳动物，因此通常选择巴马小型猪（图6.1.1）为腹腔镜手术实验动物。一般选择 5~6 月龄、体重 18~20 kg 者为宜。巴马小型猪于 1987 年由广西农学院从广西巴马县引入，采用闭锁纯繁近交方式进行选育。其特点为体型小，方便搬运和体位安置；腹腔容积与成年人相当，生理和解剖特点与人类相似度高，手术体验接近于人类；凝血机制强，术中出血少，死亡率低。

下面具体介绍巴马小型猪的腹腔脏器解剖特点。

（1）胃：巴马小型猪的胃形态与人类相似，呈横位囊状，胃底形成突起的胃泡，位于左侧第9~12肋和膈肌后方，并被部分肝脏覆盖，近端经贲门与食管相连，远端通过幽门与十二指肠相通。

（2）胰腺：巴马小型猪的胰腺位于腹腔前部的背侧，在肝和胃的后面，胰管开口于十二指肠黏膜。其形态变异较大，呈不规则的三角形，总体可分为中叶（胰头）、右叶和左叶（胰尾）三部分。

（3）肝脏：猪体内最大的消化腺，位于腹腔前部、膈肌之后，大部分在正中矢状面的右侧，红褐色。相对于人类肝脏，巴马小型猪的肝脏分叶更为明显，分为三个主叶，即左外叶、中叶和右外侧叶。肝中裂又将肝中叶分为左中叶和右中叶。而尾状叶则与右外侧叶相连，其间有一不明显的小叶间裂将其分隔。巴马小型猪的肝脏韧带与人类近似，分为肝圆韧带、镰状韧带、左右三角韧带、冠状韧带、肝胃韧带和肝十二指肠韧带。其中，镰状韧带结构薄弱，肝十二指肠韧带则相对肥厚。

（4）胆囊：位于右中叶，胆囊床较深，左中叶边缘可见胆囊压迹。胆囊管起始于胆囊背侧，并向背侧延伸，表面包绕菲薄的结缔组织，汇入肝门前走行于肝脏表面，汇入肝总管的位置较高。肝总管较短，胆总管较长。

（5）脾脏：巴马小型猪的脾脏狭长，位于胃大弯左侧，脏面稍凹陷，贴合于胃大弯侧，沿脏面长轴有一纵嵴，其上有动静脉和神经进出脾门。膈面略突，表面有浅的肋骨压迹。

（6）小肠：位于胃和大肠之间，前端与幽门相连，后端与盲肠相续。巴马小型猪的小肠系膜较短。以十二指肠结肠韧带为分界，小肠分为十二指肠和空肠，另以回盲韧带为界，小肠分为空肠和回肠。十二指肠结肠韧带是十二指肠末端和结肠远祥第二段间形成的一段较紧密的浆膜皱褶。回盲韧带是附着于回肠背缘并延伸至盲肠的韧带。不同于人类，巴马小型猪的回肠与空肠有明显的区分，回肠肠管两侧有系膜，而空肠只有一侧有系膜，并且回肠管壁较厚，而空肠管壁较薄。

（7）大肠：分为盲肠、结肠和直肠。盲肠和结肠的分界是回盲瓣，结肠和直肠的分界为骶骨岬。盲肠呈圆筒状，盲端向尾侧突出，盲肠肠壁表面有三条肌纵带和三列结肠袋。而结肠只有两条肌纵带和两列结肠袋。结肠斜向后方走行，至骶骨岬延续为直肠。直肠位于骨盆腔的背侧部，周围附着含有脂肪较多的直肠系膜。

6.2　腔镜动物手术训练要点

6.2.1　腔镜动物手术麻醉方式

实验动物麻醉药物同样可分为吸入性麻醉剂、静脉麻醉剂和肌肉松弛药物等。麻醉方式主要分为静脉麻醉、吸入麻醉和静吸复合麻醉等，通常采用静吸复合麻醉。巴马小型猪采用 0.05 mg/kg 阿托品、0.1 mg/kg 咪达唑仑和盐酸吗啡 5 mg 于耳后颈背部肌肉注射，并于耳缘静脉穿刺置管，开放静脉通路进行补液，维持器官有效灌注。静脉注射 2.0 mg/kg 丙泊酚诱导麻醉。待巴马小型猪呼吸减慢、自体活动消失、角膜反射迟钝或逐渐消失后，进行气管插管，确定插管无误后连接呼吸机，吸入氧浓度为 50% ~ 100%。调整呼吸机参数，潮气量为 10 mL/kg，呼吸频率为 18 次/min，呼吸比为 2∶1。麻醉过程中，吸入 1.5% 异氟醚维持麻醉深度，对巴马小型猪的生命体征进行实时监测，并根据其变化实时调整麻醉剂药量，使异氟醚浓度维持于 1.5% ~ 2.0%。手术期间依据手术需要间断给予 0.04 mg/kg 维库溴铵、1.0 mL/（kg·h）丙泊酚。手术结束后停止吸入异氟醚和丙泊酚，给予吸入全氧，待实验猪清醒、恢复自主呼吸后，拔除气管导管。

6.2.2　腔镜动物手术术前准备

术前 12 小时禁食。腹部手术前通常在麻醉后采用仰卧位（图 6.2.1），固定四肢和躯干。根据手术中穿刺器切口部位进行手术区域剃毛。为避免长时间手术中膀胱充盈影响手术视野，可留置导尿。

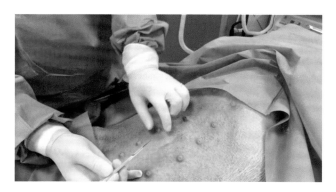

图 6.2.1　仰卧位

6.2.3　腔镜动物手术穿刺器定位原则及气腹建立

穿刺器布局原则同人体手术，应避开腹壁较大神经、血管；尽量遵循菱形布局；各穿刺孔间距至少 5 cm，以减少不同器械间的相互干扰。根据具体术式采用相应的穿刺器布局，图 6.2.2 为胃手术的穿刺器布局方式。巴马小型猪的腹部窄长，肋弓角较小，并有两排乳头，选择穿刺器切口位置时应考虑上述因素，根据人体腔镜手术的穿刺器布局进行相应调整。

气腹建立方式同人体手术，可采用闭合法 Veress 气腹针穿刺建立气腹，也可用穿刺器直接穿刺建立气腹，但需要注意巴马小型猪的皮下脂肪相对较厚。气腹压力一般设定为 8~14 mmHg，建议在满足显露要求的情况下尽量采用较低的气腹压力。

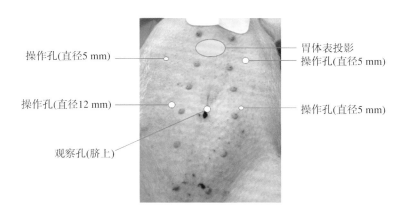

操作孔(直径5 mm)　　胃体表投影
操作孔(直径5 mm)
操作孔(直径12 mm)　　操作孔(直径5 mm)
观察孔(脐上)

图 6.2.2　胃手术的穿刺器布局方式

（陈　强）

第 7 章

腔镜手术学习曲线
与深度学习

7.1 腔镜手术学习曲线

7.1.1 腔镜手术学习曲线定义

腔镜手术与传统开放手术的不同点在于，它需要借助腔镜操作系统和一系列高精尖的腔镜专用手术器械，来完成手术操作。初学者从了解、熟悉、掌握手术器械的操作，到对手术流程的完全掌控，在这个过程中，各项评价指标基本稳定的过程，就是学习曲线。不同手术类型的学习曲线不尽相同，基于学习者所在的环境、个人手术操作经验、个人领悟能力等，对于同一个手术类型，每个人的学习曲线也会不一样。一般用于评价腔镜手术学习曲线的指标包括以下几个方面：正确选择手术指征、手术过程的合理性、中转开腹率、手术时间、术中出血量、手术相关并发症发生率、术后住院时间、术后患者康复情况及生活质量、恶性肿瘤患者的淋巴结清扫程度等。

7.1.2 提高学习效率，缩短学习曲线

（1）建立学习兴趣，加强相关理论学习，增强学习信心。腔镜手术对于外科医师的个人素质有一定的要求，需要初学者接受规范的学习指导，比如有一个好的指导老师，或者到高水平的培训中心进行系统的培训，只有不断地进行手术观摩、视频学习，才能增强学习兴趣和信心。理论学习可以帮助初学者了解腔镜手术发展史、专用器械的使用方法、腔镜手术的适应证、各类手术操作方式和解剖特点等，这些均可以帮助初学者尽快地掌握腔镜技能。

（2）开展模拟训练。初级的培训基本是利用腔镜手术训练箱模拟人体，完成钳夹、打结、缝合等基本操作。训练方案一般包括拾黄豆、拨葡萄、走线训练、缝合打结训练以及动物实验等，这些训练可培养操作者的空间感、方向感，使其熟悉器械的使用和操作，训练双手协调能力、手眼协调能力、镜下精细操作能力等。

（3）临床实践。在前期理论学习阶段，初学者通过手术观摩、视频学习、参加学术活动等，已经基本了解了腔镜手术的一般手术体位、主刀和助手的站位、消毒和铺巾的范围、相应的手术入路等。进入到助手阶段，一般从扶镜手

开始，这一步非常重要，成为一个合格的扶镜手，需要完全理解腔镜手术的过程以及主刀的意图，才能配合默契。手术助手需要理解主刀的每一个操作，并仔细体会，尽快地掌握腔镜手术的操作技巧。

（4）手术阶段。不同的手术类型、不同的学习者前期的实践时间不尽相同。在这个阶段，学习者开始进入主刀的身份，需要在上级医师的指导下熟悉解剖层次，逐步地完成手术操作，并逐步地增加手术难度，从简单手术过渡到复杂手术，完成学习曲线。

各学科、各类别手术的学习曲线各不相同，需要学习者不断学习，增长见识，不断总结经验，加深理解，不断实践探索，尽快地完成学习曲线，成长为合格的腔镜手术外科医师。

7.2　腔镜手术深度学习

7.2.1　腔镜手术深度学习再设计

随着外科微创理念的普及和微创手术的发展，腔镜手术逐渐成为首选手术方法。临床医学生大多只能以观察者或助手的角色作为其主要学习途径，真正独立练习并完成腔镜下操作的机会较少。在腔镜基本技能培训阶段，医学生获得提高的主要内容包括以下几个方面：外科腔镜理论知识和常用手术器械、各项腔镜外科技能、常见腔镜手术的虚拟仿真训练以及腔镜手术的并发症及处理。通过临床实践后，其逐渐掌握常见疾病的腔镜手术技能。随着临床各学科、各专科的发展，临床医师逐渐向专科化、专病化的方向发展，更快地掌握某个疾病最先进的外科治疗技术将是对每一位外科医师自我提升的要求，那么就要求开展各学科、各专科腔镜手术的高阶、深度的学习和培训，包括某个重点病种常规开展的高级腔镜手术，比如恶性肿瘤（胃癌、肠癌、肺癌、前列腺癌等），这些手术需要通过培训达到规范化、程序化的操作水平；某个重点病种特殊途径手术，比如神经外科锁孔技术、腹部外科 Noses 经自然孔道手术等，需要在成熟开展相关技术的中心进行规范化的培训；依赖于某些设备的特殊类型手术，比如经肛门腔镜手术、机器人手术等，需要通过培训获得技术支持。细化开来，主要分为以下几个层面。

1. 观摩手术、学习录像

在理论授课和模拟训练的同时，可在培训中心与手术室之间建立手术转播系统，同时转播手术室场景及腔镜下操作两套图像，通过腔镜手术技术较娴熟的医师进行腔镜手术演示，并在培训现场安排老师进行讲解，提高学员对腔镜手术的了解。腔镜手术可以方便地记录手术过程，其最大优点就是便于学习，年轻医师还可以通过网上搜索各位行业大咖的手术录像，学习最先进的、最成熟的手术方式和技巧以及遇到各类突发情况的处理方法，从而不断丰富自己的阅历和手术经验。

2. 从开放手术中吸取经验

由于培训对象大多为年轻医师，且在学习腔镜手术之前需要具备一定的开腹手术基础，所以在临床训练阶段，可以采取从易到难、逐步推进的培训方法，让学员先从"扶镜子"开始，掌握观察镜的使用。在扶镜子的过程中熟悉手术步骤，了解主刀的意图，学习各种器械的使用，并观察一助是如何主动配合主刀医师、暴露最佳手术视野的。继而在有经验的医师指导下，进行经腹腔镜探查、阑尾切除、胆囊切除等较为简单的手术。在此阶段必须注意以下几点：①如果术中遇到困难，术者无法解决，则应及时中转开腹，不能勉强手术。比如术中离断血管时由于撕扯或结扎不牢靠导致难以控制的出血，严重影响了腔镜下的视野，及时中转开腹是对患者负责，也是腔镜学习的必经之路，不能为了面子一意孤行，强行腔镜下止血，造成组织脏器误伤或错过时机，导致出现意外。② 在从事腔镜手术的初期，因出现问题而中转手术是非常正常的，术者不应该让挫败感压倒信心，而应抱有迎难而上、百折不挠的态度，认真吸取教训，虚心请教，反复观摩，总结经验，为以后能逐步过渡到较复杂的大、中型手术做好准备。

3. 腔镜模拟训练器的推广

应用腔镜模拟训练器（包括简易的肠道模型），帮助外科医师进行腔镜基本操作训练，并通过显示器进行二维图像解剖定位，如腹腔镜下的组织器官显露、牵拉、切开、缝合、打结等，增强外科医师的手眼配合能力。腔镜手术操作中缝合与打结的训练较为困难，对手眼协调配合的要求较高，需要经过反复训练才能熟练掌握。因此，可以使用动物脏器，如猪肝、肺、肠、瘦肉等标本，置于训练箱中进行上述操作训练，培养学员使用腔镜器械接触脏器时的"手感"，使他们在进行实际腔镜手术操作前具备良好的感性认识和一定的操作基础。

4. 动物模型的使用

充分利用医疗器械公司的培训资源。一些大的医疗器械公司会开办一些腔镜技术的培训和动物实验。受培训的医师应充分利用这些机会，特别是一些动物实验下的腔镜手术，可以更直观、更深入地进行腔镜的使用，模拟真实手术情境，可以明显地增加初学者的手术信心。虽然此类机会很少，但随着腔镜手术的推广，以及国家考试中心的不断优化和进步，相信会有更多的此类机会提供给各位学员。

随着外科微创理念和腔镜技术的发展，各学科逐渐向专科化、微创化的方向发展，逐渐地有了专病化的趋势。医疗设备的不断更新和发展，也进一步推动了外科技术的发展，对现代的外科医师提出了更高的要求，同时也给外科医师提供更多学习的机会和更广阔的平台，促使外科医师不断地进行学习，获得自我的提升，掌握最先进的技术，更好地为患者服务，解除患者的疾病困扰。

7.2.2 开放与腔镜手术的抉择

腔镜手术是通过腔镜器械，代替人的手进行操作，相对于开放手术还是有一些明显的技术优势的，比如伤口隐蔽、创伤小、恢复快、观察更加全面等。而且，腔镜手术具有视野放大的作用，可以更清楚地看到各种组织间隙。但是，腔镜手术也有一定的局限性，存在一定的弊端，比如有过手术史、粘连比较严重或者是腹部胀气比较厉害的患者，很多时候是不建议其进行腔镜手术的，应选择传统开放手术避免更多的组织或器官损伤。

无论是腔镜手术还是开放手术，两者之间既存在着相同之处，也存在着不同之处。在手术指征、手术范围、手术原则、解剖的手段、腹部消化道重建等方面均不尽相同。

一般来说，腔镜手术是建立在开放手术的基础上的，需要一定的开放手术的经验积累，可以使用腔镜做的手术也都可以开放做，而可以开放做的手术未必都能使用腔镜做。两者之间也存在很多要求和程序方面的不同之处。由于体位的要求不同，腔镜手术更加讲究手术的程序化或流程化操作；腔镜手术拥有更好的探查视野，但是也更加依赖于器械和设备的更新和发展，对于助手的要求也更高，对于手术中的细节要求更加严格，需要助手更好地进行张力牵拉和暴露，以及术中出血的严格控制。

腔镜手术的优点在于可以多角度地进行直视观察，例如腹腔镜手术可以在不牵动腹腔脏器的前提下从不同角度和方向检查，甚至可以看到一些很深的位置，减少漏诊误诊。腔镜手术在相对密闭的盆、腹腔内进行，对邻近脏器影响和干扰小，患者创伤相对于开腹手术来说更小，术后恢复快，从而术后住院时间也相应会缩短，可以更早期地恢复正常的工作、生活。由于微创伤口较小，且比较隐蔽，腔镜手术具有较好的美容效果，适合患者的美容需要。

但是，任何事物都有其两面性，腔镜手术同样也存在其局限性，对于具有严重的心、肺、肝、肾功能不全的患者，特别是老年患者，腹腔镜手术的气腹在一定程度上会加重患者本身的心肺功能障碍，从而导致患者的预后不良。有些患者的盆、腹腔有巨大肿块，由于肿瘤占据了较大的腹盆腔空间，可供手术操作空间有限，既妨碍了操作视野，而且建立气腹或穿刺等均可能引起肿块破裂，导致肿瘤播散，特别是巨大的肿瘤被提出体外本身也需要较大的切口，这种情况已经失去了微创的意义。合并有肠梗阻的患者，由于肠段明显扩张，气腹针或套管针穿刺时有造成肠穿孔的危险，而且肠管的扩张也导致空间受限，操作不方便，对于缺乏经验的术者来说，这些情况会增加手术的风险，导致并发症的出现。特别的是，腔镜手术没有触觉，不能直观感受肿物的质地，对于初学者来说，如何更客观地进行判断也是一种考验。给肥胖患者进行手术对于大多数术者来说都是比较困难的，这个时候是选择开放手术还是腔镜手术，术者应根据自身的技术实力进行抉择，一切以有利于患者为主要目标。

总的来说，无论是腔镜手术，还是开放手术，目的都是为了解除患者的疾病困扰，需要手术团队根据患者的实际情况，以及现有的医疗条件，进行合理的选择。外科技术可以通过历练来提高，但是患者的安全永远是第一位的。

（杨晓东）

第 8 章

腔镜手术原则

腔镜手术和传统开放手术一样，安全是第一位的，患者的生命安全如得不到保障，所有的一切都没有意义。此外，要确保病灶切除的彻底性，如手术不彻底，不仅更易发生手术并发症，且疾病无法得到根治。在保证安全、彻底的前提下，术者要尽量减少手术创伤、保护组织器官功能，以提高患者术后的生活质量。

8.1　安全原则

手术质量控制是手术安全的重要保证，腔镜清晰度和放大倍数的提高使外科医师对组织和器官亚微结构的识别更为全面，也更有利于精细化解剖和对重要结构的保护。腔镜手术指征的正确掌握、手术技术与流程的规范、手术操作系统严格的培训以及合理的资质准入、分级管理制度落实是实现良好腔镜手术质量的必备条件。腔镜手术除需要确保患者生命安全外，还要尽量减少术中、术后并发症的发生率。针对创新技术的探索，一定要遵循理念、实验、伦理、证据、共识、规范、推广、再创新的规律进行。积极开展规范化培训，可缩短术者腔镜手术学习曲线，降低手术风险、提高腔镜手术安全性。

（1）学习曲线与手术质量密切相关。腔镜手术存在触觉和深度感知的不足，术者需要通过系统培训逐步适应腔镜手术环境。手术须由腔镜技能熟练的医师进行规划、实施，术者不仅要谙熟相关解剖学及手术设备知识，还需要有大量的临床实践和丰富的手术经验。腔镜手术应遵循从简单到复杂、先规范后创新的原则，循序渐进、逐步开展。不进行规范、严格的腔镜技能培训，不遵守学习曲线的客观规律，盲目开展腔镜项目，不仅腔镜手术质量得不到保证，而且可能因此发生医疗安全事故，给患者造成严重的伤残乃至生命危害。

（2）按照相关指南、共识等循证医学证据严格掌控各病症的腔镜手术适应证、禁忌证。

（3）复杂病例腔镜手术前应仔细进行评估，腔内注入 CO_2 气体并使腔内压力升高，无疑将对机体生理功能产生一定影响，术中 CO_2 气腹可使老年患者 PCO_2 显著增高、血 pH 显著下降，形成高碳酸血症，腹压增高还使肺顺应性降低，对心血管系统产生压迫，从而增加老年患者的手术风险；降低腹压可减轻气腹对老年患者呼吸、循环等生理功能的影响，降低手术损伤程度，改善患者预后。因此，术前需要充分考虑气腹压力及 CO_2 浓度对心肺等功能的影响，针对年龄大于 65 岁的患者，术前应常规行肺功能、下肢静脉和心脏超声甚至冠脉造影、心脏 CT，以评估其心肺功能以及对麻醉、手术的耐受性。术前需要明确患者是否妊娠，以免对其施行减重等腔镜手术后产生严重影响。对肥胖、老人、孕妇、既往有手术史者、有机械循环辅助装置、血透、心肺功能差的高风险人群更要提前规划合理治疗方案，包括手术术式及遇到意外时的相应对策。虽有研究报告腔镜手术在带有机械循环辅助装置心脏病患者中相对安全，但侵入性手术依然会带来相应的风险，术前患者优化可帮助确保安全性和手术效率。有手术风险时应进行相应优化处理，如戒烟、协助减肥等。积极治疗合并症，如糖尿病、高血压等，控制或停用相关增加手术风险的药物，如降压药、抗凝药、激素类药物等。病情复杂、需要多科会诊协作手术的患者，应由多学科组成的手术团队成员对患者手术计划、术中可能出现的问题及对策、血栓预防措施、血糖控制、抗生素使用、患者过敏、术中保暖、相关设备的保障等进行细致的术前讨论评估，完善科间协调、沟通，对特殊要求做好详尽安排，包括腔镜手术时患者体位、气腹准备等，形成一份安全手术清单，以确保团队沟通流畅、手术合作顺利及患者生命安全。对严重肥胖、肿瘤体积过大、肿瘤侵及邻近脏器且固定无法切除、复杂的复发癌症患者应以安全、根治为原则，选择开放入路手术。对有广泛粘连、肝硬化、巨型肝等患者也不建议选择腔镜手术。

（4）确保各项手术操作如体位、固定、保暖、关节等着力点的保护、Trocar 部位设计、穿插、气腹压力、牵拉显露、挡镜、层面选择、细致操作、器官保护等的安全性。腔镜手术需要保持患者固定确切，以免术中因改变体位而压迫或摔伤。腔镜手术近半数的主要并发症与穿刺相关。有手术史的患者应远离粘连部位穿刺或直视下放置 Trocar，以保证足够操作空间和避免内脏器官损伤。肥胖或有中线开腹手术史的患者，选择光学穿刺器和左上腹穿刺可能更安全。气腹压力快速升高可导致心动过缓或其他危及生命的心律失常，使血流动力学不稳，尤其是对老年或有先天性心脏病的患者，因 CO_2 引起的高碳酸血症对心肺功能会有不利影响，而最初缓慢充气、降低腹内压（尽量不大于 15 mmHg）可减少此类事件发生。术中术野的良好显露是安全的重要保证，而视野合理清晰、牵拉用力适度、分离层面正确则是手术显露的关键。手术助手须知晓手术步骤，同时要了解术者的操作习惯，以配合手术顺利完成、减少创伤。骨科、妇科、肛肠科、泌尿科等涉及盆腔的腔镜手术应正确使用腔镜器械和能量设备，如选择合适的吻合器钉长和钉高，防止吻合时钉及胃管，有心脏起搏器的患者采用双极电凝等。若能量设备使用时尖端温度超过 100 ℃，且持续时间长达 20 s，使用后应立即离开组织，且为下次使用留出足够冷却时间，以保护好相关神经、血管及括约肌，避免组织器官损伤和相应功能影响。手术结束检查出血时应保持足够高的血压和相对较低的腹压。拔出穿刺器时需要检查穿刺口有无出血。清点纱布、器械及标本，以免遗漏腔内。缝合关闭所有 10 mm 以上创面以免切口疝发生。

（5）强化人体工程学理念，改善和配置相关设备，确保术者手术操作时处于舒适体位和良好视角，以避免因疲劳而增加手术风险。

（6）合理掌握中转指征。在腔镜手术时遇到特殊情况如粘连严重、高碳酸血症、术中探查发现肿瘤体积较大且侵及周围组织或淋巴结融合成团致腔镜下手术切除和清扫困难、腔镜下无法确定肿瘤切缘或肿瘤切缘可疑阳性、术中出现意外并发症、出血且得不到有效控制、腔镜下探查后适应证发生变化或技术条件出现困难时须果断中转，患者安全第一，不能只考虑术者自身形象或仅仅为了创新，不顾患者安危，拒绝中转手术。

（7）严密观察患者病情变化，及时发现并处理腔镜术后相关并发症，如迟发性穿孔、出血、皮下气肿等。

8.2 无菌原则

和传统手术一样，无菌原则也是腔镜外科手术的基本原则，该原则由灭菌法、抗菌法和一定的操作规则及管理制度所组成。对象涉及手术室、手术相关设备、器械、敷料、耗材、药物、手术团队以及患者。

1. 环境

（1）定期消毒和培养监测，术前半小时停止清洁。
（2）减少人员流动。

2. 物品

（1）无菌物品分开放置，未经消毒的物品不可跨越无菌区传递。

（2）物品从无菌容器中取出后不得放回。

（3）消毒物品有效期为 1 周，过期、受潮、破损、污染物品需要重新消毒。

（4）污染、坠落物品不得拾回再用。

（5）术中巾、单变湿时需要加盖干无菌巾、单。

3. 患者

（1）一人一物，不可交叉使用。

（2）特殊感染患者如肝炎患者等，所使用的物品需要单独做相应处置。

4. 术者

（1）按要求戴口罩帽子、洗手、戴无菌手套、穿无菌手术衣，术中如遇破损或污染须立即更换。

（2）手臂保持在腰或手术台面以上，背部、腰以下和肩以上均应视为非无菌区。

（3）保持与无菌区 20 cm 距离。

（4）更换位置时需要背对背转身换位。

（5）不可背后传递无菌物品。

5. 操作

（1）消毒：腔镜手术相关设备器械尤其是手术机器人因其结构精细、价格昂贵、不耐高温、容易发生故障，消毒要求特殊，程序相对复杂。临床常用等离子灭菌法进行腔镜器械消毒，不仅杀菌力强、杀菌谱广、刺激性小、相对环保，而且杀菌速度快、消毒效率高。术野消毒需要包括切口周围 15 cm 区域，腔镜手术消毒范围因穿刺部位不同需要动态调整，如穿刺点在腋前线，则消毒区域需要扩大至腋后线，经自然腔道操作或取出组织时则相应腔道需要严格消毒。皮肤切开、缝合前均需要再次消毒。铺无菌巾顺序一般先足侧后头侧，先对侧后本侧。

（2）手术过程：对既往有腔道相关手术史的患者建议直视下切开建立气腹，以防出血和脏器损伤导致感染。穿刺孔或辅助切口须注意保护，轻柔操作，止血严密，尽量少用腔镜手术植入物，以降低手术感染率。腔内渗出液、污染物及感染灶应积极处置，分离、切开、切除相对污染脏器组织如空腔脏器时须注意隔离操作，以防污染。标本应放置在标本袋内以防污染相邻组织。腔道重建时须用无菌敷料加以保护，操作器械如遇污染须及时消毒和更换，重建完成后应进行局部消毒，反复冲洗创面。术中若行其他检查如造影，应加盖无菌单以防无菌区域污染。腔镜手术时台上器械、管道、线路较多，须防止坠落或被污染。扶镜手不能因为操作超出手术台无菌范围。

（3）标本取出：标本应放入标本袋内，取出动作轻柔，以免组织、标本袋破损而污染切口，取出口应用切口保护器加以保护。

（4）创面关闭：减小创面张力，确保组织血供，严密止血，以免腔内渗出、积液增加术后感染，仔细检查因盲区操作、牵拉过度以及穿刺所产生的隐匿损伤，减少术后并发症发生率。合理放置引流管。

8.3 无瘤原则

1954 年医学家 Cole 等首次提出无瘤技术概念，其是指恶性肿瘤诊疗过程中控制肿瘤细胞脱落、种植，预防其通过血管、淋巴管扩散的系列举措和操作要求。有研究显示，严格应用无瘤技术的胰腺癌手术患者，其循环肿瘤细胞阳性率明显低于非无瘤技术手术组，中位生存时间也比前者明显延长。肿瘤手术中无瘤原则执行不好是造成术后局部肿瘤种植、复发和远处转移的重要原因。为达到与传统根治手术同等甚至更佳的疗效，腔镜下恶性肿瘤手术同样应遵循无瘤原则。术中避免医源性肿瘤细胞播散、种植。无瘤技术不仅是具体的操作要求，它更应是每位术者遵循的理念，并将其贯彻恶性肿瘤腔镜手术的始终。

（1）术前准备如传统灌肠清肠等需要改良，以减少癌细胞在肠腔内扩散。

（2）切口需要做有效保护。恶性肿瘤腔镜手术开展初期曾有高达 21% 的切口肿瘤种植率。导致肿瘤种植的因素主要有手术操作细节、肿瘤细胞生物学特性以及术者根治手术的规范性，尽管近期循证医学研究表明开放与腔镜手术切口肿瘤种植率相近，但如切口保护欠佳，腔内含有脱落癌细胞的渗出在腹压增加的情况下仍可增加切口癌细胞种植率。穿刺器要固定或者选用带螺纹的一次性穿刺器，以免滑脱和影响密闭性。

（3）探查顺序由远及近，探查时避免接触肿瘤。

（4）腹腔渗液处理：及时吸尽腔内积液和创面渗出，以防随体位改变导致肿瘤播散。

（5）操作时注意肿瘤隔离、坚持肿瘤不接触（no-touch）原则。肿瘤侵及浆膜面时可采用封闭胶隔离；对已经破溃的瘤体，应用敷料覆盖、包裹隔离，以免肿瘤细胞脱落、种植；器械放置区分相对污染区和无瘤区；接触过的敷料、器械应及时更换；切除的标本应及时装入标本袋加以隔离，而非放在肝下间隙或盆腔；标本取出时，切口应用保护器加以隔离。

（6）活检、游离、切除肿瘤时（即便肿瘤为生物学特性活跃的良性肿瘤、交界性肿瘤）动作须轻柔、不接触、不挤压（包括妇科举宫）、不切破瘤体，注射显像剂等药物时须与肿瘤保持一定安全距离。

（7）操作应先阻断根部血管（先静脉、后动脉）、淋巴管（先处理远处淋巴管，后处理近处淋巴管）和腔道，再清扫淋巴结，最后分离、切除病灶组织。

（8）精准切除，止血彻底，避免渗血流出相对污染术区；分离尽量采用锐性分离，少用钝性分离，以减少出血、创伤和肿瘤播散。美国医师 Williams Stewart Halsted 是轻柔外科的首倡者，他主张操作轻柔、止血精确、锐性分离、术野清晰、小块结扎、缝合良好。

（9）肿瘤、淋巴组织应整块切除。囊性或可疑恶性肿瘤应确保包膜完整，实体恶性肿瘤则应距肿瘤一定距离完整切除，淋巴清扫需要包括淋巴结周围脂肪组织，防止癌细胞从断端溢出并播散至术域以致肿瘤种植或微转移。手术操作遵循"农村包围城市"原则，先处理相对远离肿瘤的部位，再渐行处理邻近肿瘤的部位，最后完整切除原发灶和区域淋巴组织。切缘应与瘤体保持一定的安全距离。

（10）术域冲洗与化疗药物局部使用：大量冲洗液（3 000 mL 以上）充分冲洗有利于术域达到无瘤状态；冲洗液采用 43 ℃蒸馏水，其低渗性可破坏肿瘤细胞膜从而杀伤肿瘤细胞；碘伏可预防腔内感染并防止肿瘤细胞种植；氯己定因其吸附细胞质可使胞浆外渗，从而抑制细胞酶活性，最终杀伤肿瘤细胞；也可选择抗癌药物创面冲洗以抑制肿瘤细胞增殖。腔道远段冲洗可减少癌细胞残留、降低吻合口肿瘤种植、复发率。

（11）标本隔离和取出时，不从穿刺器中取活检组织，禁止在手术台上解剖标本。杜绝将疑似恶性肿瘤的组织或淋巴结直接经由 Trocar 取出，一旦取出，须马上冲洗通道，以防局部种植。标本应该放入标本袋中隔离取出。

（12）手术完成后，应先吸尽腔内气体，待腔内正压消除后方可拔除穿刺器。

8.4 根治原则

如果以牺牲恶性肿瘤根治性为代价换取所谓的微小创伤，这是不符合伦理和患者最高利益的。腔镜下恶性肿瘤手术必须同样遵循恶性肿瘤根治原则。当术前影像学评估提示肿瘤局限于原发部位及相应淋巴回流区域而未发现其他区域转移迹象时，在患者无严重的脏器功能不全、全身状况良好、可耐受相应手术的情况下，均适宜行根治性手术或广泛切除术。肿瘤患者术前须有病理诊断，术前难以获取组织病检时，术中应行快速冰冻切片检查。对快速病理检查还不能确诊者，如为不可复性脏器切除，则建议等常规病理甚至分子免疫病理确诊后再做手术决定。恶性肿瘤根治性手术要求原发病灶彻底切除、区域淋巴结清扫和相应受累区组织的整块切除。肿瘤根治切除范围需要依据该肿瘤生物学特性、切缘快速病理检查结果决定。当原发灶与邻近脏器粘连或侵犯时，可将该相邻脏器一并切除，恶性肿瘤切除范围应足够以确保手术的彻底性。

（1）术前可通过内镜、影像学检查、病理等明确肿瘤位置、性质及周围解剖（如有无变异）等，术前行临床分期（cTNM），并了解肿瘤生物学特性。

（2）探查、术中分期：完成术中外科分期（sTNM），决定是否施行根治手术，肿瘤如有远处转移，或其生长超越区域淋巴范围无法达到指南中淋巴清扫要求时，则手术达不到根治目的。

（3）良性肿瘤通常包膜完整，手术原则是切除完整肿瘤、肿瘤包膜以及瘤旁少量正常组织。恶性肿瘤根治手术则要求达到 R_0 切除。肿瘤及其周边正常组织应完整切除，部分肿瘤应行全系膜切除。不同肿瘤切缘距离肿瘤的长度可以不同，如低位直肠切缘距离肿瘤边缘可为 2 cm，肝脏则可为 1 cm，胃则需 5 cm，结直肠癌则可行全结肠系膜或直肠系膜切除术。切除范围应遵照"两个最大"原则，即最大限度切除肿瘤和最大限度保护正常组织与功能。当二者出现冲突时，优先执行前者。当然，扩大手术还要权衡患者年龄、身体整体的耐受性以及手术本身带来的高危风险。

（4）标本切缘病理检查应为阴性，即无癌累及。

（5）区域淋巴清扫须规范、彻底，符合相关指南要求。上皮来源的恶性肿瘤，其淋巴途径转移率相对较高，而间叶组织来源的恶性肿瘤则以血行途径转移为主。因此上皮来源的恶性肿瘤应常规行淋巴清扫，间叶组织来源的恶性肿瘤只须行广泛切除术而不必常规清扫区域淋巴结。

（6）恶性肿瘤患者术后应常规行临床病理分期（pTNM）。

8.5　微创原则

任何有助于减轻手术患者损伤的举措均隶属于微创外科范畴，微创技术包括腔镜以外的内镜、介入、X 刀、γ 刀、射频消融等。微创的目的是以最小代价获取最佳疗效，诊疗过程力求最佳的内环境稳定状态、最小的切口与瘢痕、最轻的全身炎症反应，微创不仅减少局部的创伤，更可降低对全身的影响。微创理念覆盖手术操作的微创规范化、器械微创化、无血技术、整体治疗、损伤控制、快速康复等临床思维与方法。

（1）患者体位与术者站位：根据不同术式调节患者体位，手术床高度以气腹后患者前腹壁与术者 90° 屈肘水平一致，从而确保术者操作的舒适度。术者站位围绕由腔镜、靶器官和显示屏连成的轴线布置。术者、术域及监视器应保持在一条直线上，摄像头、主操作孔呈三角形分布。监视器高度应略低于术者眼睛水平，以避免术者因长时间颈部伸展而扭伤。

（2）入路选择（包括取标本小切口、造口位置）：Trocar 放置通常应与操作部位保持大于 10 cm 的距离，每个穿刺口之间保证 5 cm 间距，以免操作时相互干扰。基于美观考量，穿刺口尽量选择经脐、按皮纹、乳晕线。不同手术观察孔的选择还应避开影响观察的组织脏器，如胃癌根治手术时的胰腺。操作孔则应考虑打结的便捷。穿刺孔应围绕由腔镜、靶器官和显示屏连成的轴线设计布局，观察孔与术者双手操作孔尽可能为等边倒三角形。辅助小切口、造口位置选择需要遵循最短距离、皮纹走行方向或与 Langer 线平行原则，以利切口愈合。另外，切口还应尽量避免切断神经，以免相应肌群萎缩。穿刺孔大小应适中，过松不仅影响操作，还容易因腔内压力使腔内容物外溢污染穿刺孔。

（3）气腹准备：充气应缓慢进行，压力尽量控制在 15 mmHg 以下，充气过程中应密切观察患者体征变化以确保患者安全。台上各种管线如冲吸管线、电刀线、光缆、摄像缆线等游离活动长度约为术者身高减 100 cm，术中应确保各管线连接良好。

（4）术野显露：观察镜视角需要符合常规解剖学视图和术者习惯，应保持操作点位于画面中心位置，移动角度控制在 0~70°，器械插入和拔出时镜头应跟随观察以防意外损伤。跟随手术移动时应缓慢匀速，视野缩放应根据实际需求动态调整。精细操作时，应靠近主操作区，而在了解整体解剖或能量设备激发时，观察镜可退后以利于全景观察和避免烟雾污染镜头。术中如遇意外出血污染镜头，擦镜前应先和主刀沟通，以免操作不同步影响有效止血甚至误伤其他器官。术中随着镜身旋转，显示屏上的手术画面会发生相应改变，从而使术野画面倾斜，影响术者对临近参照解剖结构的判断，最终导致术中并发症的发生。术中应使腹腔镜镜身、显示屏上的手术画面均与重力方向保持一致。利用体位调整、重力效应使术野脏器移位或利于牵拉从而达到更好的术域显露目的，但需要防止患者坠落和加强心肺等监测，以确保患者安全，必要时使用脏器减压、相应器械牵引等显露术野。避免强光对组织的热损伤，保持观察镜清洁和视野清晰。

（5）组织分离时选择合理的间隙、层面：人组织胚胎发育过程中形成的解剖层面与间隙内神经血管相对较少，经由这些固有的组织间隙或疏松结缔组织层面操作出血少、损伤率低。如泌尿系统手术、疝修补术等多在腹膜外间隙施行，结直肠手术则通常选择 Toldt's 间隙进行操作。避免打开不必要的组织层面以减少创伤。解剖神经、血管时，应使用无损伤血管钳、镊或牵开器，以防损伤神经和血管。操作时应轻柔、精细、规范、简化，尽量使视野平面与器械长轴呈垂直状态，避免平行或小角度操作，减少牵拉损伤和出血，保持适度牵引张力，有利于组织分离。腔镜下缝合时优先采用 1/3 圆弧或 <1/3 圆弧缝针缝合、结扎组织尽量少、打结时尽量采用双手打结法，操作时双手交角呈 60°、避免"筷子效应"和"同轴视野"。电外科设备凝切管状结构时采用梯度法渐进凝固，以防凝后断端凝痂脱落。发生意外出血时可采用压迫、吸引、钳夹、缝扎及电凝、超声刀、Ligasure 等电外科设备加以止血。

（6）切除范围：依据前哨淋巴结病理检查结果确定是否扩大清扫范围，能用简单术式解决的问题，不用复杂术式，按规范、指南切除病变区域，不盲目扩大手术范围，增加患者创伤。

（7）腔道重建：采用相对微创的可吸收线、倒刺线缝合或器械切割闭合、吻合等。

（8）标本取出：标本应完整封闭，切口用保护套加以保护且不宜过小，以免造成标本取出困难和切口污染。

（9）创面关闭：手术结束时，先吸除腔内气体，再拔除穿刺器，采用钩针或直视下缝闭所有 1 cm 以上的创口。

（邢春根）

第 9 章

腔镜手术基本操作、配合与技巧

9.1　腔镜手术基本操作

9.1.1　患者的体位

　　传统开放手术可通过开放切口置入拉钩、棉垫，甚至主刀或助手直接用手来显露手术视野，腹腔镜手术主要依靠气腹和变换患者体位来显露手术视野。一般原则是变动患者体位抬高手术器官，使周围脏器因自身重力作用而远离手术区域。例如，上腹部手术患者须采用头高足低位，下腹部手术患者一般采用头低足高位，有利于术野显露与操作，根据手术所需可再向右或左侧倾斜体位（图9.1.1）。

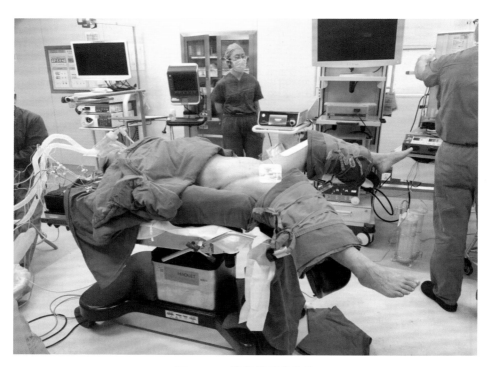

图 9.1.1　腹腔镜手术体位

9.1.2　穿刺器定位原则

　　（1）避开腹壁较大神经、血管及膀胱等脏器。

　　（2）遵循菱形布局，即操作孔应位于观察孔与手术靶器官之间连线的两侧，并大致与两者等距（图9.1.2）。

（3）穿刺孔及显示屏应位于病灶两侧，以避免反向操作（图9.1.2）。

（4）各穿刺孔间距至少5 cm，以减少不同器械间的相互干扰。

（5）经穿刺孔置入的操作器械的 1/2～2/3 长度应位于腹腔内，主刀和助手左右手器械应呈60°左右的夹角，以达到最佳控制精度。

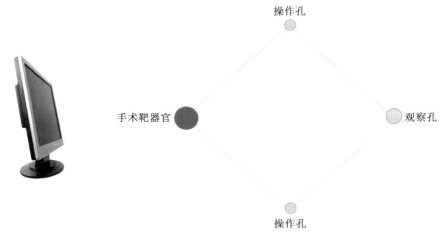

图 9.1.2　操作孔菱形布局

9.1.3　气腹建立

气腹可增加腹腔容积，有利于显露手术视野，气腹压力一般设定为 10～15 mmHg。目前常用的气腹建立方式有闭合法 Veress 气腹针穿刺（图9.1.3）、开放法（Hasson 法）和穿刺器直接穿刺建立气腹。但这些看似简单的操作步骤，仍有潜在风险，如皮下气肿、出血、腹腔脏器损伤，甚至可能出现导致患者死亡的严重并发症，如腹主动脉损伤、气体栓塞等。

1. 闭合法 Veress 气腹针穿刺建立气腹

该方法主要适用于既往无腹部手术、外伤或腹膜炎病史，无腹腔粘连的患者。通常选择脐旁作为穿刺点，因为该处腹壁较薄，层次少，游离度相对较大，便于提拉，无大血管及神经走行，腹膜与腹壁黏附紧密，因此易于穿刺进腹，导致副损伤的机会较少。

操作方法：用尖刀片刀尖全层切开皮肤，应避免过多切开皮下组织，以减少出血和损伤风险。用巾钳或组织钳钳夹两侧皮肤，腹壁松弛者也可直接用手

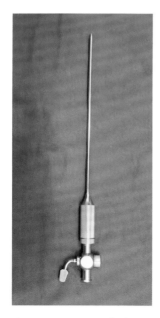

图 9.1.3　Veress 气腹针

抓握腹壁作为辅助，充分向上提拉，用拇指和示指、中指持握 Veress 气腹针，以适度力量向腹腔穿刺，过程中可辅以旋转 Veress 气腹针，并将手腕置于患者腹壁作为支撑，以免穿透腹壁后阻力突然消失而误伤内脏。穿透腹膜后往往能感觉到突破感，并能感觉到 Veress 气腹针保护鞘回弹的震动，可借此确认穿刺进腹。随后，连接气腹管，打开气腹机开关后即应注意实时气腹压力，气腹压力应于 0 值附近逐渐增高，若起始压力过高或异常增高，则可能是穿刺过深或过浅，应及时中止充气。另外，当突破感不明显时，不要贸然连接气腹管，应采用注射器抽吸实验或注水实验加以确认。具体方法如下：以注射器抽取数毫升无菌生理盐水，连接 Veress 气腹针，回抽并观察是否回抽到异常液体，若无异常，可推注生理盐水，若无明显阻力则说明穿刺进腹；此后，仍可行滴水实验进一步确认，即注入数毫升无菌生理盐水后拔除注射器，若 Veress 气腹针内液体自行流入腹腔，则说明穿刺位置准确。置入穿刺器时，应垂直于腹壁，以主力手抓持并用手掌顶住穿刺锥底部，向下适度均匀施压，并左右旋转，持续稳步穿刺，过程中非主力手的手指应贴紧皮肤虚捏穿刺器，以协助控制穿刺力度，避免穿刺过深。穿刺器突破腹膜时同样可感觉到突破感，若采用金属穿刺器，可感受到保护鞘回弹的震动。拔除穿刺锥，置入腹腔镜进一步确认穿刺到位，并探查排除副损伤。

2. 开放法建立气腹（Hasson 法）

该方法主要适用于既往有腹部手术、外伤或腹膜炎病史，可能存在腹腔粘连的患者。切口在遵从腔镜穿刺器布局原则外，应尽量选择在腹壁薄、层次少的部位。切口可采用电刀逐层切开，皮肤切口应较闭合法略长些，用皮肤拉钩和血管钳配合暴露，切开至腹膜后用血管钳夹持并提拉，确认未钳夹肠壁后再行切开，以免误伤腹腔脏器。观察到腹膜脏面特有的光洁面后，可用手指探入，探查切口周边是否有粘连，如有，则直视下行钝锐性分离后置入穿刺器并连接气腹管。

3. 穿刺器直接穿刺建立气腹

该方法适应证同闭合法 Veress 气腹针穿刺建立气腹。切开皮肤，充分提拉腹壁，以穿刺器直接穿刺，方法同闭合法。有研究证实该方法更加安全，且耗时更短。现有一次性透明塑料穿刺器，其穿刺锥顶部有一可容纳 10 mm 腔镜的窗口，可将腔镜深入到穿刺锥尖端，直视下进行穿刺，进一步降低损伤风险。

9.1.4　腔镜分离技术

腔镜分离技术可分为钝性分离和锐性分离两大类。外科手术通常以锐性分离为主，少数情况下采用钝性分离作为辅助。例如，在分离显露重要血管及管腔时，为避免锐性切割损伤，可采用分离钳进行钝性分离；当组织炎性粘连，局部水肿渗血时，可采用剥离子或吸引器进行钝性分离，在保持术野清晰的同时，易于寻找到正确的分离层面；另外，在两侧胚胎组织间的疏松间隙分离时，采用电刀或超声刀做适度的钝性分离可大幅加快手术进度。锐性分离技术依据不同分离器械分别阐述如下。

1. 剪刀

单纯作为冷刀应用时，因其不导致周围组织脱水失活，也没有烟雾和焦痂，因此不会污染镜头。在无出血的情况下，能维持清晰的手术层面，可精确分离组织，多应用于无血管的手术层面间进行钝锐性结合分离。目前腔镜下应用的剪刀，多为绝缘剪，可通过电凝皮线连接单极电刀，从而兼有电凝功能，但这样会加速剪刀变钝，缩短其使用寿命。

2. 单极电刀

单极电刀作为一种广泛应用的能量平台，可连接多种器械，如绝缘剪、电刀、电铲、电钩、操作钳和吸引器等。手术中电流由主机输出、经导线通过器械导入人体，人体组织电阻较高，因此在接触面局部产生热量，导致组织气化而产生切割作用，导致组织蛋白凝固而使血管凝闭，产生凝血作用。其优点为切割流畅，可兼顾组织切割和凝血功能，电流通过人体后经贴合于皮肤的电极片回流主机。电刀可以连接多种器械，适用于多种组织分离。其缺点是分离时导致周边较多组织失活，烟雾较多，有短路或绝缘失效导致意外灼伤的风险。为防止灼伤，应采用尽可能低的功率和电压，避免长时间或在开放通路内激活，并应避免在金属器械附近激活。

3. 超声刀

超声刀手柄把主机输出的高频电能转换成工作头高频振荡，对组织进行止血、切割或凝固。超声刀有两种工作模式，大功率模式能够使与刀头接触的组织细胞瞬间发生水分气化，蛋白质氢键断裂，细胞崩解，从而切开组织，由机械振动引起的摩擦热能在切开组织的同时进行凝固止血；低功率模式下超声刀通过空化效应使含水和脂肪较多的组织碎裂，而胶原组织如血管等相对难以碎裂，从而达到较好的止血效果。利用超声刀选择性空化效应可以安全地切开肝脏而不损伤血管和神经等组织。其优点为：兼顾优秀的切割和止血效果，可减少术中频繁的器械更换；作用范围精确，烟雾较少、热量扩散范围较小；工作温度低于电刀，无电流导入患者体内，可应用于体内有金属植入物或心脏起搏器的患者。其缺点为：虽然其工作温度低于电刀，但高频振荡的工作头聚集较多热量，意外接触其他组织时容易导致热损伤；长时间使用后，刀头部件有脱落风险；在组织水肿或积液中应用时容易产生气雾，若距离肿瘤过近，则气雾内可能含有活性肿瘤细胞，有导致肿瘤播散的风险。因此，在使用过程中超声刀工作头应始终面向镜头，以免接触到其他组织而导致误伤，此外应避免在积液中或贴近肿瘤的组织中激发超声刀。

4. 结扎速血管闭合系统（Ligasure）

结扎速血管闭合系统是在双极电刀系统基础上整合切割刀片而构成的切割闭合系统。Ligasure切割闭合系统应用实时反馈和智能主机技术，输出高频电能，使要切割的血管胶原蛋白和纤维蛋白溶解变性，产生永久性管腔闭合。系统主机通过反馈控制系统感知刀片间组织电阻，当组织凝固到最佳程度时，系统自动断电并有提示音提示凝固完毕，此时可启动刀片进行切割。其优点为：烟雾较少、热量扩散范围较小；止血效果好，作用范围精确，刀头不易脱落。其缺点为：前端体积较为粗大，难以做精确分离。

9.1.5　腔镜闭合技术

1. 圈套器

圈套器本质上是一个未收紧的多重滑结，线的长头套在一根空心的推杆内，目前多采用商品化的圈套器，但只能套扎一次。如果为了节省费用，可利用使用过的圈套器自制一个滑结，从而实现重复使用。有多种滑结可供选择，如Roeder或渔夫结等。圈套器可用于闭合胆囊管或阑尾等管腔或腹膜裂口等，也可用于临时闭合空腔脏器穿孔，但不能替代缝合用于修补空腔脏器，因为套扎时往往会套入大量管腔壁，这些组织坏死后易导致再次穿孔。套扎时，可用操作钳将器官拖入线圈，用推杆前端指向需套扎部位或用线圈游离缘勒住需套扎部位以精确定位套扎部位，此后将线的长头往腹腔外拉拽，同时用另一只手向腹腔内推推杆，当套扎组织被压榨成中间凹陷的哑铃状时即可。套扎时应避免过度用力而导致组织被切割。

2. 夹子

（1）金属夹：早期腔镜下使用的多为金属钛夹。金属钛是钝性金属，可长期留置体内，但有报道显示钛夹可能侵蚀周围管腔，胆囊切除术中用于夹闭胆囊颈管的钛夹可能侵蚀胆总管，继而成为胆总管结石的内核，形成所谓的"猫眼结石"。钛夹依靠金属记忆功能来闭合组织和管腔，其自身并无特殊的闭锁结构，因此钛夹相对容易脱落，应用于重要管腔时应至少用两道钛夹。选用的钛夹长度应大于相应管腔的直径，施夹时应注意夹子与组织的相对位置，夹子应垂直于相应管腔，夹子的尖端应超越需夹闭的组织，施夹后应确认夹子完全夹闭，并且夹闭的管道局部成哑铃状。

（2）可吸收夹：可吸收夹的材质为聚酯化物，植入体内约180天后可被水解为水和CO_2而得以降解，因此其组织反应轻，可透X线，对后继的影像学检查无影响。其为双套夹结构，施夹时内层夹子首先夹闭组织，其后外层夹子套夹于内层夹子外侧，起到加强夹闭力度和避免滑脱的作用。但因其体积较大，施夹前须充分分离管腔周围组织，而施夹后则可能影响后继操作，且一旦施夹，若想移除则相对困难，因此不适用于临时控制管腔的操作。另外，其价格也相对昂贵。

（3）Hem-o-lok：Hem-o-lok 多为不可吸收的多聚合物构成，但目前也有商品化的可降解材料构成的 Hem-o-lok 可供选择。其组织反应性较轻，同样可透 X 线，因其尖端有闭锁结构，因此不易滑脱。其体积较小，对后继手术操作影响小。另外，其价格也相对便宜。但施夹前须完全游离局部管腔，待从管腔对侧清晰看到闭锁结构后方可施夹，以免其闭锁结构夹到管腔或其他组织而导致损伤，引发出血和相应渗漏。

3. 腔镜下缝合技术

（1）缝针导入：应根据所需缝合的组织特性选择相应尺寸和弧度的缝针，并于相应大小的穿刺器内导入。导入时需以持针器夹持靠近针尾的缝线，而不能夹持缝针，这样在导入过程中缝针会顺着拉力自行变换位置，以最小的截面直径通过穿刺器管腔。一般 10～12 mm 的穿刺器能容纳几乎所有常规使用的缝针。但当缝针较大时，可略微掰直缝针以利于导入。因腔内使用的缝针韧性较好，导入腔内后可再以持针器和操作钳掰弯而恢复其原先的弧度。另外，在不违反无菌和无瘤原则的情况下，可通过拔除穿刺器，直接从腹壁切口内导入缝针，因腹壁组织具有一定弹性，相对其容纳的穿刺器，通过腹壁切口可导入更大尺寸的缝针。

（2）缝针调节：缝针导入后，在缝合之前，需要调整缝针姿态以利于持针器夹持及后继缝合进针。具体方法如下：右手用持针器夹持靠近针尾的缝线导入缝针后，左手用操作钳虚夹缝针前端，右手牵拉缝线，同时左手配合，将缝针所在的平面调整至与持针器相垂直，此时即可用持针器夹持缝针。倘若对缝针姿态仍不够满意，可同时用持针器虚夹缝针尾部，配合左手操作钳推拉缝针以精确调整持针器夹持的角度。

（3）腔镜下缝合：腔镜下缝合方式源于传统手术，常用的缝合方式有间断、"8" 字和连续缝合等。但腔镜下运针的方法与传统开放手术有所不同。传统手术缝合时将针尖垂直于组织后，我们往往习惯于按压持针器以便进针，当缝针尖端进入组织后，除了推持针器还需配合旋转持针器，直至缝针尖端刺出组织后顺着缝针弧度拔针。然而，腔镜手术的操作器械依托于穿刺器，具有杠杆效应，传统开放手术的缝合手法在腔镜下却显得异常笨拙。解决的方法是在稳定持针器的同时，单纯通过旋转持针器来进行缝合，放弃传统开放缝合方法过程中按压和推持针器的动作。

（4）腔镜下作结：腔镜下作结只能采用器械打结。腔镜下因为操作器械活动空间有限，应控制缝线长度在 20 cm 以内，作结时左手器械一般持线的长头，最好用弯头钳的尖端持线，且线的长头最好垂直于左手的操作钳并成"C"形半环状，绕线时右手操作钳或持针器应位于该"C"环内，并且左右手同时做动作绕线。腔镜下不便在打结后通过夹持缝线以防止其松懈，另外，深部缝合的组织一般比较脆弱，不宜采用缝皮时通常采用的"压线"方式防止其松懈。因此，腔镜下作结时一般作外科结，但外科结的体积较大，导致第二个结容易松开，需额外作两个单结。另外一种确保作结松紧度的方法是作滑结。但要想作滑结也并非容易，一旦是方结，那就无法调节松紧度了。确保滑结的方式是在做第二个单结时不要打得太紧，此后左右手持器械抓住结两侧的缝线长头，并将其绷紧。通过该方法，方结可自然转换为滑结。

9.1.6 穿刺器切口关闭技术

5 mm 切口不必关闭，但所有 10 mm 及以上切口都需要妥善关闭，以防切口疝发生。可通过"8"字缝合或间断缝合关闭切口。患者皮下脂肪层较薄，切口位于脐旁或腹白线时，可用皮肤拉钩牵拉皮肤及皮下脂肪，显露腹白线，直视下用两把弯血管钳钳夹筋膜层。缝合时助手右手同时抓持两把血管钳，左手用皮肤拉钩牵拉皮肤及皮下组织以显露筋膜层，主刀采用 1/2~3/4 弧度的带针慢可吸收线缝合对侧筋膜组织。此后，助手通过将两把血管钳前端尽量靠拢以对合两侧筋膜组织。主刀左手反向持弯血管钳，即使血管钳的尖端弯向自己一侧，用该血管钳代替皮肤拉钩牵拉皮肤及皮下组织，从而有利于缝合主刀一侧的筋膜组织。该缝合过程有三个要点，即弯血管钳夹持筋膜时前端弯曲方向应相同，以利于后续缝合时靠拢组织；应至少采用 1/2 弧度的缝针，弧度过小的缝针不利于深部缝合和顺利出针；穿刺孔空间狭小，拉钩和缝针的腾挪空间有限，经常发生针尖从拉钩后方冒出来，从而出现无法夹持出针的窘境，用反向持弯血管钳代替皮肤拉钩则可避免这种尴尬。

对于白线切口以外的穿刺器切口，因存在多层筋膜组织，用皮肤拉钩显露，血管钳夹持往往只能夹持表层筋膜，从而无法保证全层缝合，此时需要采用腹壁缝合钳（图9.1.4）。具体方法为：首先在体外夹持慢可吸收线线尾，穿刺一侧除皮肤及皮下脂肪以外的全层腹壁，此时可用左手小指深入切口作为引导，以保证全层缝合，穿刺过程中配合旋转缝合钳，保证缓慢进针，以免误伤腹腔内组织，将线尾引导入腹腔后，再用相同手法将腹壁缝合钳穿刺对侧切口腹壁组织，钳夹线尾至腹腔外，在体外打结闭合切口。该过程需要在腔镜下全程监视，以免缝合钳误伤腹壁血管及腹腔内脏器。

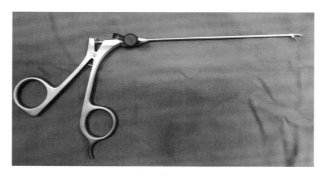

图 9.1.4　腹壁缝合钳

切口皮下脂肪及皮肤可单独缝合，本书建议用缝合筋膜层后的同一根缝线在不剪线的情况下缝合皮下脂肪层，可达到完全闭合、避免死腔的目的。

9.2　扶镜手的操作要点

清晰的视野是保证手术安全和操作顺利的首要前提，一台腔镜手术可以没有助手，但离不开扶镜手，因此，通常形象地形容扶镜手为主刀或整个手术团队的"眼睛"。

要成为一名合格的扶镜手，首先要熟悉腔镜镜头的基本构造和操控方式，并且要熟悉手术的基本操作过程和各部位的重点解剖结构。若欲进一步提升，达到能够协同配合的程度，尚须及时领悟主刀，甚至是助手的操作意图。这需要在实际工作中不断磨练，并与其他手术团队成员逐渐磨合。

9.2.1　扶镜手的重要性

低年资医师初始参与腔镜手术往往是充当扶镜手，因此，扶镜手通常不受重视，似乎随便拉个人就能充当扶镜手。然而一台腔镜手术可以没有一助，但绝不能没有扶镜手。在某些对显露要求不高，但涉及多个操作部位的手术过程中，没多少经验的低年资医师可在主刀的指导下夹持组织，只要注意力度，摆好姿势，即能胜任支架型助手的任务，而扶镜手则需要随时根据主刀的手术进度调整视野纵深和角度，有时还要顾及一助，为其提供必要的视野，并需要随时清洗和擦拭镜头、避让烟雾和其他器械，保持视野清晰和避免副损伤，一台手术下来忙得不可开交。因此，想成为一名优秀的扶镜手不但需要对相关技巧融会贯通，而且需要扎实的基础知识和优秀的团队协作能力。

9.2.2　扶镜手的技术要求

优秀的扶镜手应该做到"平稳、清晰、灵活、默契"。

（1）"平稳"，即视野没有明显的晃动，在不同术野间转换时，需做到平稳过渡，甚至是达到"潜移默化"的程度。频繁晃动的视野，突兀的视野转换，都会导致术者视野疲劳，甚至导致头晕。

（2）"清晰"，即镜面和视野无水汽或污物沾染，在镜头与观察目标距离发生变动时，应及时调节焦距，使得组织纤维和毛细血管纹理都能一览无遗。

（3）"灵活"，指在熟悉手术步骤和解剖结构的基础上，发挥主观能动性，适时采用不同镜头操作技巧，提供符合上述要求的视野。

（4）"默契"要比"灵活"更进一步，指及时领悟主刀和助手的操作意图，配合天衣无缝。

9.2.3　扶镜手的操作要领

要达到上述要求则须掌握"泡、擦、平、中、进、退、旋、跟"八字要诀。

（1）"泡"，即手术开始前以 60~70 ℃热水浸泡镜头 1 min 以上，以充分预热镜头，避免遭遇腹腔温湿气体后镜面出现雾气冷凝而影响视野。手术进行中，若出现镜面污染，也可通过热水浸泡来清洁镜面。手术过程中可通过保温杯保持热水温度高于 60 ℃，以达到较好的清洁效果。

（2）"擦"，即镜头浸泡后须用纱布擦拭，擦拭顺序为先镜身后镜面，为减轻镜面磨损，可用专用的无菌擦拭纸或用无菌纱布轻柔擦拭，以擦干水分为目的。擦拭过程应尽可能迅速，以免镜头降温。另外，保温杯内可放置一块大纱布以便浸泡的同时清洁擦拭镜头。

（3）"平"字诀除了平稳以外，尚有另外一层意思，即将某些解剖平面，如后腹膜平面置于水平位置，以符合视觉定位习惯。通常在患者平卧位时，将腔镜底座操作按钮一侧对向正上方即可将视野置于水平位置。例如胃手术中将胰腺所在平面置于水平位，而游离肠系膜下血管时则将腹主动脉置于水平位。

（4）"中"，即随时将当前操作的区域置于显示器中央区域，从而使手术区域及周围相关区域得到最为全面的展示。

（5）"进"，即需要观察组织细节时，将镜头靠近目标，并相应调节焦距，但应避免过度贴近目标组织，以免干扰其他操作器械，并避免分离组织时产生的烟雾污染镜头。

（6）"退"，即与"进"相反的操作，使镜头远离观察脏器，主要用于进腹后和关腹前探查腹腔时，或是术中助手需要调整夹持部位，抑或需要大幅转换术野时，此时需要大范围观察，因此需将腹腔镜退后一定距离。另外，当分离组织时烟雾过多，镜头接触烟雾导致视野模糊时，也需要将腹腔镜退出一定距离。

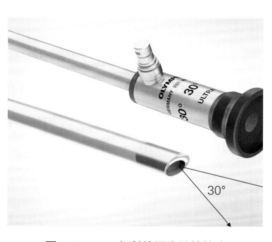

图 9.2.1　30°倾斜镜面腹腔镜镜头

（7）"旋"，大部分腹腔镜镜头为 30°倾斜镜面（图 9.2.1），通过旋转光源线进而旋转镜身，达到转换观察角度的目的，从而实现开放手术所无法比拟的多角度观察视野。此处可以将腹腔镜镜身比作人体的颈部，通过转动颈部可轻松变换观察视野。例如直视下置入穿刺器时，须将腹腔镜光纤拉至镜身下方，由下往上观察腹壁；而探查腹腔时则须将光纤拉至镜身上方，从而由上往下观察腹腔内脏器；而当探查肝脏镰状韧带两侧时，则须将光纤拉至镜身相应方向。此外，当操作区域因为组织反光过强影响观察时，也需要通过旋转一定角度来加以改善。新手经常在慌乱间无法迅速确定光纤的方向，此时可形象地将光纤看作探照灯，想看某个部位时，将光纤对准该部位即可。

（8）"跟"，即扶镜手应跟随主刀的操作进程，以为主刀提供清晰的手术视野为第一要务，在达到该目标的同时可积极发挥主观能动性，但不能试图引导手术进程。即使遇到主刀未曾注意到的情况，也应首先以语言提醒，征得同意后方可转换手术视野。同样，如擦拭镜头等任何导致图像脱离当前手术操作区域的事宜都须征得主刀同意。

9.2.4　注意事项

扶镜手是整个手术团队的"眼睛"，任何器械都需要在"眼睛"的监视下操作以免发生意外。但正如眼睛无法看到自己一样，腔镜无法看到镜身，因此，扶镜手只能依靠与视野中器官的相对位置来定位镜身。在变换镜身位置时，应注意其与器官和其他操作器械的相对位置，以免触碰导致意外损伤。

虽然腔镜采用的是冷光源，但长期固定照射或在小的密闭环境下可能导致火灾和意外灼烧，因此须极力避免这些意外发生。如行辅助切口移除标本时，有较长时间不使用腔镜，应提醒巡回护士关闭光源。

9.3　助手的操作要点

9.3.1　助手的重要性

腔镜手术助手的器械需要接触器官，需要具备更高的空间定位及器械掌控能力，如若不慎，可能导致严重后果，因此腔镜手术助手通常由相对较高年资的医师担任，并且一般之前都具有担任扶镜手的工作经验。初级阶段的支架型助手的基本职责是显露手术视野，良好的牵拉暴露除了能充分显露手术区域外，还应能形成适度的张力以协助主刀分离。如果能在显露的同时，左右手协同配合并适当分工，灵活使用吸引器等多种器械，主动协助主刀解剖和分离组织间隙；在主刀分离或施夹时，协助遮挡和保护周围正常组织，并在出血和误损伤等紧急情况下，能积极参与相应处理，如以吸引器清理积血、以操作钳钳夹或压迫控制出血，即可进阶为功能型助手。

9.3.2　助手的注意事项

（1）对于本职工作要有明确的界定，要有清晰的自我定位，不要越俎代庖，更不能指手画脚。但当发现有风险隐患时，作为一名称职的助手，应及时提醒主刀，做到防微杜渐。

（2）在达到显露和必要的操作目的后，不要在术中频繁更换手术器械或牵拉部位，以免影响手术的连续性。如需转换操作部位，也应和主刀的操作器械序贯转换牵拉部位，避免同时释放或牵拉组织，导致组织位置大起大落，增加重新寻找原有手术层面的困难，并可能增加术中损伤出血的风险。

（3）在没有把握时应避免盲目操作，以免引发出血和组织损伤，尤其是脾脏或已分离而无腹膜覆盖的组织，极易发生损伤出血。

（4）手术中须全程保持高度注意力，没有主刀喜欢术中走神或打瞌睡的助手。但人的体力和精力总有极限，因此要学会"偷懒"，术中在不违反原则的基础上，为自己找到一个舒适的位置或姿势。例如，术中尽量将上臂和肘部贴在自己胸壁上以寻求支撑，并以肱二头肌发力保持腹腔镜和器械稳定，以拇指、示指和虎口夹持腹腔镜信号转接头，可避免手臂和手部疲劳。

9.4　如何成长为主刀

建议扶镜手和助手着重学习和训练以下几方面。

（1）充分了解腔镜及器械的工作原理：只有熟悉手中"武器"的各项功能特性，才能发挥其最大效能，做到灵活应用，才能在术中根据术者的操作需求，自如运用腔镜及器械提供清晰的手术视野、适度的张力和操作空间。

（2）理论知识储备：熟练掌握相应手术的解剖结构和手术步骤，只有在明确组织结构和操作方法的基础上，才能跟上主刀的手术节奏，作为扶镜手能够找到有力的观察位置和角度，作为助手则能做到善于利用组织器官的自身重力及其与周围组织的结构关系，以最小的器械资源达到有效的显露效果，并储备一定的操作能力冗余，以备不时之需。

（3）模拟器训练：正如开放手术前需要练习缝合打结一样，在开始充当腔镜手术助手前，最好进行一定时间的体外模拟器训练，以适应腔镜二维视野和器械操作过程中的杠杆效应。通常腔镜手术的绝大多数操作由主刀完成，助手很少能获得实际操作的机会，因此需要通过模拟器训练基本操作技能。目前很多腔镜培训中心都有相应设施供学员练习，也可通过购买成品模拟器或购买组件自行组装，在家利用业余时间进行练习。

（4）在实践中学习：多参观手术、多看手术视频，向优秀的扶镜手和助手学习，博采众长，取长补短，改进自身的扶镜和操作技巧。更为重要的是争取机会多上手术，多多积累，才能快速成长。只有在真切的手术中才能体会到组织的触感及张力，才能了解不同主刀的操作手法和习惯。相对固定的手术团队组合非常必要，只有积累一定合作时间，才能实现彼此间的默契配合。在早期学习过程中，扶镜手和助手应主动在术中或术后与主刀交流，了解其操作意图及对视野的要求。作为主刀也有相应的义务进行讲解和传授，而不是一味地训斥或者嫌弃。

当你完全能胜任腔镜手术一助，并能适时充当功能型助手时，也就自然具备了成为主刀的基本能力。但此时除了遵守手术分级管理制度外，我们还需要进一步完善知识储备，甚至包括心理素质等多方面的能力提升，以应对术中突发情况和保证手术安全以及作为手术负责人带来的心理压力。

在此前担任助手的知识储备基础上，还需要加强应用解剖和解剖学文献的阅读，了解相应解剖变异及其处理策略。还需要强化阅读手术图谱、手术学书籍，观摩他人手术视频，对于同一手术步骤尽可能多地掌握不同操作策略，以便术中遇到困难时可以随机应变。另外，还需要阅读手术并发症的相关书籍，了解各个手术步骤容易发生的手术并发症及其处理方法，从而规避手术风险，保障患者安全。在手术前针对相应手术进行相关知识复习，术后进行手术视频复盘，从而能够持续改进、不断提高。

不同于以往的助手身份，作为主刀，需要对手术全盘负责，难免紧张焦虑，因此手术中还需要调整心态，不要慌乱，保证技术手法不走样，减少误操作。当确实心态不佳时，应立即通知上级医师上台协助或接管手术。建议初始主刀某类手术时，应请上级医师来手术室在台下指导或上台担任助手协助，这样更有利于年轻医师成长并保证医疗安全。这一点也提示我们年轻医师应重视团队协作精神，虽然医疗系统有严格的规章制度明确团队成员各自责任和义务，但如果我们自始至终能注重人际关系协调，在你作为助手时任劳任怨，恪尽职守，相信在你主刀的手术遇到困难时，原先你服务过的主刀一定会乐于为你雪中送炭、排忧解难。

（陈　强）

第 10 章

腔镜手术常用解剖

10.1 腔镜神经外科手术常用解剖

（1）鞍底即垂体窝的底，其形状多数为平坦（平直型）或凹陷（下凹型），少数为隆起（上凸型）。图10.1.1为一例内镜下经鼻鞍区占位切除手术时暴露鞍底结构。鞍区占位被切除后，将人工硬脑膜置于打开的鞍底，将其边缘与硬脑膜缺损缘对合嵌入。目的是修补、重建硬脑膜，防止术后脑脊液漏（图10.1.2）。

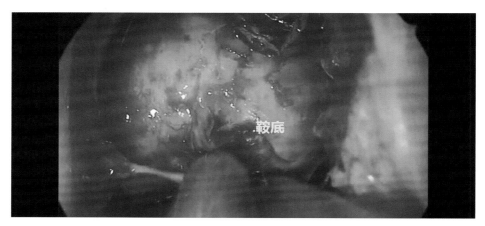

图 10.1.1　鞍底

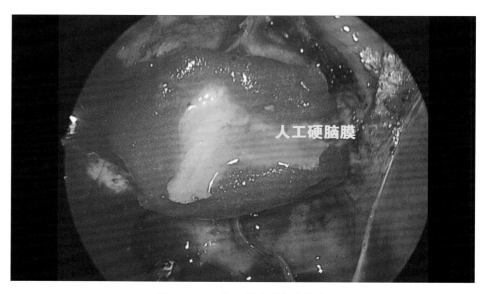

图 10.1.2　人工硬脑膜修补鞍底

（2）鞍膈即颅底的硬脑膜覆盖在垂体窝上方的水平位膈板，在视交叉下方。外观呈椭圆形，其表面下凹或平直。鞍膈中央的小孔称为膈孔，有垂体柄通过（图10.1.3）。

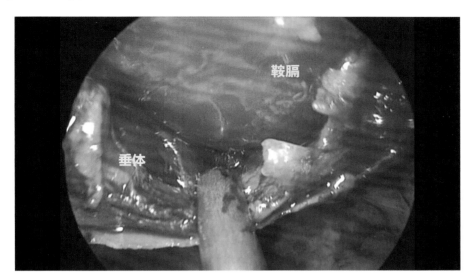

图 10.1.3　鞍膈

（3）隔静脉起自透明隔，在室间孔处进入大脑内静脉。丘脑纹状体静脉（丘纹静脉）收集丘脑、纹状体、内囊及胼胝体的静脉血，在进入大脑内静脉处形成静脉角。静脉角是透明隔静脉和丘纹静脉的汇合点，虽然存在不少变异，但脑室内内镜手术一般将此作为判断室间孔的重要标志（图10.1.4）。

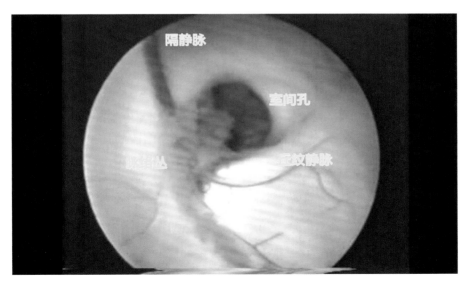

图 10.1.4　静脉角构成

（4）图 10.1.5 为硬脑膜下血肿清除术的进颅层次，一旦剪开硬脑膜并释放液态血肿，就意味着减压的操作完成了大半。

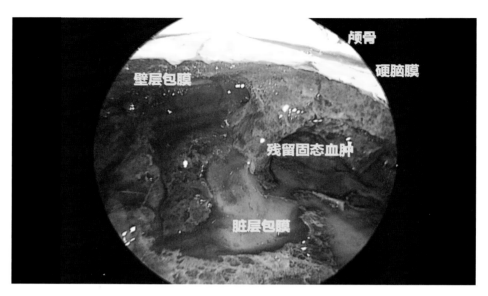

图 10.1.5　硬脑膜下血肿的内镜观

（5）第三脑室是两侧背丘脑和下丘脑之间的狭窄腔隙，有顶、底、前壁、后壁和左、右侧壁。其中，底为下丘脑，自前向后有视交叉、漏斗、灰结节和乳头体（图 10.1.6）。

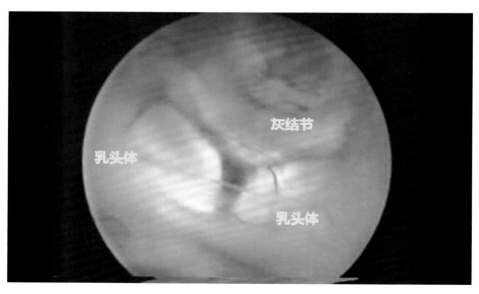

图 10.1.6　下丘脑毗邻

（6）临床上视交叉附近是颅内肿瘤的好发部位之一，如垂体肿瘤、颅咽管瘤和脑膜瘤等鞍区肿瘤常可累及视交叉的前部或后部，而视交叉上方多见 Willis 动脉环或大脑前动脉发生的动脉瘤。视交叉毗邻见图 10.1.7。

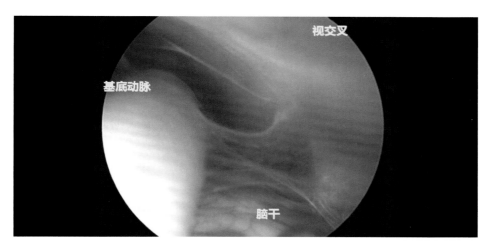

图 10.1.7　视交叉毗邻

10.2　腔镜胸外科手术常用解剖

（1）肺门为两肺纵隔面中部的凹陷，有主支气管、肺动脉与肺静脉等结构出入（图 10.2.1）。

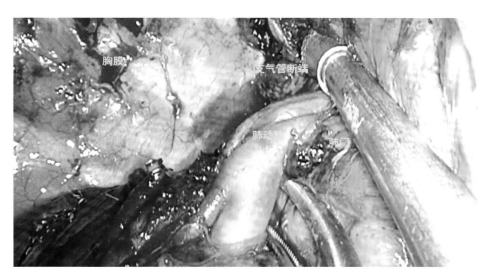

图 10.2.1　肺门

（2）奇静脉一般由右腰升静脉与右肋下静脉形成，通常位于第 12 胸椎体前方，并在后纵隔上升到第 4 胸椎的水平，于右肺门后面弯向前上方汇入上腔静脉，这是固定不变的。奇静脉收集右侧的肋间静脉（第一肋间静脉除外）、食管静脉、支气管静脉、心包静脉和半奇静脉的静脉血。当进行食管或肺手术，尤其施行肿瘤根治术时，对奇静脉进行裸化游离是必要的步骤，因此熟悉并辨认其毗邻十分重要（图 10.2.2）。

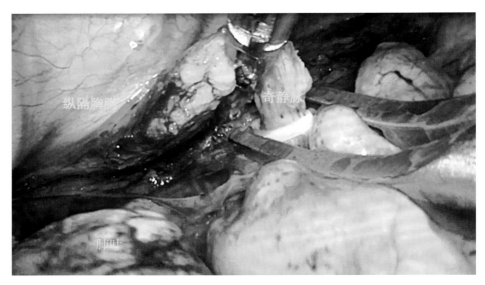

图 10.2.2　奇静脉

（3）食管左侧仅在食管上下三角处与纵隔胸膜相贴，右侧除奇静脉弓处外全部与纵隔胸膜相贴。右侧纵隔胸膜在肺根以下常突入食管与奇静脉和胸导管之间，故经右胸做食管下端手术可能破入左侧胸膜腔导致气胸（图 10.2.3）。

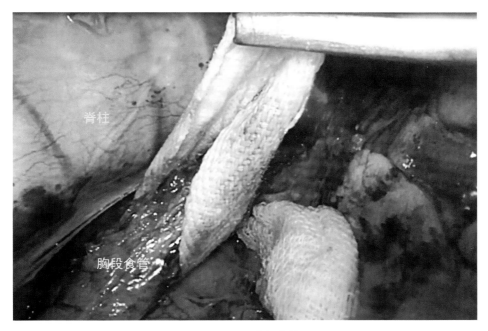

图 10.2.3　胸段食管

（4）胸膜是一层光滑的浆膜，可分为脏胸膜与壁胸膜两部分。脏胸膜紧贴肺表面，并伸入肺叶间裂内，与肺紧密结合而不能分离。壁胸膜因贴附部分不同又可分为膈胸膜、肋胸膜、纵隔胸膜、胸膜顶4部分。图10.2.4及图10.2.5中可清晰看到贴附于纵隔侧面的纵隔胸膜、贴附于肋间肌内面的肋胸膜与肺叶表面的脏胸膜。当发生炎性疾病时，尤其以纤维素渗出为主时，肺组织常常与上述壁胸膜发生致密的粘连。

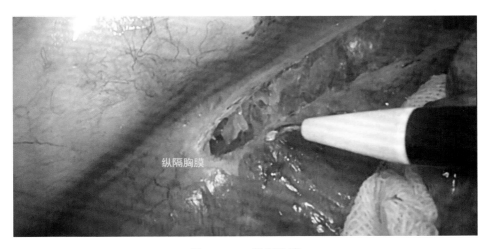

图 10.2.4　纵隔胸膜

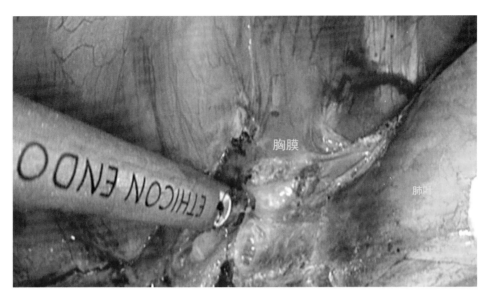

图 10. 2. 5　胸膜

（5）肺癌手术的标准术式是肺叶或一侧肺切除加纵隔淋巴结清扫术。纵隔淋巴结清扫包括选择性清除一些肿大或可疑转移的纵隔淋巴结或"完全性淋巴结清扫"，即肺癌手术时把所有纵隔淋巴结连同一些纵隔脂肪组织一并清除（图 10. 2. 6）。

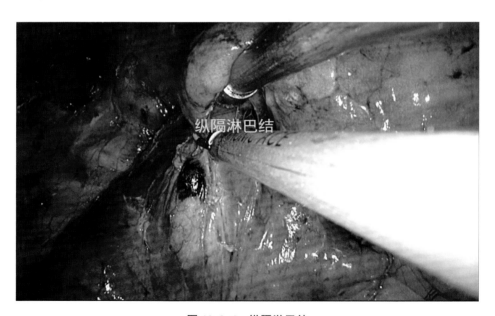

图 10. 2. 6　纵隔淋巴结

10.3　腔镜普外科手术常用解剖

（1）胆道系统由肝内外胆道共同组成。腹腔镜手术主要在肝外胆道进行，胆囊与胆总管的良恶性疾病均需要术者充分显露胆囊三角，辨明胆囊颈管与胆总管的汇入关系，警惕变异，避免医源性损伤（图10.3.1）；通过胆道镜，外科医师可以直接观察处理胆道系统的腔内病变，尤其针对胆总管结石，内镜下处理已成为主要术式（图10.3.2）。

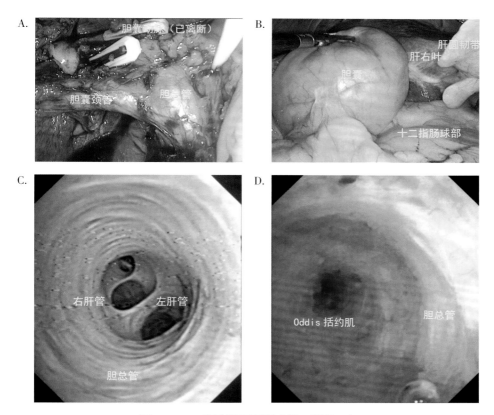

图 10.3.1　腹腔镜下胆囊毗邻、胆囊三角

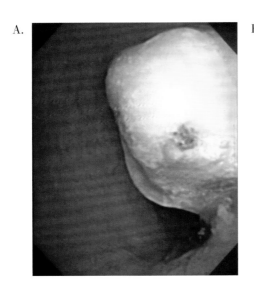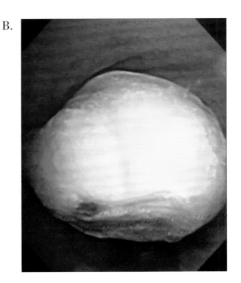

图 10.3.2 胆道镜下正常胆总管结构与胆总管结石

（2）随着对发病机理了解的深入，通过腹腔镜实行后入路修补已成为腹股沟疝手术的主流术式之一。尤其术者施行腹腔镜经腹后入路疝修补术时，通过观察腹膜形成的皱襞样结构，可准确判断腹股沟疝种类，并且对精索等复杂结构的显露比前入路更加清楚直观（图 10.3.3）。

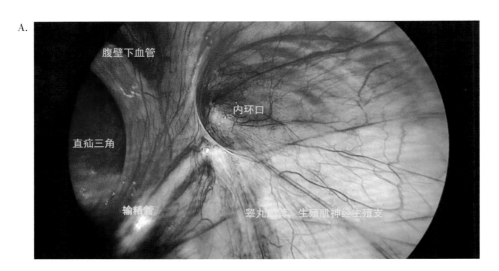

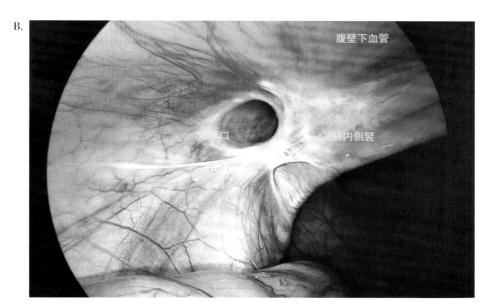

B.

腹壁下血管

疝囊口

脐内侧襞

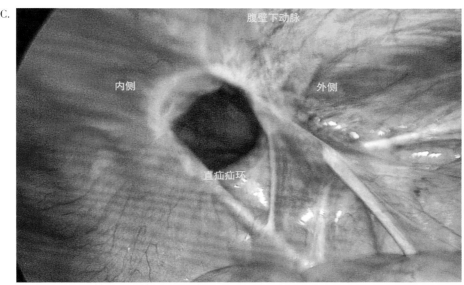

C.

腹壁下动脉

内侧

外侧

直疝疝环

图 10.3.3 肌耻骨孔（图 A）、左侧斜疝（图 B）、右侧直疝（图 C）的腹腔镜下观

（3）腹主动脉发出腹腔干，后者发出三条分支：肝总动脉、脾动脉、胃左动脉（图 10.3.4A、B、C）。上述血管起始与走行均与胰腺密切相关，因此在进行胃癌根治术时，显露胰腺上缘是寻找上述血管的重要前提。胃近端、胃中段、胃远端与十二指肠球部各有其主要供血血管，而这些血管又通过各自分支形成胃周血管网，因此胃的血供十分丰富（图 10.3.4D）；熟悉血管走行并正确辨别这些血管是进行胃周淋巴结清扫的前提与基础。

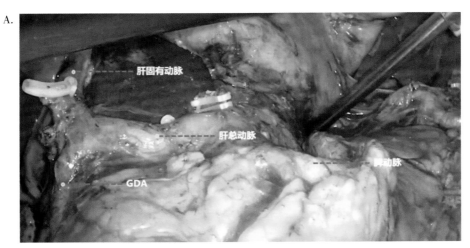

A.

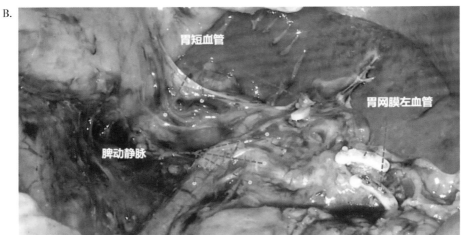

B.

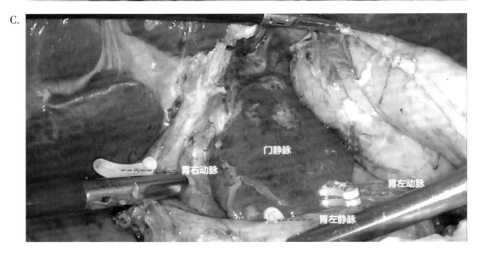

C.

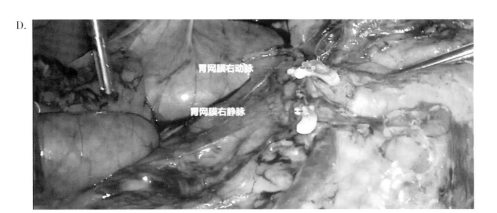

图 10.3.4　构成胃周血管网的重要血管腹腔镜下观

（4）肠系膜上血管系作为腹主动脉的主要分支之一，小肠全部、十二指肠大部、结肠右半均由其供血，肠系膜上动、静脉的分支、属支组成存在多种变异。利用腹腔镜进行右半结肠根治性切除术，得益于镜头的放大作用，术者可以清楚地辨认这些分支或属支（图 10.3.5）。

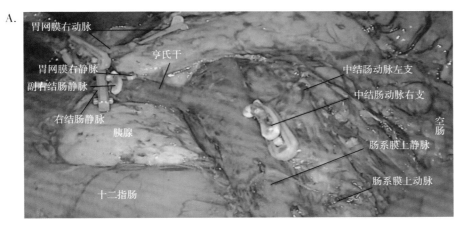

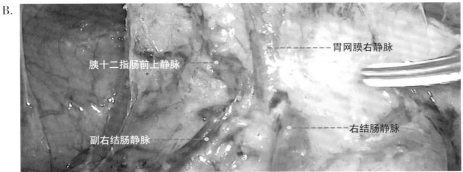

图 10.3.5　腔镜下肠系膜上动脉、静脉系（图 A）；胃结肠干及其属支（图 B）

（5）降结肠、乙状结肠、直肠由肠系膜下血管系供血。与肠系膜上血管系相比，肠系膜下血管系的组成相对简单，变异情况较少，主要由肠系膜下动脉发出的左结肠动脉、乙状结肠动脉（数支）、直肠上动脉组成（图 10.3.6）。其中左结肠动脉较为特殊，可直接自腹主动脉发出；在进行左半结肠或直肠切除手术时，显露肠系膜血管起始部是进行 D3 站淋巴结清扫的基础条件，而上述哪些血管进行离断或保留，需要结合病变肠段具体位置决定。

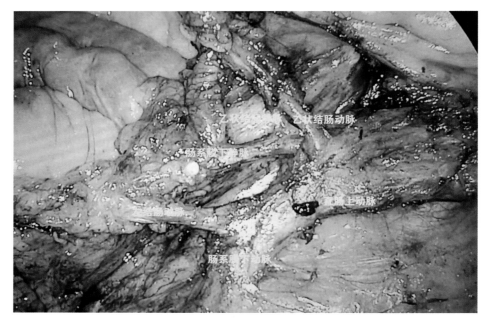

图 10.3.6　腔镜下肠系膜下动脉、静脉系

10.4　腔镜泌尿外科手术常用解剖

（1）利用膀胱镜经尿道可以观察到膀胱内面，并可以对膀胱肿瘤组织进行活检（图 10.4.1A）。准确地在膀胱腔内找到输尿管开口是进行包括输尿管支架置入等操作的前提条件（图 10.4.1B）。

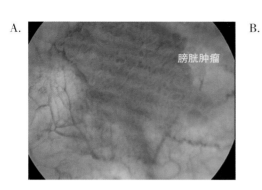
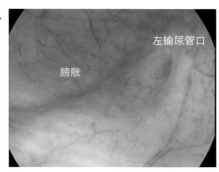

图 10.4.1 发生肿瘤性病变的膀胱内面（图 A）、正常膀胱内面（图 B）

（2）泌尿系统器官属于腹膜后器官，利用这个解剖特点，通过腹膜后入路，可以最大程度避免与腹腔内肠道、肝脾等脏器接触，保证后腹膜完整性。后入路可以清楚地显露肾脏（图 10.4.2A、B）、肾动静脉（图 10.4.2C、D）、输尿管的起始部与走行（图 10.4.2E、F），利用腹腔镜的气体充盈可以在后腹膜腔创造出足够的操作空间，完成肾周脂肪囊的完整剥除并显露肾囊肿、肾肿瘤（图 10.4.2G、H）。

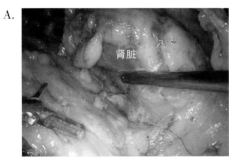
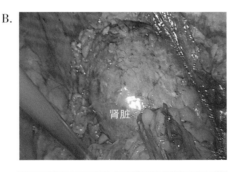
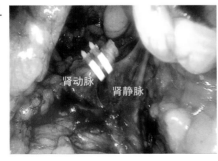
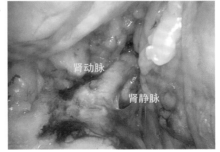

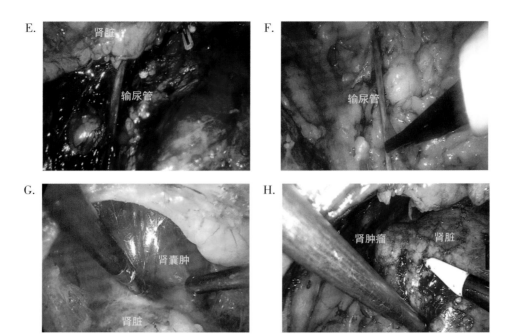

图 10.4.2　后入路腹腔镜下显露肾脏、肾门结构、肾脏良性和恶性肿瘤

（3）泌尿系统手术除了后入路外，经腹入路也是较为常见的手术入路，该入路同样可以显露肾脏（图 10.4.3A）、肾上腺组织与供应血管（图 10.4.3B）、肾门与输尿管全程（图 10.4.3C、D、E）。选择何种入路需要术者术前评估，有时经腹显露更加容易，例如某些位置靠近后腹膜的肾囊肿（图 10.4.3F），而当需要进行盆腔淋巴结清扫时（髂血管周围与闭孔淋巴结清扫），经腹入路可能是更好的选择（图 10.4.3G、H）。

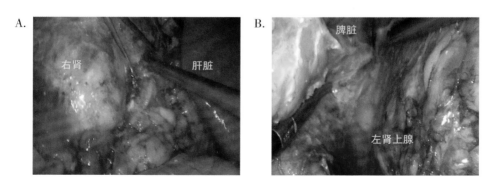

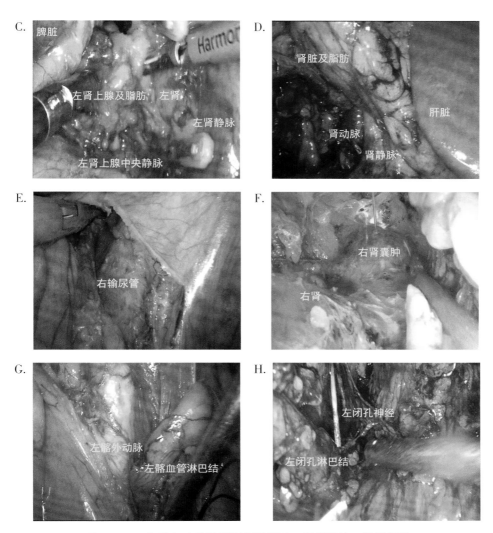

图 10.4.3 经腹入路腹腔镜下显露肾脏、肾门结构、输尿管等

（4）腹腔镜或机器人手术系统进行前列腺癌根治术已成为该疾病的标准术式。手术过程中关键的解剖结构包括：打开盆筋膜，可见背深静脉复合体（DVC）（图 10.4.4A）；游离并保留膀胱颈（图 10.4.4B）；游离精囊（图 10.4.4C、D）；处理邓氏筋膜和前列腺侧韧带（图 10.4.4E）；保留远端尿道（图 10.4.4F）；最后完成尿道吻合，尿道与膀胱颈吻合。

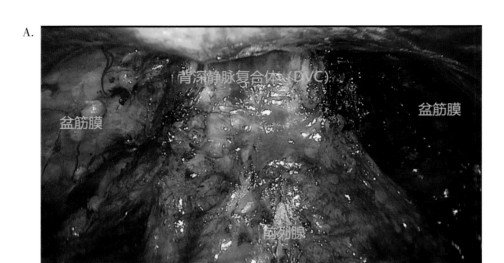

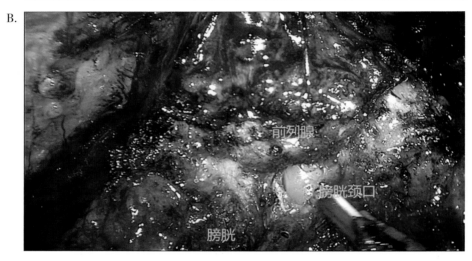

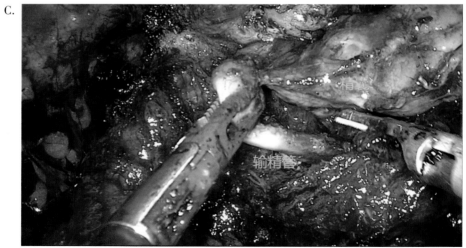

D.

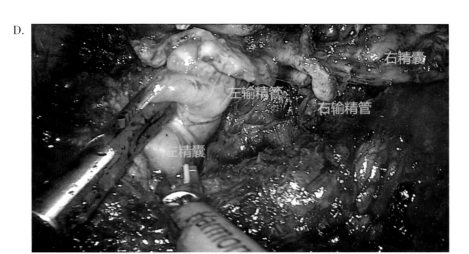

E.

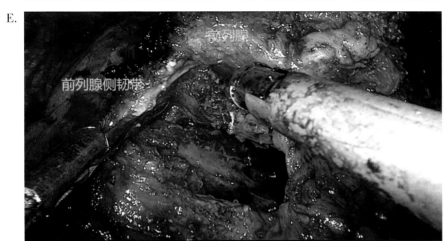

F.

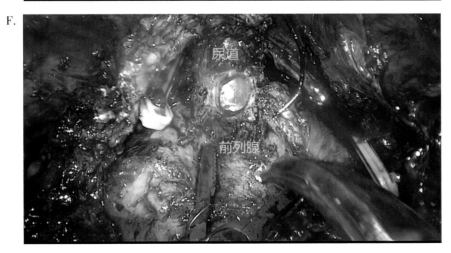

图 10.4.4　前列腺癌根治术中关键解剖结构的腹腔镜下显露

10.5 腔镜妇科手术常用解剖

（1）腹腔镜通过直径在 0.5~1.2 cm 的小孔，可以清晰地观察盆腔结构，图 10.5.1 为经腹腔镜对女性盆腔脏器进行探查，可以清楚地观察子宫与附件结构。

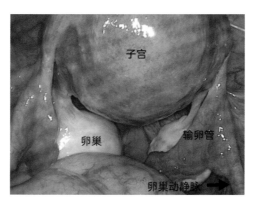

图 10.5.1　正常女性子宫、双侧附件腹腔镜下观

（2）盆腔淋巴结清扫是妇科恶性肿瘤手术的重要组成部分，具体包括左右髂总、髂内外、闭孔、深腹股沟以及骶前各区域的淋巴结切除。清扫区域的境界具体见图 10.5.2。输尿管、腹下神经筋膜为同一层面，内侧为第 1 间隙，应避免单独游离输尿管导致其局部缺血坏死。膀胱腹下筋膜包括髂内动静脉及其分支（膀胱上下动静脉、脐动脉闭锁部），其内侧与输尿管腹下神经筋膜之间为第 2 间隙（髂内淋巴结），外侧与髂外血管、闭孔内肌之间为第 3 间隙（闭孔淋巴结）。

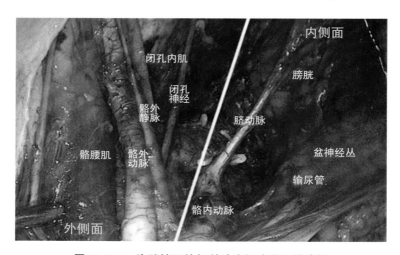

图 10.5.2　腹腔镜下的妇科肿瘤闭孔淋巴结清扫

10.6　腔镜骨科手术常用解剖

（1）经椎间孔镜进行腰椎间盘切除手术过程中关键解剖结构包括：为切除部分 L4 椎板下缘，游离黄韧带止点（图 10.6.1A）；切除部分黄韧带，暴露硬膜囊及神经根（图 10.6.1B）；神经拉钩牵开神经根，暴露突出椎间盘（图 10.6.1C、D）。

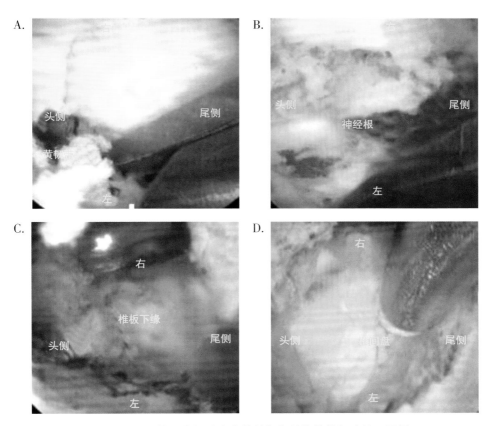

图 10.6.1　腰椎间盘切除术中关键解剖结构的椎间孔镜下显露

（2）膝关节损伤中，前交叉韧带撕裂较为常见，而且约 60% 的前交叉韧带断裂的同时会伴有半月板撕裂，处理方式通常是进行关节镜手术同时修复两者，图 10.6.2 示膝关节镜下进行前交叉韧带重建及半月板修复手术过程中关键的解剖结构。

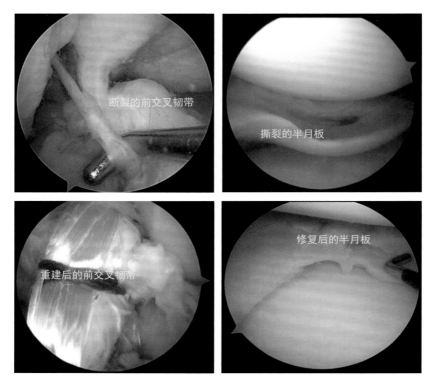

图 10.6.2　前交叉韧带重建、半月板修复术中关键解剖结构的膝关节镜下显露

（朱　卿、徐卫华、刘晓龙、邓琦程、佘　昶、邵乐宁）

第 11 章

腔镜手术麻醉
及围手术期处理

11.1 腔镜手术的麻醉

腔镜手术已广泛应用于各外科领域，如普外科、泌尿外科、妇科、胸外科及骨关节外科等。然而，腔镜技术也存在一定的局限性，如缺乏操作器械触觉力度的反馈和自然的手眼协调，且其在活动的幅度和角度上均不及人类手腕部灵活。二维图像及视频下进行三维操作影响手术医师对术中精细操作如组织分离和吻合的准确判断。另外，腔镜手术常需要建立人工气腹、持续冲洗液体保持手术野清晰及摆放特殊的手术体位等。因此，与传统手术方式相比，腔镜手术的麻醉管理具有不同特点。

11.1.1 腹腔镜手术的麻醉

腹腔镜手术时麻醉所遇到的主要问题是人工气腹和特殊体位对患者病理生理造成的干扰，常使麻醉处理复杂化。某些腹腔镜手术持续时间难以预计，有时内脏损伤未能及时发现、失血量较难估计等也增加麻醉处理的难度。

1. 术中监测

术中常规监测主要包括无创血压（NIBP）、心电图（ECG）、脉搏氧饱和度（SpO_2）、呼气末二氧化碳分压（$PetCO_2$）和体温。心肺贮备功能较差、手术时间长的患者根据需要可选择中心静脉压（CVP）、有创动脉压（IBP）和尿量等监测。$PetCO_2$监测在腹腔镜手术中尤其重要，一方面可以避免术中高二氧化碳血症的发生，另一方面短时间内大量气体进入循环发生气体栓塞时，$PetCO_2$相比其他监测手段更易及早发现。体温监测在长时间腹腔镜手术中有特别意义，CO_2在腹内的湿化是个吸热过程，在气腹过程中会通过腹膜吸收大量热量，尤其在长时间的腹腔镜手术中对体温的影响更加明显。

2. 术中管理

（1）麻醉方式：腹腔镜手术常选用气管内插管的全身麻醉，在短小手术中亦可用喉罩辅助通气，但腹内压增高后气道压升高，喉罩有漏气的风险。

麻醉的诱导和维持原则与开放手术的全身麻醉相同。各种阿片类镇痛药在腹腔镜手术中都有广泛应用，但是考虑到腹腔镜手术关腹时间较短，短效的阿片类镇痛药瑞芬太尼更容易满足快速清醒和快速转运的要求。丙泊酚的快速清醒特点和较少的术后副作用使其应用较多。氧化亚氮理论上可以引起肠胀气，影响手术视野，同时其进入血管的速度是氮气的 34 倍，发生严重气体栓塞的风险较高，因此在腹腔镜手术中的应用存在顾虑。良好的肌松有助于提供更大的手术空间。

（2）CO_2 气腹对机体的影响：CO_2 气腹是目前腹腔镜手术人工气腹的常规方法，其对呼吸的影响较大，包括呼吸动力学改变、肺循环功能影响、CO_2 吸收导致的呼吸性酸中毒等。随着手术时间延长和气腹压力增大，CO_2 吸收增加，$PaCO_2$ 升高。发展为中至重度高碳酸血症时，患者的心率增快，外周血管阻力下降，可造成心肌抑制、心肌氧耗增加，心肌缺血缺氧和心律失常的风险增加。人工气腹期间通气量一般应增加 15%~25%，以增加对 CO_2 的排出。有慢性阻塞性肺疾病（COPD）、自发性气胸病史等的患者应以增加呼吸频率为主来增大通气量。

（3）特殊体位对机体的影响：腹腔镜手术通常遵循手术部位处于高位的原则来调节体位，如胆囊切除取头高位，子宫切除取头低位。对呼吸的影响主要是头低位加重对膈肌的挤压，使肺容量减少，功能残气量进一步下降，气道压力上升，严重时可干扰到肺内气体交换。对循环功能的影响主要是头高位时回心血量减少，心排量降低，腹内压增高更加重其效应，易引起体位性低血压，需要及时补充体液容量，同时下肢静脉回流减缓，增加深静脉血栓形成风险。头低位增加颅内压和眼内压，如果为改善呼吸合并应用呼气末正压（PEEP），则影响更大，长时间会引起球结膜水肿、脑血液回流障碍等。

（4）肺保护性通气策略（LPVS）：主要包括小潮气量通气、PEEP 和肺复张策略。另外，吸入氧浓度的控制在减少术后肺部并发症中的作用也受到越来越多的重视。

在传统的通气模式中，麻醉科医师在术中往往采用 10~15 mL/kg 的大潮气量来预防患者低氧血症和肺不张的发生。然而越来越多的研究证实，大潮气量通气易导致肺泡过度膨胀，引起呼吸机相关的肺损伤。小潮气量（6~8 mL/kg）联合 PEEP 等 LPVS 逐渐被接受。PEEP 水平的选择应该适中，PEEP 过小达不到开放小气道的作用，PEEP 过高则有可能引起肺泡过度膨胀导致气道机械性损伤。有研究者根据静态压力–容积曲线设置最佳 PEEP，一般选择压力容量环吸气支上的低位转折点压力值加 $2\sim4\ cmH_2O$ 作为适宜的 PEEP。近几年，电阻抗断层成像技术在临床上得到了较多的研究和应用，有研究者根据肺部电阻抗来获取患者个体化的 PEEP，在降低术后肺部并发症方面亦取得了较明显的效果。

CO_2 气腹和头低脚高位均能导致肺不张，术中间断进行肺复张操作可降低肺不张的程度，开放已经塌陷的肺泡，避免肺组织反复开放、闭合产生剪切力伤。手术麻醉中最常使用的肺复张方法是"挤压气囊法"，气囊充气使气道压力达到 $30\sim40\ cmH_2O$ 并维持一段时间（$10\sim30\ s$），但这种方法很难将气道压维持在恒定水平。目前已有麻醉机在呼吸模式中增加了"膨肺"功能，麻醉医师根据患者肺功能的状态选择合适的"膨肺"时间和"膨肺"压力，即可自动进行肺复张操作。

近年来，术中吸入氧浓度的选择及不同吸入氧浓度对患者的影响一直是麻醉学科研究的重要领域。高浓度的氧气可以增加患者的氧分压，提高氧合。但长时间暴露在高浓度氧气中不仅会增加肺毛细血管通透性、释放炎性介质，还会产生吸收性肺不张，加重气腹对肺功能的影响。因此手术过程中应在满足患者氧供的情况下，选择较低的吸入氧浓度（30%~60%）。

3. 术后管理

（1）术后疼痛：腹腔镜手术后患者疼痛主要为内脏性疼痛，如胆囊切除术后有胆道痉挛性疼痛，输卵管手术后有盆腔痉挛性疼痛，肩部疼痛不适多与膈肌受牵拉有关，术后 24 小时内约 80% 患者有颈肩部疼痛。腹腔残余 CO_2 加重术后疼痛，所以应尽量排出。临床试验也证实，在手术结束时主动吸引膈下残余气体相比自然排气可以显著减轻术后肩部疼痛和腹部疼痛，减少术后镇痛药的用量。

疼痛治疗方法一般均有效，包括切口的局麻药浸润、非甾体抗炎药（NSAIDs）、阿片类镇痛药等。近几年，超声引导下的腹横肌和腰方肌平面神经阻滞在腹、盆腔手术后患者的镇痛方面已得到了广泛的应用和认可。

（2）术后恶心呕吐（PONV）：尽管腔镜手术后不良反应相对传统手术大为减少，但恶心呕吐的发生率并未下降。有资料表明，腹腔镜手术 PONV 的发生率高达 53%~70%，须积极治疗。术中应用挥发性吸入麻醉剂及过多的阿片类镇痛药增加其发生率，而丙泊酚、5-羟色胺受体拮抗剂和地塞米松可减少其发生。

11.1.2　胸腔镜手术的麻醉

早期的胸腔镜手术操作时间相对较短，随着胸腔镜手术的不断发展，手术种类亦愈加复杂。胸腔镜手术创伤虽小，但手术时间较长，其麻醉管理与开胸手术相似。胸腔镜手术一般要求术中实施单肺通气，保持手术侧肺萎陷，以方便手术操作。因此，除常规麻醉管理外，麻醉医师还应关注单肺通气对机体的影响。

1. 术中监测

基本的监测包括 ECG、SpO_2、NIBP 和 $PetCO_2$。其他监测项目的选择取决于患者存在的合并症及手术的复杂程度。由于胸腔镜手术适应证的扩展，越来越多的胸腔内手术在胸腔镜下完成。对于操作复杂和时间较长的手术，术中有必要进行 IBP 和 CVP 监测，以便及时发现术中循环异常并迅速处理。在胸腔镜术中一般不主张施行肺动脉压监测，肺动脉高压患者需要行肺动脉压监测时，测量值可受到缺氧性肺血管收缩、单肺通气、手术操作的影响。经食管超声心动图监测有助于评估心脏功能和容量状况。

2. 术中管理

（1）麻醉方式：胸腔镜手术一般选择双腔气管插管单肺通气的全身麻醉。麻醉药的选择取决于对患者的全身状况、手术时间的长短、麻醉医师的熟悉程度及术毕是否拔管等综合因素的考虑。术中采用静脉和（或）吸入麻醉药物维持。术后早期拔管，尽可能早地恢复患者的自主呼吸对预防术后肺部并发症有较大意义。

（2）双腔支气管插管：由于手术医师必须在闭合的胸腔内操作，有效肺隔离和手术侧肺萎陷是胸腔镜手术顺利完成的基础，因此需要对此类患者气管内插入双腔支气管导管进行单肺通气。支气管导管位置不正确会造成气道漏气、气道压过高，从而影响通气和肺萎陷。右上肺开口距离隆突较近，右侧支气管插管时，支气管套囊容易堵塞右上肺支气管开口，造成右上肺通气不畅，因此，单肺通气多插入左侧支气管导管。即便根据临床征象认为双腔支气管导管位置正确，纤维支气管镜检查仍发现 48% 的患者放置错误。即使位置正确，术中还有 25% 的患者可发生下侧肺通气困难或难以完全隔离两肺。因此，支气管插管后，用纤维支气管镜核实导管位置十分重要。患者改为侧卧位后需要再次核实，以确保支气管导管位置的正确。与吸入空氧混合气相比，在单肺通气前吸入纯氧更有助于手术侧的肺萎陷，尤其是患者肺的弹性回缩力较差或有慢性阻塞性肺疾病时。单肺通气时，潮气量一般选择 5 ~ 6 mL/kg，以减少对纵隔移位的影响。

（3）单肺通气对机体的影响：胸腔镜手术单肺通气过程中，流经非通气的患侧肺的血流实际是分流部分，常表现为通气/血流（V/Q）比值失衡，因而低氧血症常见。另外，吸入氧浓度过高引起的吸收性肺不张和痰液清除能力下降使下侧肺的容量进一步减少。对健侧肺使用 PEEP 通气可以部分纠正全麻和侧卧位时 V/Q 比值失衡，改善患者氧合。

胸腔镜手术时，胸腔内负压消失，回心血量下降，常造成患者血压下降和心率增快。由于大量补液有引起术后肺水肿的风险，可通过适当补充容量和使用血管活性药物来稳定血压。

3. 术后管理

胸内手术因其手术创伤大，对患者呼吸和循环系统的干扰明显，术后可能发生剧烈疼痛、苏醒期躁动、低氧血症、血流动力学不稳定、恶心呕吐等，需要迅速处理。

（1）术后疼痛：胸腔镜手术术后疼痛较为明显，疼痛影响患者咳嗽和排痰，易引起肺不张、肺部感染等肺部并发症，因此完善的术后镇痛很有必要。

对乙酰氨基酚和塞来昔布等 NSAIDs 联合阿片类药物可有效减轻术后疼痛，但需要注意 NSAIDs 可能增加患者胃肠道溃疡、出血、心血管不良事件及肾功能损害的风险，故选择药物时要综合评估。选择氯胺酮静脉给药作为多模式镇痛的一部分，不仅能降低术后镇痛药物的用量，还能降低术后疼痛评分和顽固性疼痛的发生风险，对重大手术中阿片类药物高剂量耐受患者尤其适用。

胸段胸膜外神经阻滞镇痛效果确切，镇痛药物用量少，可有效降低阿片类镇痛药的用量。胸腔镜胸壁穿刺部位一般为第 4 和第 7 肋间隙，硬膜外阻滞平面约需达到 T2 ~ T10，因此硬膜外阻滞穿刺间隙可选择 T7 ~ 8 或 T8 ~ 9。然而，不断有研究指出硬膜外镇痛存在局限性，如硬膜外血肿、尿潴留、低血压等不良反应，对凝血功能障碍患者的应用也受到限制。

近年来，随着超声可视化引导技术的快速发展与应用，超声引导下外周神经阻滞技术在胸外科手术镇痛中的应用越来越广泛。多项研究已证实，与硬膜外镇痛相比，胸椎旁神经阻滞镇痛效果显著，且在术后24小时内镇痛效果更好，低血压等交感神经抑制症状较少。但是，椎旁神经阻滞也有其不足，操作不当可引起气胸等，局麻药物可向颈部扩散致单侧交感神经阻滞而引起Horner综合征表现。前锯肌平面阻滞及竖脊肌平面阻滞是两种新的镇痛技术。但是，上述操作还存在许多问题和挑战，包括神经阻滞入路方式、药物选择、单点注射还是多点注射、是否置管等，需要更多临床研究进一步探索和完善。

（2）苏醒期躁动：苏醒期躁动重在预防，完善的麻醉计划和恰当的麻醉镇痛用药，以及术中良好的循环、呼吸功能管理，对于预防苏醒期躁动和术后谵妄均有重要作用。麻醉开始阶段应用小剂量右美托咪定（$0.5\sim1.0\ \mu g/kg$），可以减少术中麻醉药的用量，且其对镇痛、镇静的加强作用对于术后躁动、谵妄以及寒战不适均有良好的预防作用。

（3）气管导管的拔除：手术结束后，如果患者不能耐管、保护性呛咳反射存在和肌松作用恢复（潮气量、胸廓起伏、呼吸频率及手握力达到满意水平），在吸痰和膨肺后可以考虑早期拔除气管导管。但在此过程中，应持续供氧，避免缺氧。

对气管塌陷或出现严重的皮下气肿、纵隔气肿，再次气管插管的风险较高，故在拔管前应常规准备气管插管器具。对术前肺功能减退、术中出血、输血量大、麻醉时间长、手术创伤大等患者，可考虑更换支气管导管为普通气管导管进行术后的呼吸支持治疗，普通气管导管常选择内径较粗者，以方便术后吸痰和支气管镜检查。对于存在困难气道的患者，应慎重拔管，必要时通过交换管芯进行气管导管的更换。

11.1.3　宫腔镜手术的麻醉

宫腔镜检查或手术操作时需要通过膨宫介质保持宫腔镜下视野清晰。膨宫介质分为CO_2（气体）和低黏性液体（液体）两类。与传统的手术方式相比，膨宫介质的使用为麻醉管理提出了新的挑战。

1. 术中监测

基本的监测包括 ECG、SpO_2、NIBP 及 $PetCO_2$。其他监测项目的选择取决于患者存在的合并症及手术的复杂程度。手术、麻醉中及恢复期的监测对于保障患者安全至关重要，包括监测患者生命体征、内环境平衡、膨宫灌流等，并应及时防治相关并发症。

由于膨宫介质性质不同，还应动态监测血电解质、血糖水平，及时诊断和处理膨宫液过量吸收综合征、高糖血症以及苏醒延迟等并发症。

2. 术中管理

（1）麻醉方式：宫腔镜手术操作相关的应激反应主要与手术刺激部位和强度有关，多见于阴道置入器械、扩张子宫颈以及子宫腔内操作等。主要表现为体动、血压下降、心率减慢、心律失常甚至心搏骤停。因此，应根据患者病情、手术方式及时间选择合适的麻醉方式。

宫腔镜检查一般不需要麻醉，宫腔镜手术时根据手术难易选择椎管内麻醉或全身麻醉。椎管内麻醉常选择蛛网膜下腔麻醉，由于椎管内麻醉后患者下肢肌力恢复时间较长，应用受限。全身麻醉包括静脉非插管全身麻醉、喉罩全身麻醉和气管插管全身麻醉。一般较短的手术，可采用静脉非插管全身麻醉，患者术后苏醒迅速。较长时间的手术应行气管插管或喉罩插管全身麻醉，术中静脉或吸入麻醉维持，应用肌松药有助于防止患者体动造成子宫穿孔等并发症。对于有严重心肺疾病、困难气道（通气和换气困难）、肥胖或有反流误吸高风险的患者，推荐患者住院择期行宫腔镜手术或检查，采用气管插管全身麻醉，并做好紧急气道和急救准备。

宫腔镜手术麻醉用药推荐使用短效的镇静镇痛药物。镇静药物常选择丙泊酚、新型短效镇静药物瑞马唑仑，起效迅速、意识恢复快；氟马西尼能进一步缩短意识恢复时间，适用于门诊诊疗的麻醉。然而这类药物缺乏镇痛作用，单用时不能防止因手术刺激引起的患者体动，可能影响手术操作，造成相关并发症。阿片类药物芬太尼、舒芬太尼及瑞芬太尼常与镇静药物合用，可减少患者术中体动和术后疼痛，并且减少镇静药物的用量，但应注意呼吸抑制和反流误吸等风险。吸入麻醉药因其快速起效、快速恢复的特点也能用于宫腔镜手术，通常多选用七氟醚和地氟烷。与丙泊酚比较，七氟醚更能增加膨宫液介质甘氨酸吸收入血，因此，宜选用静脉麻醉药与低浓度吸入麻醉药复合麻醉。

（2）迷走神经紧张综合征：主要是由于敏感的宫颈受到扩宫刺激后，刺激反应传导至腹盆腔神经节、神经丛和迷走神经，从而导致患者出现恶心、出汗、低血压、心动过缓，严重者可致心搏骤停。术中应加强心电监护，宫颈明显狭窄和心动过缓者尤应注意预防。阿托品有一定预防和治疗作用。

（3）膨宫液过量吸收综合征：指因手术时间较长，膨宫压力过大，使用非电解质的膨宫液较多，膨宫液吸收超过机体排出的安全阈值，导致容量超负荷、稀释性低钠血症等，出现一系列临床表现。膨宫液过量吸收综合征不同时期临床表现不同。其可表现出意识障碍、言语不清、视觉障碍、癫痫发作甚至昏迷，亦可表现出血压、心电图异常改变，进而出现急性心力衰竭、肺水肿。辅助检查可发现稀释性贫血、低钠血症、低晶体渗透压、高氨血症、高血糖症、酸中毒等，严重者心搏骤停。由于膨宫液可经输卵管进入腹腔，并延缓吸收入血，因此应注意上述情况可延至苏醒期出现，需要加强监测和管理。为预防其发生，术中应采取有效低压灌流，控制手术时间。一旦发生水中毒，应立即停止手术，给予吸氧、利尿剂、纠正低钠等电解质紊乱。

（4）空气栓塞综合征：宫腔镜诊疗时空气栓塞的检出率为 $10\% \sim 50\%$，虽然空气栓塞综合征罕见（发生率 0.03%），但严重威胁患者生命。空气栓塞综合征与进入的空气量和速度有关。主要原因包括膨宫液容器排空且与大气相通、膨宫液管路未排气、三通接头开放错误、术中电汽化组织时产生大量气体等。清醒患者可有烦躁不安、呼吸困难、发绀、胸痛等临床表现。不论是否使用全身麻醉，此时患者均可出现循环不稳定，心电图异常，$PetCO_2$ 降低、氧分压下降、CO_2 分压升高，甚至心搏骤停。术中应加强对患者基本生命体征、$PetCO_2$ 和血气分析监测，定期听诊双肺呼吸音、气道压力，监测皮肤捻发感和手术操作步骤。经食管或经胸心脏超声有助于空气栓塞综合征的监测和诊断。

一旦出现空气栓塞综合征，应立即停止手术操作。气管插管纯氧正压通气，并将患者置于头低脚高左侧卧位。酌情使用血管加压药、容量复苏等支持治疗，必要时经中心静脉置管抽气。如遇气胸、纵隔气肿、广泛皮下气肿，应紧急抽气或安置引流之后才能行正压通气。

3. 术后管理

（1）术后疼痛：以患者下肢、下腹部、会阴部及肩部疼痛为特征。下腹部和会阴部疼痛一般与体位和手术操作有关。术后肩部疼痛与头低位肩部着力有关。对手术时间较长的患者，术前可口服 NSAIDs，使用软垫护肩，缩短头低位时间。若疼痛进行性加重，应警惕炎症、感染、出血、穿孔等并发症，并立即返院治疗。

（2）恶心呕吐：妇科患者是恶心呕吐的高危人群，且发生率高。术前麻醉评估尤应关注既往相关病史和用药反应，制订个体化的麻醉方案，选用全静脉麻醉或复合低浓度吸入麻醉剂。预防性联合使用地塞米松和 5-羟色胺受体拮抗药（托烷司琼、昂丹司琼）止吐。

（3）感染：术前有感染者应严格控制感染，术中规范无菌操作，对出血或穿孔者须加强抗感染。

11.1.4　关节镜手术的麻醉

关节镜检查和手术目前主要用于膝关节腔和肩关节腔疾病的诊断和治疗，近几年髋关节、肘关节及踝关节镜的手术亦有所开展，其麻醉与一般骨科手术相同，本节主要针对膝关节镜和肩关节镜手术的麻醉做一介绍。

【膝关节镜手术的麻醉】

1. 术中监测

基本的监测包括 ECG、SpO_2、NIBP 及 $PetCO_2$。其他监测项目的选择取决于患者存在的合并症及手术的复杂程度。

2. 术中管理

（1）麻醉方式：膝关节镜手术的麻醉与其他下肢手术的麻醉相同，可选择椎管内麻醉或全身麻醉。部分手术亦可在神经阻滞或神经阻滞复合全身麻醉下完成。

（2）止血带反应：膝关节镜手术时，下肢止血带可有效降低关节腔内出血，改善手术视野。止血带使用过程中，除手术侧肢体以外的血管内血容量相对增加，回心血量增加，可引起血压上升。此时在麻醉深度足够的情况下应通过应用血管扩张药物降低血压。止血带放松时，回心血量减少，可能导致患者血压明显下降，此时需要加快输液，必要时应用血管收缩药物提升血压，以保障重要脏器的灌注。

3. 术后管理

（1）术后疼痛：一般时间较短的膝关节镜手术术后疼痛较轻。但交叉韧带手术术后疼痛较为严重，此类患者可通过硬膜外镇痛、静脉自控镇痛或下肢神经阻滞进行疼痛控制，亦可通过关节腔内注射镇痛药物进行镇痛。关节腔给药后，药液仅局限于关节腔内，极少被吸收进入血液循环而产生全身作用。关节腔内镇痛以阿片类药物为主，可用吗啡 $1 \sim 2$ mg，芬太尼 10 μg，或哌替啶 10 mg。罗哌卡因、布比卡因等局麻药与阿片类药物合用可达到起效快和镇痛作用持续时间长的效果。

（2）恶心呕吐：对于术后恶心呕吐的高危人群，术中可选用全身静脉麻醉，并在手术结束前给予地塞米松和 5-羟色胺受体拮抗药进行预防性止吐。

【肩关节镜手术的麻醉】

1. 术中监测

基本的监测包括 ECG、SpO_2、NIBP 及 $PetCO_2$。其他监测项目的选择取决于患者存在的合并症及手术的复杂程度。由于肩关节镜手术时患侧上肢需要消毒和牵拉固定，静脉通路常选择健侧上肢，然而健侧上臂进行 NIBP 常常影响患者静脉输液的通畅。因此，对于此类手术患者，有创动脉监测也是较为常用的监测手段。

2. 术中管理

（1）麻醉方式：常选择气管插管全身麻醉。对于时间短的手术或者气管插管全身麻醉风险高的患者，亦可实施肌间沟臂丛神经阻滞+监护麻醉。全身麻醉的诱导和维持原则与一般手术的全身麻醉相同。全身麻醉时，使用较低浓度和较小剂量局麻药（0.15%～0.25%罗哌卡因 10 mL）进行超声引导下臂丛上干阻滞对患者术后肌力影响不明显，镇痛时间可满足围手术期需求，并且降低肌间沟臂丛神经阻滞的并发症如膈神经麻痹和 Horner 综合征。

实施肌间沟臂丛神经阻滞＋监护麻醉时，神经阻滞药物一般选择 0.375%罗哌卡因 20～30 mL。因较少引起呼吸抑制，镇静药物常选择右美托咪定，其负荷剂量为 0.5～1.0 μg/kg，10 min 内泵完，然后以 0.3 μg/（kg·h）泵注直至手术结束。

（2）血压控制：由于肩关节腔隙较小，又无法通过止血带等方式进行止血，因此肩关节腔内出血会明显影响手术视野和外科医师的精细操作。单纯进行气管插管全身麻醉时，此类患者术中常需要通过控制性降压来维持患者较低的血压。术前进行肌间沟臂丛神经阻滞可明显降低全麻药物用量，有利于术中血压的控制。但肌间沟臂丛神经阻滞后多数患者术后会出现较长时间的上肢无力和感觉障碍，使用较低浓度和较小剂量局麻药进行超声引导下臂丛上干阻滞可改善患者的舒适度。

（3）沙滩椅位综合征：肩关节镜手术常需采用"沙滩椅位"，应注意防止气体栓塞的发生。联合神经阻滞进行麻醉手术时，需要特别注意"沙滩椅位综合征"的发生，其特征性表现为严重的低血压和心动过缓，应加强监护，并积极对症处理。

3. 术后管理

（1）术后疼痛：肩关节镜手术患者臂丛阻滞后，术后镇痛时间可达 12～24 小时。臂丛阻滞作用消失后，可选择静脉自控镇痛持续镇痛，镇痛泵内可使用阿片类药物和 NSAIDs，以协同发挥镇痛效果。

（2）肩关节腔液体灌注过多：尽管肩关节腔液体灌注多为重力灌注，且不用套管封闭关节腔，组织间隙的压力低，但关节腔持续注水仍然会引起范围较大的组织水肿。对于组织水肿严重甚至有气道压迫风险的患者，应延迟拔管并严密观察生命体征。

11.1.5 机器人手术的麻醉

机器人手术的麻醉管理策略与以往的腔镜手术麻醉相似，但也有其不同的地方。机器人手术麻醉更需要严格的术前评估和准备、精确的术中监测和管理、快速优质的恢复与转归。

1. 术中监测

基本的监测包括 ECG、SpO_2、NIBP 及 $PetCO_2$。其他监测项目的选择取决于患者存在的合并症及手术的复杂程度。所有的手术麻醉都存在患者体温降低的威胁，机器人手术发生术中低体温的概率更高。这是由于温度较低的 CO_2 持续吹入机体，以及手术时间过长所致。因此，术中需要严密监测和积极维持正常的体温，使用保温毯将肢体覆盖完全，或暖风机保暖，同时使用输液加温装置，避免体温丧失。

机器人手术系统体积庞大，麻醉机、监护仪的摆放位置常让位于床旁机械臂塔和视频系统，给麻醉医师的工作带来不便，故麻醉医师应选择适宜的麻醉与监护的位置，以便及时发现患者病情的变化并处理，有效的手术团队沟通更是不可或缺。

在麻醉诱导前或麻醉诱导后有必要建立至少一条大口径的静脉通路并适当地将管路延长，否则术中一旦发生超出预期的失血，麻醉医师将很难在受限空间及时建立血管通路。

2. 术中管理

（1）麻醉方式：气管插管全身麻醉是最常选择的麻醉方式，术中维持方案采用吸入麻醉药（如异氟烷、七氟烷和地氟烷）或静脉麻醉药（如丙泊酚）复合阿片类药物（舒芬太尼、瑞芬太尼等）。机器人手术操作精密，手术过程中轻微的体动或呛咳不仅妨碍术野暴露，还可能造成腹腔脏器或血管的撕裂，因此手术过程中需要维持良好的肌松。

（2）肺保护性通气：气腹条件下，膈肌抬高将减少功能残气量，使患者易发生肺不张。为了预防肺不张，推荐术中使用 $6 \sim 8$ mL/kg 的小潮气量和 $4 \sim 7$ cmH_2O 的 PEEP，气道压力峰值控制在 35 cmH_2O 以内，并间断实施肺复张操作。延长吸气时间对改善气体交换和呼吸动力学有一定的作用，呼吸比（I∶E）设置为 2∶1 或 1∶1 较传统的 1∶2 能维持更好的氧合和更低的 CO_2 分压水平。

（3）气管导管移位：机器人手术期间在体位改变或建立 CO_2 气腹后，气管导管的位置可能会出现移动，如膈肌上移导致气管导管滑入一侧主支气管或顶触压迫隆突，严重者甚至会出现气管损伤。其预防措施是妥善固定好气管导管，准确记录刻度。术中通过监测气道阻力、$PetCO_2$ 压力波形和双肺的呼吸音听诊等手段密切观察是否发生了导管的移位，避免患者体位移动导致的气管导管位置改变。术中也要观察气管导管套囊的压力，避免压力过大对气道造成的损伤。

（4）深静脉血栓：长时间行机器人手术的患者是易发生下肢深静脉血栓形成的高危人群，建议使用下肢间歇加压装置或药物治疗（如低分子肝素）来预防围手术期深静脉血栓形成。

3. 术后管理

（1）术后疼痛：机器人手术后的疼痛程度远轻于传统的开放手术，有报道称此类手术的患者术后自控镇痛中阿片类药物的消耗量减少近 30%。围手术期采用多模式镇痛如阿片类药物复合 NSAIDs、阿片类药物复合区域阻滞（硬膜外阻滞或腹壁神经阻滞）能进一步减少阿片类药物引起的副作用，改善镇痛效果和提高患者满意度。

（2）恶心呕吐：机器人手术后 PONV 的发生率较高，须积极治疗，尤其是对于 PONV 高危患者（女性、不吸烟、晕动病或 PONV 病史）应加强预防和处理。术中应用高浓度的挥发性吸入麻醉剂及过多的阿片类镇痛药会增加其发生率，而应用丙泊酚、5-羟色胺受体拮抗剂和地塞米松可减少其发生。

11.2　腔镜手术围手术期处理

随着近代微创技术的发展，腔镜手术与传统开放手术相比，微创优势显著，但由于腔镜设备、器械以及操作技术的特异性，围手术期也可能出现特异性的并发症。对于刚刚接触腔镜技术的年轻医师而言，如果没有扎实的基本功和规范化操作，"微创" 会变成 "重创"，治疗变成伤害，增加了并发症的发生率。因此，初学者在接受规范化的腔镜操作技术培训的基础上，更应该对腔镜技术可能产生的并发症有清楚的认识，才能未雨绸缪，既可以预防并发症的发生，又可以尽早采取紧急的治疗措施，防止并发症情况的进一步恶化。本节主要从术中和术后并发症的发生、预防以及应急处理等方面进行阐述，并对一些特殊腔镜下的特殊情况加以说明。本部分主要涉及的腔镜包括腹腔镜、胸腔镜、宫腔镜、神经内镜、关节镜以及椎间孔镜。

11.2.1　建立手术区域、操作空间时的并发症及其处理

手术区域布局在腔镜手术过程中处于关键步骤，决定后续手术的难易程度。在建立手术区域时，确定合适的位置、适当的力度以及正确的方向，可使手术事半功倍，如腹腔镜胃切除手术时，观察孔尽可能在脐孔上能在一定程度上避免胰腺对视野的遮挡；又如低位直肠手术时应尽量将主刀右手的操作孔偏向腹中央，可在一定程度上避免操作钳的筷子效应；如操作不当，则不仅使得手术举步维艰，还会造成严重的并发症。以腹腔镜手术为例，气腹针或穿刺锥（Trocar）本身锋利，在穿透腹壁时可能造成如下情况。

1. 出血

出血分为腹壁出血和腹腔内脏器损伤出血。通常情况下腹壁出血情况较轻，通过电设备局部止血或者 Trocar 局部压迫，可以达到很好的止血效果，即使当拔出 Trocar 时仍有出血，也可以在直视下选择疝气钩针缝合止血（图 11.2.1）。最好的办法是在穿刺时避开腹壁下的血管，例如腔镜直视下选择穿刺的部位，调整穿刺方向。另一种情况即是腹腔内血管、脏器出血。这种情况发生的原因常与以下几个因素相关：① 患者腹腔内解剖状态变异，如肠旋转不良、腹茧症（图 11.2.2）等，导致腹腔内情况不明，习惯性穿刺后导致的误损伤；② 多次手术病史、反复炎症等造成的腹腔粘连（图 11.2.3），这也与腹腔脏器损伤相关；③ 穿刺者暴力操作或不熟悉解剖结构、力度、方向，从而导致腹腔内大出血。曾有报道，Trocar 操作时直接刺穿腹主动脉或者髂动脉，造成患者因无法及时止血而死亡。不同的出血情况和出血量有不同的处理方法。小的出血，一般局部压迫后电设备止血，部分辅以单根 prolene 细线缝合止血。大动脉搏动性出血，处理起来通常比较棘手，直接压迫通常效果很好，但出血量大则容易污染视野，需要果断中转开放手术行血管缝合，如有血管外科医师台上会诊，效果更好。当然，最主要的措施是避免出血，术前充分评估患者情况，可能存在的粘连或解剖变异，可中转开放手术或直视下建立气腹，切不可盲目自信。出血严重影响生命体征时，要及时补液、输血维持生命体征。

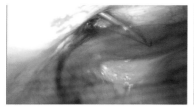 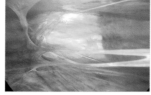 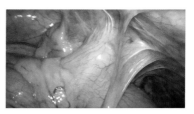

图 11.2.1　Trocar 孔动脉出血,予以疝气钩针缝合　　图 11.2.2　腹茧症　　图 11.2.3　腹腔内粘连

2. 脏器损伤

无论是手术区域建立还是手术操作,均可能造成区域内脏器损伤。损伤可分为实质性脏器损伤和空腔脏器损伤。建立手术区域时的损伤主要以 Trocar 或气腹针的锋利头端损伤为主。实质性脏器(如脾、肝、胰腺、肾等)的损伤主要表现为出血,治疗以局部止血为主,可加大电设备的凝血功率灼烧止血,部分脏器因存在外分泌功能(如肝、胰腺等),如损伤创面较深,则需要缝合创面,术后放置引流。空腔脏器损伤(如胆囊、肠、胃等)则不仅表现为出血,还存在内容物外漏情况,造成术区污染,均需在发现损伤时及时缝合损伤口,术后放置引流,不可存在侥幸心理,术中处理远比术后处理对患者损伤程度小。另外,肺损伤时通常术后要放置胸腔闭式引流,脑损伤会对患者造成不可逆的神经功能影响,术中须小心避免。

11.2.2　腔镜术中、术后并发症及其处理

1. 气腹相关并发症

腹腔镜手术,通常采用 CO_2 建立气腹,由于方法特殊,故存在与开放手术不同的并发症情况,主要分为以下几种:① 低氧血症和高碳酸血症;② 皮下气肿;③ 肩部及季肋区疼痛;④ 深静脉血栓形成;⑤ 气体栓塞和气胸。

低氧血症和高碳酸血症的形成主要与手术时长和患者心肺功能有关,也是最常见的气腹相关并发症。其主要是由于腹腔内高气压引起膈肌上抬,影响肺的通气,此外高 CO_2 分压也能促进腹膜吸收 CO_2 入血,加剧形成高碳酸血症。预防和治疗主要依靠外科医师充分的术前心肺评估和纠正异常状态,以及术中麻醉医师加大潮气量,应用碱类药物等措施;此外,在保证手术质量的同时,缩

短手术时间和异常体位时间，必要时选择开腹手术，术后持续低流量吸氧，密切监测血气情况。

皮下气肿通常见于皮肤松弛的老年患者及女性患者，多发生于气腹针穿入错误间隙或者 Trocar 反复出入腹壁时，也与手术时间过长、气腹压力过大有一定关系。一般不需要特殊处理。

腹腔镜术后患者出现肩部及季肋区疼痛，需要与急性心肌梗死相鉴别，尤其是中老年患者。究其原因可能是术中横膈扩张及膈神经受到牵拉、术后残余气体引起的腹腔张力过大。治疗以对症处理为主，尽可能在手术结束时排空腹腔内的气体以预防。

腔镜手术特别是腹腔镜手术会增加患者深静脉血栓的风险，包括患者本身的高凝情况（肿瘤、激素水平等）以及气腹造成的静脉回流影响和对内分泌的影响。术前应充分进行患者的深静脉血栓评估（D-二聚体，深静脉彩超）和评分（Caprini 血栓评分），必要时应用低分子肝素至术前一天，术中做好深静脉防护，术后尽早下床活动，如无明确出血风险等禁忌，尽早应用低分子肝素。

气体栓塞和气胸比较少见。气腹针误入大血管会引起气体栓塞，通常伴发大出血，比较凶险，治疗以解除病因、多方面支持治疗为主。气胸的发生常见于术中主动脉破裂或高位胃食管结合部肿瘤手术时胸腔被打开，治疗需术中麻醉医师配合处理，必要时放置胸腔闭式引流。

2. 术后疼痛

术后疼痛通常是最常见的并发症。值得强调的是，如果是涉及胸腹腔的手术，需严格区分胸腹腔内疼痛和胸腹部疼痛，由于存在 CO_2 的刺激，这通常很难判断。须避免应用强效的镇痛药物（如阿片类药物）掩盖症状，持续监测患者血生化指标以及炎性指标，密切关注患者的术中情况以及术后胸腹部体征和引流管内引流液性质（如血性、胆汁、食物残渣、粪性、脓性等），以便尽早处理可能存在的其他并发症（如出血或瘘）。

3. 发热（感染）

术后发热是比较常见的症状，与传统的开放手术无异。术后 1~3 天内发热，通常与患者的手术创伤应激相关，一般对症处理即可。但要密切关注患者的血象、感染指标和腹腔引流管内引流液的情况。手术5天以后，出现不明原因的发热要考虑的因素包括吻合口瘘、脏器坏死、脓肿形成等。例如腔镜胃术后由于清扫脾周淋巴结，在一定程度上引起脾脏缺血，术后可能出现脾脏缺血坏死等；又如在腔镜直肠术后，由于清扫淋巴结并离断肠系膜下动脉，部分患者存在肠管、吻合口缺血坏死等；腔镜胃肠道穿孔修补术后，由于腔镜下存在部分冲洗不充分、引流不充分等情况，术后有可能形成自然腔隙、隐窝（如脾窝、肝肾隐窝、肠系膜间隙、盆腔等）的脓肿（图11.2.4，图11.2.5）。在处理上，一般要注意术中的操作，腔镜胃清扫脾周淋巴结时尽可能保留好脾周血管，非必要情况下不断除血管；腔镜直肠手术时，可在充分清扫肠系膜根部淋巴结后，分出左结肠动脉后再离断直肠上动脉，尽可能保存吻合口的血供。在遇到腹腔内污染手术时，一定要充分冲洗腹腔，充分引流。阑尾手术时，如条件允许，尽可能行阑尾荷包包埋。术后如存在发热，要密切关注患者引流管内引流液性质，行引流液培养，根据药敏结果合理选择抗菌药物；如明确存在脓肿，可行冲洗或介入下穿刺引流，必要时手术清除感染灶，修正手术部位病变（如瘘、穿孔），并采取预防性措施（如造瘘）。如有颅内感染的证据，要选择易透过血脑屏障的敏感药物。

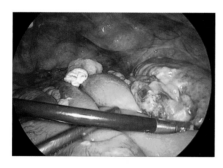 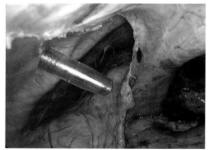

图 11.2.4　小肠穿孔导致　　　　图 11.2.5　胃穿孔后肝周、
　　　　盆腔脓肿　　　　　　　　　肝肾隐窝积液脓肿

4. 术中、术后出血

术中出血的情况主要由手术中的复杂情况决定，不仅污染视野，影响术者心情，延缓手术进度，更有甚者会造成出血止血后的副损伤，带来严重的后果。前文中对一些情况已进行了阐述，此处补充的是，术者在止血过程中，应充分评估止血所带来的后果，选择合适的止血方式。例如，电凝止血时要避免周围脏器损伤；缝扎血管时要考虑到血管的供血，避免因脏器缺血而造成术后坏死；缝合血管损伤时应用单股细线（如5-0 prolene线）缝合血管壁，而不造成整根血管缝闭；缝合胰腺时应考虑较细单根缝线，避免针孔过大而造成术后胰瘘；肝脏止血时要注意管道类组织的夹闭，防止术后胆瘘；脑组织止血时，在双极电凝凝血的基础上要防止术后再出血（图11.2.6至图11.2.9）。

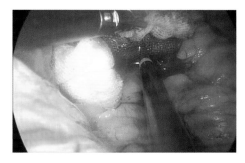

图 11.2.6　术中压迫止血

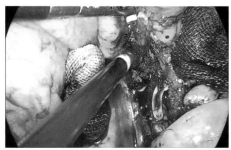

图 11.2.7　术中吸引电凝
加压迫止血

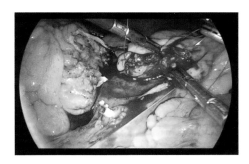

图 11.2.8　术中缝合止血

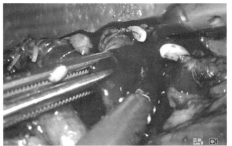

图 11.2.9　术中脾血管出血，在吸引器帮助下，操作钳钳夹控制出血后 prolene 线缝合

5. 脏器损伤

腔镜手术有独特优势，但也会造成独特的脏器损伤。一般的脏器损伤情况同开放手术，在以上节段有所阐述，此处不再赘述。本节段主要针对能量器械的损伤进行分析。

能量器械通过转换电能为热能或机械能对组织进行切割分离或凝固，引起的损伤主要为热损伤，特别是能量器械的热辐射对相邻区域内组织器官造成副损伤。此种损伤一般术中不易发现，但是术后组织经历水肿、局部缺血、坏死、感染等问题，术后数天内会出现相应临床表现。部分报道表明，超声刀在震荡切割过程中，会造成肿瘤细胞的种植转移，多见于晚期肿瘤尤其是恶性程度比较高的肿瘤如印戒细胞肿瘤。故要求手术中，尽可能做好肿瘤保护，非必要不接触肿瘤，完成手术前冲洗手术区域。

常用的能量器械包括电刀、电凝钩、双极电凝、超声刀、激光以及Ligasure、百科剪等。电刀、电凝钩的能量辐射范围广泛，可以向深处及远处辐射，故应注意控制能量大小，选择合适的能量频段，且在空腔脏器（肠管、输尿管、膀胱）、血管等表面尽量减少使用；双极电凝热损伤相对较小，有较好的止血凝血效果，但因为双极电凝尖端较为锐利，通常需要夹持才能产生效果，故对于难以夹持的出血点，很难进行良好的止血，处理不当还容易对深层组织造成副损伤。超声刀热传导较少，没有电流接触组织，一定程度上对组织造成的损伤较小，兼具良好的切割止血效果，应用最为广泛，但仍需要远离层面外器官，例如在游离大网膜时，应离结肠 0.5 cm，避免损伤结肠；又如在胃、结肠手术中，尽可能在 Gerota 筋膜之上、在 Toldt's 间隙之间分离，可以达到很好的效果，减少副损伤。

腔镜手术中常用的器械还有血管夹、切割闭合器以及吻合器。血管夹包括肽夹、hem-o-lok 夹、可吸收夹等多种类型。相关的并发症主要是术中、术后出血，主要的措施是术中仔细检查血管夹的功能，排除血管夹异常情况等，必要时可以追加血管夹。

6. 神经损伤

腔镜手术中神经损伤很常见，但由于术后引发的症状相对于疾病而言通常较轻而很少得到术者的重视。但随着保功能手术的发展和损伤控制理念不断深入人心，手术中保护主要神经的步骤也日益得到广大医师的重视。例如甲状腺手术中解剖性暴露喉上神经和喉返神经，以达到保护神经的目的；又如在乙状结肠、直肠手术中，顺 Toldt's 间隙分离，可在避免出血的同时，减少下腹下神经的损伤（图 11.2.10），保护好男性患者的性功能；再如在早期胃癌患者手术中，保护好迷走神经肝支和腹腔支（图 11.2.11），能有效预防术后胆囊结石以及胃肠功能紊乱的发生。当然，目前已经有较为成熟的神经监测应用于甲状腺的手术中，也有应用于腹腔内手术的尝试，但预防神经损伤的关键因素还是术者充分明确主要神经的解剖走行，在正确的解剖层次中操作，才能达到事半功倍的效果。

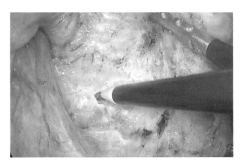

图 11. 2. 10　直肠手术中，避免损伤下腹下神经

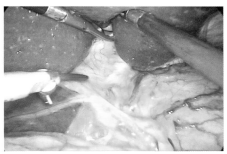

图 11. 2. 11　胃保功能手术前，仔细确定好迷走神经肝支

7. 切口疝（Trocar 疝）

腹壁切口疝是腹腔镜手术最为常见的术后并发症之一，常与患者营养不良（腹壁薄弱）、切口感染、腔内压力高、缝合不当相关。以腹腔为例，发生切口疝后，腹腔内脏器容易通过切口（Trocar 孔）疝出体外（图 11. 2. 12），严重时发生嵌顿不能回纳，诱发梗阻，需手术回纳甚至手术切除嵌顿坏死组织。故主要以术中预防为主，切口充分冲洗，并做好切口保护，防止术中感染，必要时加强切口引流；此外，注重患者围手术期的营养治疗，促进切口恢复；最重要的一点是术中需逐层严密缝合（同开放手术），对于直径大于 1 cm 的 Trocar 孔建议缝合，必要时可在腔镜下使用疝气钩针缝合（图 11. 2. 13）。

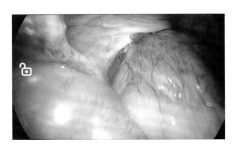

图 11. 2. 12　术后发生 Trocar 疝，肠管疝入 Trocar 孔

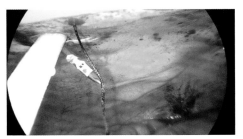

图 11. 2. 13　疝气钩针缝合较大的 Trocar 孔

11.2.3 特殊腔镜手术损伤、并发症的预防和处理

1. 关节镜相关损伤、并发症的预防和处理

关节镜内操作因术野狭小、操作不当，常导致关节内正常组织结构损伤，如韧带、软骨神经损伤等。防治措施：① 交叉韧带、半月板损伤预防。使用关节镜锐性器械如刨削器、蓝钳、勾刀等进行手术操作时一定要养成在视野中操作的习惯，动作要轻柔。② 软骨损伤预防。对于初学者，关节腔内应先注入生理盐水，使关节腔充盈，再进行关节穿刺。保持一定量的关节冲洗液及压力，如提高进水吊袋的高度或使用加压水泵等，最大限度地撑开关节间隙，通过变换体位如内收、外展、旋转等，适当应用辅助牵引扩大视野，根据病变关节及部位选择与之相适应的器械。③ 关节内器械断裂预防。术前详细检查器械，防止螺丝松动等，并且避免使用反复修理的器械。术中钳夹时不可有过大阻力，感觉异常时先检查，避免暴力使用器械或改用其他方法处理。另外，在一些特殊的关节镜手术中如关节置换后的关节镜术，更应该注意器械的保护，对于断裂的器械要减少水流速度，保证视野清晰，防止进入后关节囊或卡入软组织内，必要时可以借助 C 臂机或扩大切口取出断裂的器械。

2. 神经内镜相关损伤、并发症的预防和处理

神经内镜相关损伤或并发症一般与颅内手术难易程度相关，也与操作空间狭小有关，特异性并发症一般分为低颅压、颅内积气、脑脊液漏、颅内感染和动眼神经麻痹等。

低颅压多由术中脑脊液或囊性病变的囊液在术中短时间内快速大量丢失所致，多见于脑室系统病变及蛛网膜囊肿手术后。多数为暂时性低颅压。为预防此类并发症，术中应采用能使颅骨钻孔点处于最高处的体位，在手术结束时应保持冲洗液的持续灌注，同时缓慢退出内镜，在内镜完全退出颅腔时立即用海绵堵住骨孔，并用骨蜡封闭，逐层严密缝合皮下组织及皮肤。对低颅压者，嘱其平卧，并静脉及时补充生理盐水。

颅内积气多因头位摆放不当及术中冲洗液灌注小引起。为预防颅内积气，应使颅骨钻孔位置处于最高点，并在内镜退出颅腔前使脑室或囊腔内充满林格

液、0.9%氯化钠溶液或人造脑脊液。术后出现少量的颅内积气，可自行吸收消散，无须特殊处理。对积气量多者，应穿刺排气。

单纯内镜手术多用于脑室系统及颅内囊性病变的治疗，这些部位含有大量液体。若颅骨钻孔处置不当或头皮缝合不严密，脑脊液即通过手术道流出，形成脑脊液漏，这常提示存在高颅压的可能，也表明内镜治疗脑积水无效。为预防脑脊液漏的发生，手术后应用骨蜡将骨孔严密封闭。如发生脑脊液漏，应尽快查明原因，若有高颅压应尽快做相应处理，若为头皮缝合欠佳应加强缝合，否则易致颅内感染。

动眼神经麻痹一般容易出现在颞叶中颅窝底蛛网膜囊肿手术后，由于术区靠近动眼神经，特别是在使用双极电凝和激光时容易误伤动眼神经。故术中要保持视野清晰，不盲目操作，操作时与动眼神经保持一定的距离，一般可避免伤及动眼神经。

3. 椎间孔镜相关损伤、并发症的预防和处理

（1）神经根损伤：椎间孔镜的常见并发症，包括神经根鞘损伤、神经根疝型损伤、神经根挫伤和切割伤、马尾神经损伤。明确损伤后，应给予营养神经、激素冲击、康复理疗等措施。损伤原因有① 穿刺损伤；② 椎间孔成形术时，骨钻和环锯挤压损伤出口神经根；③ 镜下摘除髓核时损伤神经或射频电凝热损伤；④ 术后血肿压迫神经；⑤ 术后骨碎片卡压神经根；⑥ 解剖和神经根变异。预防措施有① 穿刺要掌握"宁下勿上、宁腹勿背"的原则，穿刺角度过大过小都易损伤出口神经根，如穿刺时患者出现根性痛、麻木，及时调整角度；② 椎间孔成形术中，环锯或骨钻靠近上关节突基底部；③ 充分与患者交流，抓取髓核时先抓髓核获得患者反馈后再取，射频点射止血；④ 镜下操作时，保持术野清晰，辨别清楚镜下周围组织，看清方向，先处理黄韧带暴露神经根，然后沿着神经根从头到尾、自腹及背、自患侧至对侧清理压迫组织。

（2）硬脊膜撕裂：脊柱内窥镜手术中硬脊膜撕裂的发生率为 0~8.6%。硬脊膜损伤有两种形式：手术器械引起的器械撕裂伤和射频电凝引起的热损伤。小的撕裂不需要特殊处理，需要卧床休息 48~72 小时，防止发生低颅压性头痛。大的撕裂、脑脊液漏无法控制者，需要行开放手术进行修补。发生原因有① 髓核与硬脊膜粘连紧密，抓钳抓取髓核时撕破硬脊膜；② 操作不当，暴力撕扯。

预防措施有① 提高镜下解剖结构的识别能力；② 禁忌暴力操作、生拉硬拽，控制髓核钳的进入深度，确保尖端在视野范围内。

（3）髓核残留：常见于椎间孔镜初学者。发生原因有① 置管偏腹侧，镜下探查处理范围不足；② 术中判断减压是否彻底经验不足。预防措施有① 准确穿刺置管，提高技术熟练度；② 髓核摘除后扩大操作视野彻底探查，特别是侧隐窝、腋下、后纵韧带头尾端，避免遗漏脱出的髓核；③ 术前仔细分析腰椎 MRI 上髓核所处的位置及形态。

（4）术后感觉异常：其表现通常与术前症状不一样，常与神经根的变异、椎间孔大小和器械放入椎间孔的位置有关。发生原因有① 术中对出口神经根、背根神经节、变异分叉神经根的过度刺激是主要原因；② 与椎间孔的大小、工作管道在椎间孔的位置有关。预防措施有① 根据椎间盘突出的类型选择适当的术式；② 对椎间孔进行扩大成形；③ 避免射频电刀过度使用；④ 避免强行置管挤压出口神经根和背根神经节。

（5）类脊髓高压综合征：椎间孔镜特有的并发症。最常见的症状是头颈部疼痛，也会有会阴区麻木坠胀、血压升高、心率增快、心悸烦躁、极度恐惧、癫痫发作、肢体感觉和运动障碍等，手术持续时间过长和灌洗液输注速度过快是其发生的重要危险因素。发生原因有① 灌洗液灌注速度太快；② 硬脊膜破裂后灌洗液大量进入硬膜囊，导致脊髓内压力增高；③ 手术时间过长；④ 冲洗液水温过低。防治措施有① 灌洗液高度不宜太高，灌注速度要适宜；② 熟悉镜下解剖，操作轻柔，预防硬脊膜撕裂；③ 在保证有效安全的情况下，尽量缩短手术时间；④ 将灌洗液加热至体温水平；⑤ 出现脊髓高压综合征时，立即停止手术，停止生理盐水灌注，给予镇静、吸氧、降压、心理安抚、脱水激素治疗，一般在 2 小时内可明显缓解，不留后遗症。

（6）椎间盘突出复发：主要原因有① 髓核摘除后进一步退变，在应力的作用下，本已薄弱的纤维环及后纵韧带再次突出；② 术中软骨终板、纤维环、后纵韧带破坏过多；③ 不遵医嘱，弯腰持物，久坐，腰椎过早负重活动，重体力劳动。预防措施有① 术中尽量保留纤维环和后纵韧带，避免干扰椎间盘内的髓核组织而导致加速退变；② 术前充分宣教，改变不良生活习惯，术后佩戴腰围 1 个月，术后 3 个月禁止腰椎负重活动；③ 术后行腰背肌锻炼。

4. 宫腔镜相关损伤、并发症的预防和处理

（1）经尿道电切综合征：宫腔镜手术中因膨宫液压力持续存在，液体膨宫介质通过子宫内膜和肌层开放的血窦大量吸收进入人体，引起体液超负荷或稀释性低钠血症，并可能发生急性肺水肿、左心衰、脑水肿、电解质紊乱等一系列严重的并发症，其发生率为 0.1%~0.2%。经尿道电切综合征发生的条件是宫腔压力和开放的血窦，可发生在术中或术后数小时，临床表现为早期血压升高、心率增快、咳粉红色泡沫痰、双肺可闻及湿啰音、血氧饱和度下降，继而出现血压下降、心率下降等左心衰失代偿表现，低钠血症，可引起脑水肿甚至脑疝。经尿道电切综合征的治疗原则是密切监护生命体征，抗心衰，防治肺水肿、脑水肿，确保脑供氧，纠正电解质及酸碱平衡紊乱。具体措施包括① 立即停止宫腔操作，密切监测患者的体温、脉搏、呼吸、心率、尿量、神志及血电解质。② 静脉注射呋塞米 40~100 mg 防治急性心衰。③ 出现肺水肿时立即气管插管并予呼吸机呼气末正压通气，清除呼吸道内渗出液，保持呼吸道通畅，减轻肺水肿。④ 纠正低钠血症。注意要逐步提高钾、钠等电解质的浓度，不要急于使血钠提高到正常水平，以避免更多并发症（如脱髓鞘综合征）的发生。可以使用 3% 氯化钠注射液纠正低钠血症，补充生理盐水也是极为有效的。

经尿道电切综合征的预防措施主要为控制膨宫液压力在 80~100 mmHg。术中密切监测膨宫液入量及出量，当非电解质溶液失衡达到 1 500 mL 或电解质溶液失衡达到 2 500 mL 时，需要立刻停止宫腔镜手术，可预防性应用利尿剂。控制宫腔镜手术时间在 1 小时以内是预防经尿道电切综合征的有效措施。

（2）气体栓塞：宫腔镜手术中非常少见但致命的并发症。宫腔镜手术时空气可通过灌流系统的进水管、宫颈、反复进入的扩宫器及宫腔镜器械进入宫腔，通过术中开放的血窦进入静脉系统。气体可进入下腔静脉，继而进一步导致肺栓塞而致循环衰竭、心搏骤停。

宫腔镜术中发生气体栓塞时起病急速，处理手段非常有限，常导致患者死亡或严重伤残。因此，要特别重视该并发症的预防。具体措施有① 术中注射膨宫液使用的机械泵要安装"Y"形连接管以避免灌注管中进入空气。② 设置合理的膨宫液压力，如前所述，膨宫液压力一般不超过 100 mmHg，同时控制膨宫液的用量。③ 在进行电切操作时，组织汽化可产生较多气体，使用冷刀器械或

尽量缩短手术时间可减少气体的产生。④ 宫颈扩张后，术者要在术中保持宫颈的密闭状态，避免器械反复进出宫腔。⑤ 术中快速识别，麻醉科医师要重视宫腔镜术中 $PetCO_2$ 的监测，$PetCO_2$ 降低是气体栓塞早期的敏感指标。⑥ 一旦发现气体栓塞，要立即停止手术，排空子宫内液体，阴道内放置湿纱布以阻止气体进入。立即使患者取头高位，抬高心脏位置，减少气体进入。

（刘海瑞、彭　巍）

第 12 章

腔镜常见手术

12.1 内镜第三脑室底造瘘术

1. 适应证

内镜第三脑室底造瘘术（endoscopic third ventriculostomy，ETV）主要用于治疗中脑导水管以及第四脑室出口闭塞所致的非交通性脑积水，造瘘部位在第三脑室底。

2. 禁忌证及注意事项

ETV不能治疗脑脊液吸收功能障碍所致的交通性脑积水。此外有如下注意事项。

（1）手术后需要观察一段时间才能确定手术是否有效，手术成功并不代表脑积水治疗成功。

（2）若手术中观察不清或操作困难，应果断终止手术或更换术式。

（3）小儿患者效果差。2岁以下，特别是6个月以下的患者手术有效率不足50%。

（4）手术中损伤基底动脉及其穿支、下丘脑将造成严重后遗症，甚至引起生命危险。

（5）手术后3年内可能发生造瘘口自行闭塞，手术后应定期复查MRI。

3. 麻醉方式与体位

（1）麻醉方式：气管内插管全身麻醉。

（2）体位：仰卧，头部正中位向前屈曲，用三钉头架固定或抬高手术床头板30°，使钻颅点处于最高位，便于手术后尽可能排出颅内积气。

4. 主要手术步骤

（1）头皮切口：通常采用以发迹后、中线旁各2~2.5 cm为中心的直切口。

（2）钻颅部位：除非有特殊理由，否则均从非优势侧的右侧额部钻颅。采用侧脑室额角穿刺的钻颅部位，不仅能行ETV，还能进行中脑导水管的观察与成形、松果体肿瘤的活检。

（3）脑室穿刺：以室间孔为目标，脑室穿刺针平行正中矢状面、朝向双侧外耳道连线穿刺侧脑室额角，一般深度约 5 cm。穿刺成功后，换用带工作鞘的神经内镜置入侧脑室内。

（4）进入第三脑室：侧脑室内须确认脉络丛、丘纹静脉和隔静脉（图12.1.1）。脉络丛与静脉的交界处上方为室间孔，将其保持在监视器图像中央，缓慢推进内镜，进入第三脑室。

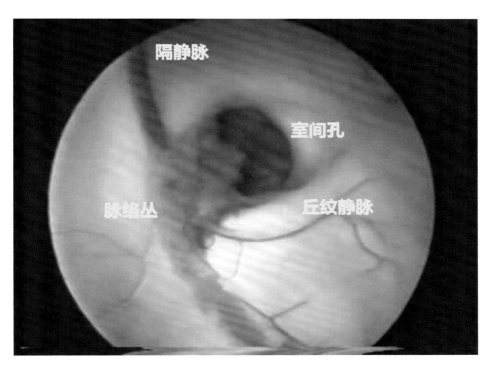

图 12.1.1　内镜进入侧脑室后确认脉络丛、隔静脉、丘纹静脉，从而确定室间孔的位置

（5）解剖结构确认：内镜朝向第三脑室前方，首先确认双侧乳头体与灰结节。造瘘部位在乳头体与灰结节之间的半透明膜处（图12.1.2）。

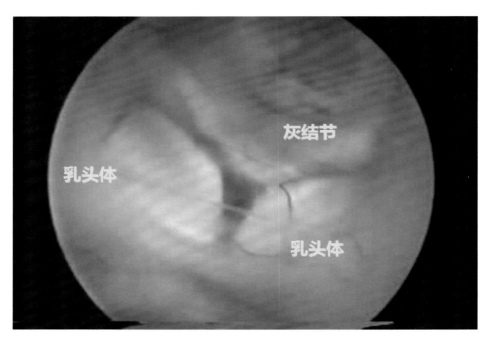

图 12.1.2　在第三脑室底部确认双侧乳头体与灰结节，造瘘部位在其间的半透明膜处

（6）第三脑室底造瘘：最基本的方法是用电凝烧灼或活检钳钝性穿刺（图 12.1.3）。穿透第三脑室底后，可见到造瘘口随着脑脊液上下扑动。将 3F 的 Forgaty 球囊置入造瘘口，从充盈 1/3 开始总共扩张 3 次左右，最后一次完全充盈球囊扩大瘘口（图 12.1.4）。

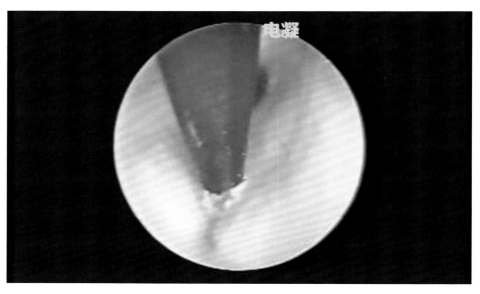

图 12.1.3　双极电凝烧灼穿透造瘘部位

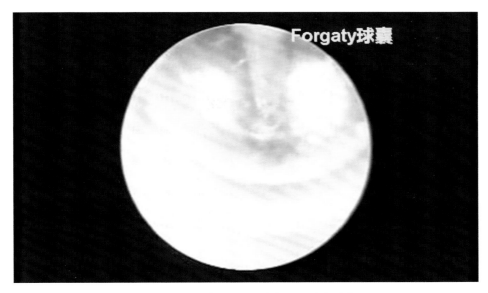

图 12.1.4　3F 的 Forgaty 球囊充盈扩大造瘘口

（7）止血：内镜视野中的小渗血，通常经生理盐水持续灌洗后就能有效止血。

（8）造瘘口确认：内镜通过造瘘口（图 12.1.5）进入桥前池，可看到基底动脉顶端及其分支（图 12.1.6）。这样就能确认第三脑室与桥前池交通良好，造瘘口的直径也足够大。

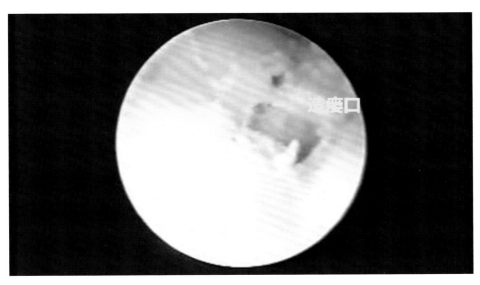

图 12.1.5　内镜通过造瘘口

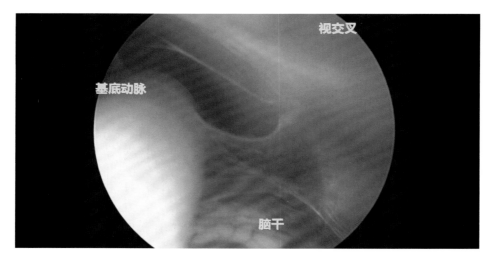

图 12.1.6 经造瘘口显示基底动脉上段主干、脑干及视交叉

（9）关闭切口：连同工作鞘缓慢撤出内镜。明胶海绵填塞骨孔后，分层缝合头皮切口。

12.2 内镜慢性硬膜下血肿清除术

1. 适应证

慢性硬膜下血肿多采用钻颅抽吸引流术治疗，但有 10% 的血肿复发率。对于以下手术后已复发以及容易复发的患者，可考虑采用内镜手术。

（1）手术后复发。

（2）血肿腔内有固态血凝块。

（3）多房性血肿、部分机化的血肿。

2. 禁忌证

对于所有慢性硬膜下血肿，均建议使用神经内镜进行观察或在神经内镜下手术，以便打通 CT 与 MRI 上无法发现的分隔以及完全清除血肿。但内镜会占据一部分血肿腔的体积，对于硬膜下血肿量小的患者或手术中脑组织快速复位的情况，应避免刻意使用内镜。

3. 麻醉方式与体位

（1）麻醉方式：一般情况下可采用局部浸润麻醉。但对于多数高龄、易激惹、意识不清的患者，须采用气管内插管全身麻醉。

（2）体位：仰卧，头部向健侧旋转，使钻颅点处于最高位，便于手术后尽可能排出颅内积气。必要时垫高患侧肩部，可增加头部旋转角度。

4. 主要手术步骤

（1）手术入路：头皮切口和钻颅部位通常选在血肿最厚处。头皮切口是以钻颅点为中心的直切口，长度为 3~4 cm。颅钻钻孔后用咬骨钳扩大骨孔至直径 2 cm，或者用高速磨钻磨一孔后铣刀铣下直径 2 cm 的小骨瓣。

（2）血肿清除：双极电凝烧灼硬膜后，"十"字形切开，显露血肿腔壁层包膜。刺破包膜缓慢释放部分液态血肿，然后环形切除骨窗内的包膜（图 12.2.1）。置入 8~12# 硅胶管，抽吸出液态血肿，然后用生理盐水按"米"字形向 8 个方向冲洗，至冲洗液相对干净，抽吸干净冲洗液。

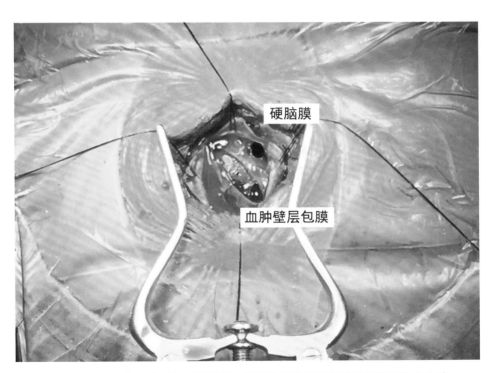

图 12.2.1　"十"字形切开硬膜后，切开血肿腔壁层包膜释放部分液态血肿

（3）内镜操作：为了向上方观察血肿腔壁层包膜内面，通常选用头端30°斜面的内镜。内镜头端经骨窗进入血肿腔观察，确认：① 是否有固态血肿残留（图12.2.2）；② 是否有血肿腔分隔未打通（图12.2.3）；③ 血肿腔壁层包膜内面是否有渗血。根据实际情况，用软头吸引器打开薄层分隔并吸除残留血肿（图12.2.4），用弯头双极电凝烧灼壁层包膜渗血处止血。

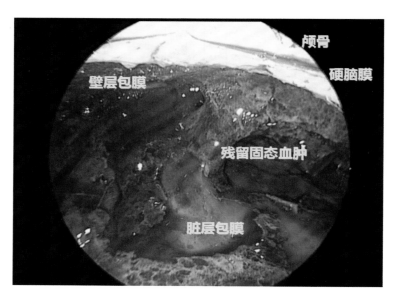

图 12.2.2   30°内镜下观察见血肿腔内有多量固态血凝块残留

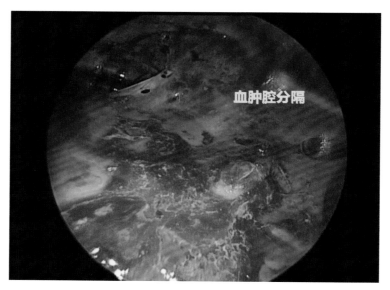

图 12.2.3   吸除血凝块后见血肿腔内有分隔，无法清除分隔后方的血肿

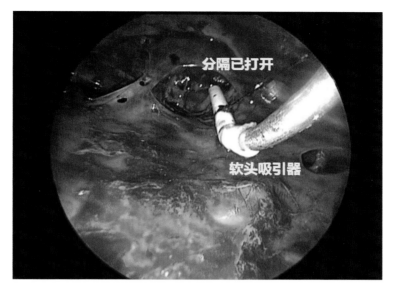

图 12.2.4　软头吸引器打开分隔，吸除分隔后方的残留血肿

（4）引流管留置：用生理盐水冲洗干净血肿腔后，再次导入内镜确认血肿完全清除且无活动性出血（图 12.2.5）。在内镜监视下将 10# 引流管置入血肿腔底部，自切口旁引出固定。撤出神经内镜。血肿腔注满生理盐水，排出积气。

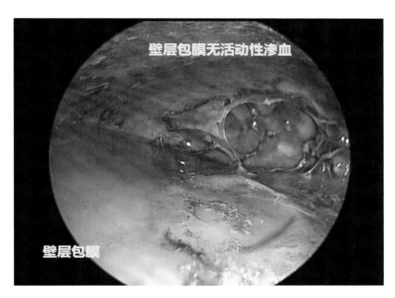

图 12.2.5　生理盐水冲洗干净后，内镜观察确认无血肿残留、壁层包膜无活动性出血

（5）关闭切口：缝合硬脑膜，颅骨瓣用颅骨锁或钛螺丝、钛连接片复位（图 12.2.6）。明胶海绵填塞骨孔或骨缝后，分层缝合头皮切口。

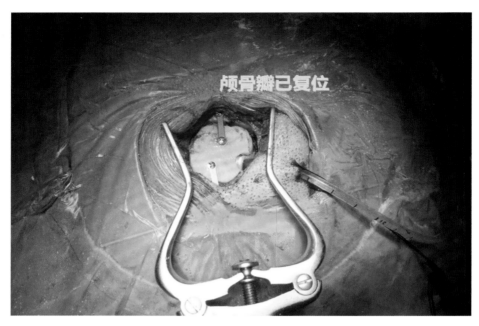

图 12.2.6　留置引流管后，颅骨瓣用 2 个钛连接片与 4 个钛螺丝复位

12.3　经尿道输尿管镜激光碎石术

输尿管结石是泌尿外科最常见疾病之一，输尿管镜碎石术
作为一项腔内治疗输尿管结石的微创技术，手术时间短，创伤小，恢复快，操
作简便，较开放手术优势明显。

1. 适应证

（1）输尿管下段结石。

（2）输尿管中段结石。

（3）体外超声碎石失败后的输尿管上段结石。

（4）体外超声碎石后的"石街"。

（5）结石并发可疑的尿路上皮肿瘤。

（6）X 线阴性的输尿管结石。

（7）停留时间长的嵌顿性结石且行体外冲击波碎石术困难。

2. 禁忌证

（1）不能控制的全身出血性疾病。

（2）严重的心肺功能不全，无法耐受手术。

（3）未控制的泌尿系统感染。

（4）严重的尿道狭窄，腔内手术无法解决。

（5）严重髋关节畸形，截石位困难。

（6）有盆腔外伤史、放射治疗史，输尿管固定、扭曲、纤维化狭窄者。

3. 体位

体位通常采用截石位（图 12.3.1、图 12.3.2）。

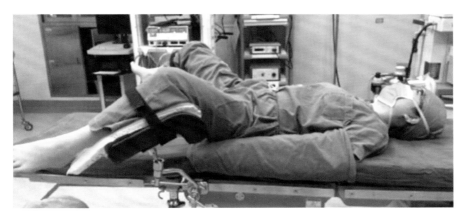

图 12.3.1　截石位侧面观

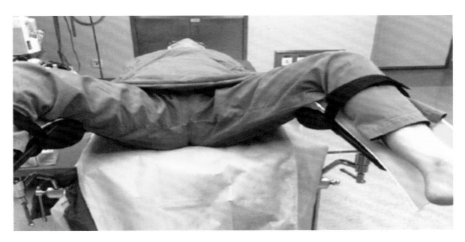

图 12.3.2　截石位正面观

4. 手术步骤

（1）体位摆放：麻醉成功后将患者的双腿架起成截石位，消毒会阴部并铺巾。

（2）进镜至输尿管腔内：使用输尿管镜，在灌注泵的水压作用下冲开尿道，顺腔道将镜体推入膀胱至膀胱颈处，找到输尿管嵴，寻及患侧输尿管开口（图12.3.3），在输尿管导丝或输尿管导管引导下，镜体进入输尿管（图12.3.4），利用灌注液压扩张输尿管，轻推镜体，保持整个输尿管管腔位于输尿管镜视野中央，上行到达输尿管结石部位。

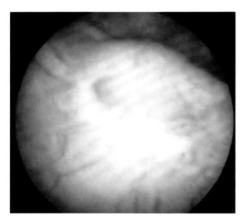 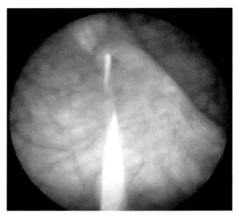

图 12.3.3　右输尿管口　　　　　图 12.3.4　导丝引导下进镜至右输尿管

（3）钬激光碎石：根据结石大小、硬度、位置及输尿管条件决定术中是否运用阻石网篮等，将钬激光光纤置入输尿管镜操作通道，在直视下进行钬激光碎石，使用钬激光碎石完毕，应用输尿管异物钳或网篮取出结石（图12.3.5、图12.3.6）。

（4）留置输尿管内支架：手术完成后使用输尿管镜检查结石所在的部位，观察有无残留的结石，并上行至肾盂观察有无结石残余。经由输尿管镜通道内置入输尿管导丝，沿导丝放置输尿管内支架或输尿管外支架。

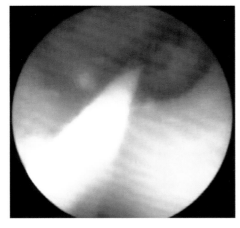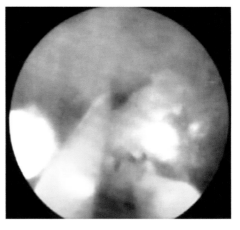

图 12.3.5　寻找输尿管结石　　　　　　图 12.3.6　钬激光碎石

5. 注意事项

目前使用的输尿管镜有硬性和软性两类。输尿管硬镜适用于输尿管中、下段结石的碎石及取石，输尿管软镜多适用于输尿管上段结石的碎石及取石。对于输尿管中、上段结石或较大的结石碎片，为防止或减少结石返回肾盂，可采取以下方法。

（1）应尽量减小灌洗液的压力。

（2）调整体位，如头高足低位。

（3）减少碎石的能量和频率。

（4）采用套石篮固定结石后，再行碎石。

（5）碎石从结石一侧边缘开始，尽量将结石击碎成碎末，结石输尿管粘连的一面留至最后碎石。

（6）使用阻石网篮等阻石器械。

经输尿管镜看到结石后，利用碎石设备（激光、气压弹道和超声等）将结石粉碎成直径 3 mm 以下的碎片。而对于那些小结石以及直径<5 mm 的碎片也可用套石篮或取石钳取出。输尿管镜下碎石术后是否放置输尿管内支架管（双 J 管），目前尚存在争议。遇有下列情况，建议放置双 J 管。

（1）较大的嵌顿性结石（直径>1 cm）。

（2）输尿管黏膜明显水肿或有出血。

（3）输尿管损伤或穿孔。

（4）伴有息肉形成。

（5）伴有输尿管狭窄，有（无）同时行输尿管狭窄内切开术。

（6）较大结石碎石后碎块负荷明显，需待术后排石。

（7）碎石不完全或碎石失败，术后需行体外超声碎石治疗。

（8）伴有明显的上尿路感染。

一般放置双J管1~2周，如同时行输尿管狭窄内切开术，则需放置4~6周。

6. 术后常见并发症

并发症的发生率与所用的设备、术者的技术水平和患者本身的条件等有明显关系。

（1）近期并发症及其处理：① 感染。应用敏感抗生素积极抗感染治疗。② 黏膜下损伤。放置输尿管内支架管，引流1~2周。③ 假道。放置输尿管内支架管，引流4~6周。④ 穿孔。其为主要的急性并发症之一，小的穿孔可放置输尿管内支架管，引流2~4周，如穿孔严重，应进行手术修补。⑤ 输尿管黏膜撕脱。此为最严重的急性并发症之一，应积极手术重建（自体肾移植、输尿管膀胱吻合术或回肠代输尿管术等）。

（2）远期并发症及其处理：① 输尿管狭窄。主要的远期并发症之一，输尿管黏膜损伤、假道形成或者穿孔、输尿管结石嵌顿伴息肉形成、多次体外超声碎石致输尿管黏膜破坏等是输尿管狭窄的主要危险因素。处理方法为输尿管狭窄内切开或狭窄段切除端端吻合术。② 输尿管闭塞。狭窄段切除端端吻合术或输尿管膀胱再植术。③ 输尿管反流。轻度者随访，重度者行输尿管膀胱再植术。

12.4　腹腔镜肾囊肿去顶术

1. 适应证

（1）肾囊肿直径>5 cm。

（2）有疼痛及心理压力者。

（3）有压迫梗阻影像学改变者。

（4）有继发性出血或怀疑癌变者。

2. 禁忌证

（1）囊性肾癌及 Bosniak 分级 ⅡF 级以上肾囊肿。
（2）妊娠、未纠正的凝血功能障碍、心肺功能不全不能耐受麻醉。

3. 术前准备

术前需要完善腹部 CT、IVP 等影像学检查了解囊肿位置、大小，以及囊肿与肾盂及周围组织的关系。初学者建议于手术前一晚对患者进行清洁灌肠，术前保留导尿。

4. 麻醉方式与体位

（1）麻醉方式：采用气管内插管全身麻醉。
（2）体位：选择健侧卧位，建立腰桥，充分伸展腰部。

5. 手术过程

（1）建立后腹腔操作空间：腋中线髂嵴上方约 2 cm 处做一 2 cm 横切口，切开皮肤、皮下组织，止血钳钝性分离肌层、垂直向下穿破腰背筋膜进入后腹腔。手指探查后腹腔，钝性分离扩大操作空间，部分可扪及肾下极。分别于腋前线、腋后线的肋弓下缘置入 5 mm、10 mm Trocar，腋中线切口置入 10 mm Trocar 并缝合切口防止漏气。接 CO_2 气体，置入腹腔镜。

（2）分离显露肾囊肿：自上而下游离腹膜外脂肪，将脂肪推向髂窝，显露 Gerota 筋膜（图 12.4.1）。于近腰大肌侧纵向打开 Gerota 筋膜，注意保护腹膜。分离肾周脂肪，找到肾脏。根据 CT 定位选择向背侧或腹侧分离，显露囊肿（图 12.4.2）。

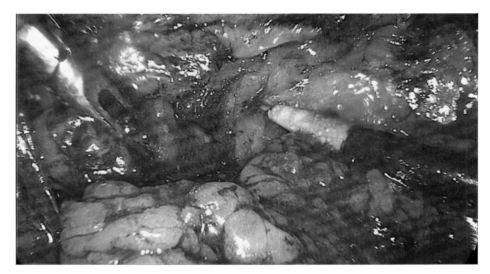

图 12.4.1　清理腹膜外脂肪，显露 Gerota 筋膜

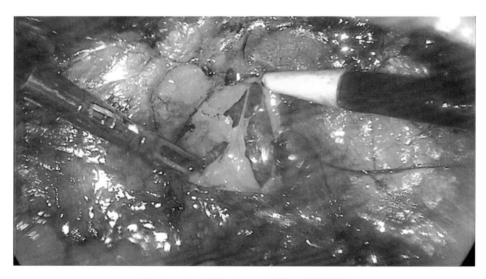

图 12.4.2　打开 Gerota 筋膜，显露囊肿

（3）囊肿壁去顶：充分游离囊肿至肾脏边缘（图 12.4.3），自囊肿中心较薄弱处打开，吸尽其内囊液。观察囊肿壁无异常后，距肾实质 0.5～1 cm 处环形切除囊肿壁（图 12.4.4），残余囊壁电凝止血。检查无活动性出血、漏尿等情况后，肾周留置引流管一根，逐层关闭各切口。

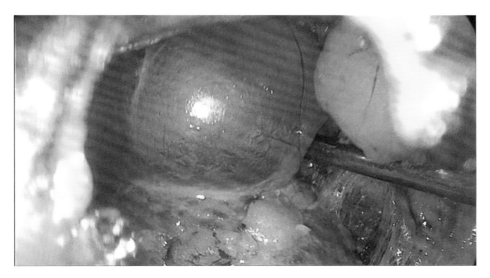

图 12.4.3　显露肾囊肿并充分游离

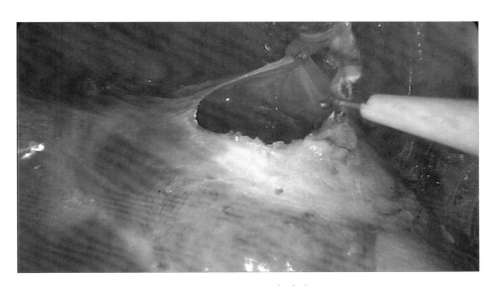

图 12.4.4　切除囊肿壁

7. 常见并发症及处理

（1）出血：术中或术后出血多由切除囊壁时距离肾实质过近引起，术中需要充分止血，必要时予以缝扎。术后出血量较大时可进行选择性肾动脉栓塞或二次手术止血。

（2）漏尿：部分囊肿可与肾脏集合系统相通，术中如发现囊肿内有清亮尿液流出时，需要进行妥善缝合。术后引流袋内出现较多清亮引流液时，需要注意漏尿的可能，大部分患者可保守治疗等待创面自行愈合，部分患者需要手术修补。

（3）囊肿复发：囊肿复发多由术中囊壁切除不彻底引发，术中需要充分游离暴露囊肿，在安全距离内尽可能切除囊肿壁。

（4）术后肠胀气：患者术后不排气或排气减少，持续或间歇性腹胀不适，多与手术时间长、腹腔神经丛受刺激有关，一般可自行恢复，必要时胃肠减压。

12.5　腔镜肺大疱切除术

1. 适应证

（1）巨大肺大疱：肺大疱体积巨大，占一侧胸腔 70%~100%，临床上有胸闷、气促、呼吸困难等症状，经手术后肺组织膨胀，气道阻力减少，症状可明显改善。

（2）并发气胸：肺大疱破裂所致。自发性血胸、血气胸多数是肺大疱或肺大疱所在的肺组织与胸壁的粘连带撕裂出血所致，胸腔的负压增加了出血的可能。经胸腔闭式引流术后反复发作的自发性气胸，或首次发病的自发性气胸都是胸腔镜手术的适应证。

（3）并发弥漫性肺气肿的肺大疱：手术可减轻肺大疱对周围肺组织的压迫，改善肺功能，尤其是老年人、心肺功能较差而不能耐受开胸手术的患者。

（4）肺大疱并发继发性感染者。

2. 禁忌证

（1）密闭胸和胸膜广泛严重粘连的患者：胸膜广泛粘连、密闭胸，胸腔镜无法进入，难以进行各种操作。

（2）凝血障碍：有出血倾向、凝血功能障碍的患者。

（3）心肺功能不全：心肺储备功能极差，不能耐受单侧肺通气和全身麻醉的患者。

3. 麻醉方式与体位

（1）麻醉方式：全麻，双腔气管插管或单腔封堵气管插管。

（2）体位：健侧卧位，肩下放置软枕。

4. 手术步骤

（1）切口：于腋中线第4、5肋间做1.0~1.5 cm切口。

（2）打开胸壁：以血管钳分离肋间肌，刺破胸膜，以手指探查胸膜腔，观察是否有胸膜粘连。若有粘连，可用手指分离周围的胸膜粘连，再置入胸腔镜探查。

（3）分离粘连：先用胸腔镜探查胸腔，如有胸膜粘连则用抓钳牵拉肺组织，使之有一定张力，再分离胸膜粘连（图12.5.1）。对于肺大疱并发反复发作的气胸、多次行胸腔闭式引流术的患者，应特别注意肺大疱周围的条索状粘连带，因肺大疱的破裂口经常存在于粘连带的根部，切除时应尽量靠近肺侧，若怀疑粘连带含有血管时，应用超声刀离断，避免出血危险。

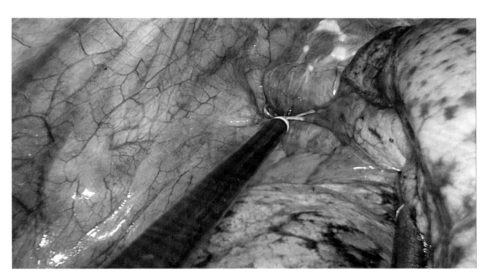

图12.5.1　分离肺大疱周围粘连及肺叶组织

（4）找到肺大疱：胸腔镜下探查，找出肺大疱。肺大疱好发于肺尖后段，为乳白色、半透明，也可发生于肺脏的其他任何部位（图12.5.2）。如肺大疱不明显，可于胸腔内注入生理盐水，嘱麻醉医师鼓肺，明确漏气部位。

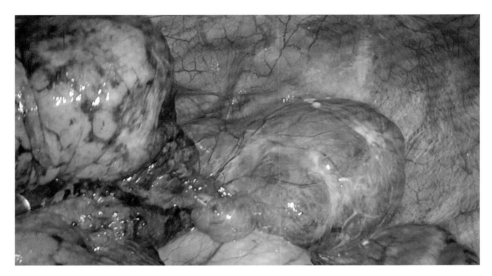

图 12.5.2　置入胸腔镜，找到肺大疱所在位置

（5）处理肺大疱：常用方法为胸腔镜下直线切割器切除肺大疱。理论上，所有表面的肺大疱均应全部切除，不能遗漏（图 12.5.3）。

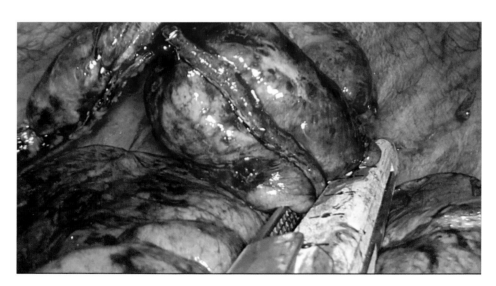

图 12.5.3　置入直线切割器，切除肺大疱所在的局部肺组织

（6）取出肺大疱，放置引流后逐层关胸（图 12.5.4）。

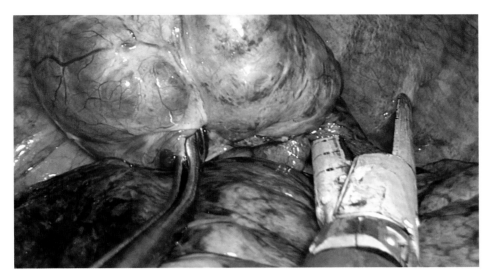

图 12.5.4 鼓肺，探查切割创面有无漏气，逐层关胸

12.6 腔镜肺癌根治术

1. 适应证

（1） Ⅰ、Ⅱ期非小细胞肺癌。

（2） 病变局限于一侧胸腔能完全切除的Ⅲa期非小细胞肺癌。

（3） 临床高度怀疑肺癌或不能排除肺癌的可能性，经各种方法检查均不能确定，估计病变能完全切除者。

（4） Ⅰ期、Ⅱa期周围型小细胞肺癌。

（5） Ⅱb期和Ⅲa期小细胞肺癌，经术前新辅助化疗后病期降低者。

（6） 原无手术指征的局部晚期非小细胞肺癌，经术前新辅助治疗（目前常用化疗联合免疫治疗）后，病灶明显缩小、全身情况改善者。

2. 禁忌证

（1） 已有远处转移的Ⅳ期肺癌。

（2） 伴有对侧胸腔淋巴结、肺门、纵隔淋巴结转移的Ⅲb期肺癌。

（3） 不能切除的胸腔内器官广泛受侵犯的局部晚期肺癌。

（4） 严重胸膜粘连、肺裂发育不全、有胸部手术史、呼吸道畸形不能行双腔气管内插管甚至单腔插管者。

3. 麻醉方式与体位

（1）麻醉方式：全麻，双腔气管插管或单腔封堵气管插管。

（2）体位：健侧卧位，肩下放置软枕。

4. 主要手术方式及手术步骤

（1）亚肺叶切除术：包括肺楔形切除术、肺段切除术和肺亚段切除术等。直径≤2 cm 的周围型肺癌和孤立性肺转移癌是亚肺叶切除术最佳适应证之一。一般于第 4~6 肋间置入胸腔镜，再根据肿瘤部位设计操作切口位置，靠近前胸壁的操作切口可延长至 2~3 cm，以便于标本的顺利取出。准确的术中定位是手术成功的前提。超过 50% 的病例镜下可因肿瘤表面胸膜呈"脐样"凹陷而立即定位。另一部分肿瘤直径<1 cm 或肿瘤位于肺实质深部时，胸腔镜下无法直接发现。此时可用卵圆钳沿肺表面轻轻扫过，碰到肿物时会有跳动感。如有必要还可伸入手指直接触摸。此外，还可以在术前行 CT 定位，于肿瘤附近留置金属导丝。标本置于标本袋内完整取出，防止切口种植转移。

（2）肺叶切除术：切口一般根据肺叶位置决定，通常选择第 4~6 肋间，手术步骤为分离粘连和叶裂，分离结扎肺静脉、肺动脉及支气管和清扫淋巴结。

肺静脉短粗且壁较薄，分离和处理时一定要耐心细致。游离好的肺静脉可用开胸处理静脉的方法处理。较细的静脉（如中叶静脉）用结扎或血管夹处理也很安全。粗大的静脉最好用直线切割器处理，既快捷又安全。

肺动脉的解剖分离是肺叶切除的关键步骤。双肺下叶和中叶动脉的分离多由叶间开始。上叶分离的顺序变化较多。分裂良好的叶间裂是胸腔镜肺叶切除的有利条件。叶间分裂不全者可用"隧道法"先适当分离，找到合适层面后再用腔镜缝合切开器处理分裂不全的叶间裂。肺动脉分离后，可用直线切割器处理，细支可用丝线结扎或血管夹处理。

支气管处理通常在肺动、静脉处理后进行。支气管的分离相对容易、安全。在切断支气管前将支气管尽可能地分离清楚，选择好切断层面，注意勿伤及邻近肺叶支气管。支气管和主支气管一般使用直线切割器。离断前可建议麻醉师膨肺检查。

了解肺癌区域淋巴结的分站，对淋巴结进行清扫。① 第 1 组：锁骨上区淋巴结，在上纵隔胸腔内上 1/3 气管的周围。② 第 2 组：上气管旁淋巴结，位于第 1 组淋巴结与第 4 组淋巴结之间的气管旁两侧。③ 第 3 组：血管前淋巴结（3a）与气管后淋巴结（3p）。④ 第 4 组：下气管旁淋巴结。⑤ 第 5 组：主动脉下淋巴结，位于主肺动脉韧带的周围。⑥ 第 6 组：主动脉旁淋巴结，位于升主动脉，主动脉弓的前面和两侧。⑦ 第 7 组：隆突下淋巴结，位于气管与左右主支气管分叉的淋巴结。⑧ 第 8 组：食管旁淋巴结。⑨ 第 9 组：下肺韧带淋巴结。⑩ 第 10 组：肺门淋巴结，从双侧主支气管开口第一个软骨环开始，至其刚开始分叉为上下肺叶支气管的最后一个软骨环外的淋巴结。⑪ 第 11 组：叶间支气管淋巴结。⑫ 第 12 组：段支气管淋巴结。⑬ 第 13 组：亚段支气管淋巴结。⑭ 第 14 组：次亚段支气管淋巴结。

图 12.6.1 至图 12.6.6 展示了右下肺叶根治性切除术的具体手术步骤。

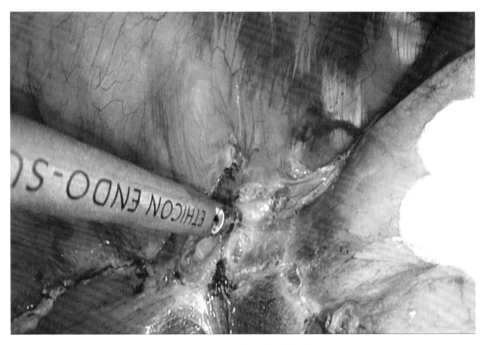

图 12.6.1 分离胸膜粘连

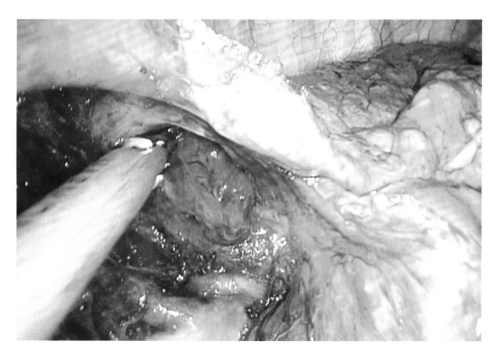

图 12.6.2　分离相邻肺叶

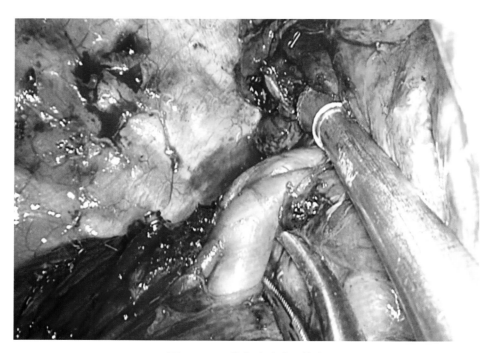

图 12.6.3　分离肺叶动、静脉

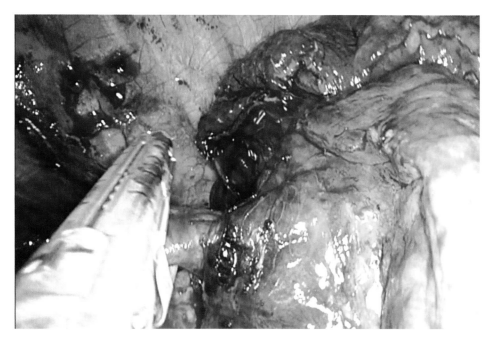

图 12. 6. 4　闭合器闭合血管

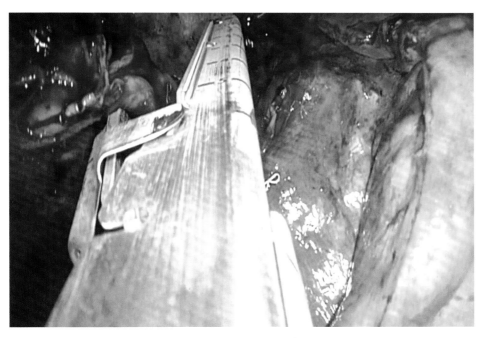

图 12. 6. 5　闭合肺叶支气管

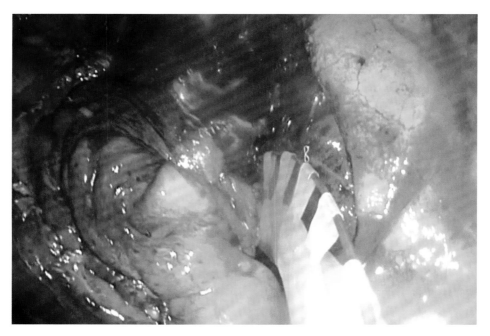

图 12.6.6 取出肿瘤所在肺叶

12.7 腔镜阑尾切除术

1. 适应证

（1）急性阑尾炎发作 72 小时内。

（2）慢性复发性阑尾炎。

（3）阑尾脓肿非手术治疗后 3 个月，可择期手术。

（4）阑尾黏液性囊肿。

（5）小儿、老年人急性阑尾炎，应尽早手术切除。

（6）妊娠期阑尾炎，尤其早期及晚期妊娠，应尽早手术切除。

2. 禁忌证

（1）急性阑尾炎发作超过 72 小时或已有脓肿形成。

（2）阑尾周围脓肿经过治疗而无症状者。

3. 麻醉方式与体位

（1）麻醉方式：全麻。

（2）体位：仰卧位，同时足高头低（10°），右高左低（10°）。

4. 手术步骤

（1）穿刺孔位置：① 脐孔，正中髂前上棘水平，脐水平右侧锁骨中线。② 脐孔，正中髂前上棘水平，上述两孔中线与左侧锁骨中线交点。

（2）寻找阑尾：腹腔镜手术视野清晰，少有文献讨论如何寻找阑尾，但术中包裹严重及解剖困难者，可通过追踪结肠带锁定阑尾根部。

（3）近阑尾根部处理阑尾系膜及阑尾血管：腹腔镜下双极、电凝钩、超声刀、Ligasure、血管夹或腹腔镜下结扎等方法均可（图 12.7.1、图 12.7.2）。

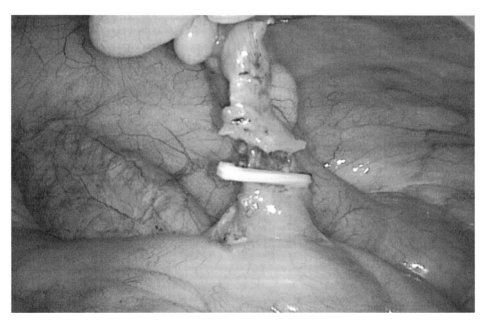

图 12.7.1　系膜根部处理

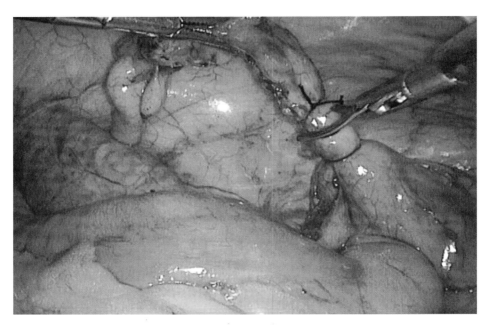

图 12.7.2　三段式结扎阑尾，并从根部 0.5 cm 处剪断阑尾

（4）阑尾根部处理：圈套、结扎、缝扎均可；近阑尾根部 5 mm 处建议用剪刀剪断阑尾，同时电凝烧灼残端黏膜（图 12.7.3），用能量设备容易将根部结扎线一并切断。

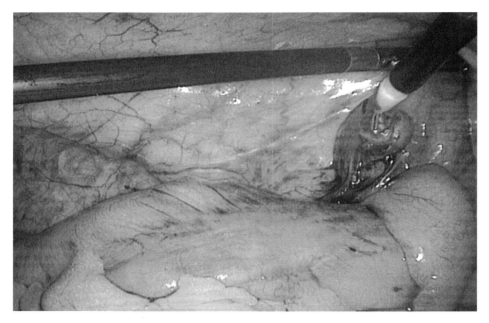

图 12.7.3　电凝烧灼阑尾根部黏膜

（5）取出标本：适当裁剪系膜后从 10 mm Trocar 中取出标本（图 12.7.4）。

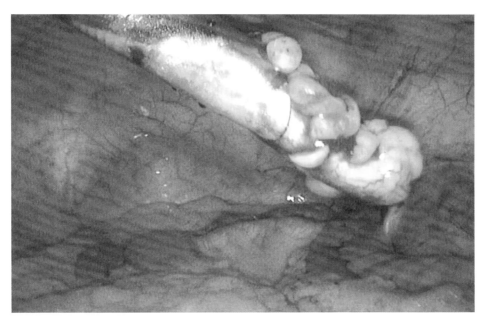

图 12.7.4　裁剪系膜后从 10 mm Trocar 中直接取出阑尾

（6）伤口缝合：皮内线缝合伤口。

12.8　腹腔镜腹股沟疝修补术

1. 适应证

（1）心肺功能基本正常，能耐受全麻与气腹的成人腹股沟疝患者，包括腹股沟疝斜疝，直疝，股疝，闭孔疝，双侧疝，复合疝。

（2）难复性腹股沟疝，包括滑动疝。

（3）复发疝，包括开腹手术复发疝，腹腔镜手术复发疝。

2. 禁忌证

（1）高龄患者，尤其是 80 岁以上患者需要谨慎对待。

（2）腹水患者，包括肾功能腹膜透析患者。

（3）多次腹部手术史或腹膜炎，高度怀疑腹腔内粘连严重的患者。

（4）心肺功能异常，不能耐受全麻和气腹的患者。

3. 麻醉方式与体位

（1）麻醉方式：全麻，喉罩或气管插管。因 CO_2 入血，为避免高碳酸血症危害，需要行机械通气，不推荐腰麻、硬膜外麻醉。

（2）体位：平卧或头低脚高位（10°~15°），双臂收于躯干两侧。

4. 手术区布局

主刀位于患者健侧，腹腔镜置于对侧偏下方。扶镜手可与主刀同侧或对侧，以舒适为佳。洗手护士位于患者脚端偏主刀一侧。

5. 手术步骤

（1）穿刺孔布局：观察孔位于脐旁，选用 10 mm 套管；两操作孔位于两侧腹，平脐或脐水平以下 1.0 cm，选用 5 mm 套管，腔镜监视下放置，避免误伤内脏及腹壁血管。

（2）探查：进腹腔后探查腹腔内全貌，判断疝类型并确定具体手术修补方式。

（3）腹膜切开：疝环上方 2.0 cm 处横行切开腹膜，内至脐内侧襞，外至髂前上棘，不可过深，避免损伤腹壁下动脉，先切开一腹膜小口，牵拉腹膜，在气体进入腹膜前使其疏松化。

（4）拓展间隙：游离 Retzius 间隙（膀胱前间隙）和 Bogros 间隙（腹股沟间隙）。沿内侧 Retzius 间隙疏松层面钝性加锐性向远侧分离，至暴露白色耻骨梳韧带为止。沿外侧 Bogros 间隙钝性加锐性分离，直至腹膜折返，充分暴露"危险三角"（图 12.8.1），避免伤及。注意勿损伤耻骨梳韧带外侧与腹壁下动脉交界处的"死亡冠"血管。

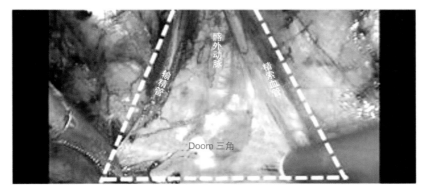

图 12.8.1　暴露危险三角

（5）剥离疝囊：左手牵拉疝囊，右手持电凝钩或电凝剪分离疝囊周边粘连，并拓展至疝囊两侧面，向疝囊顶端游离并交替换钳牵拉至暴露疝囊与精索的附着点，沿疝囊与输精管、精索血管的间隙锐性分离，完整剥离疝囊。对分离困难者，可行疝囊横断处理。

（6）其他类型疝：① 直疝的处理，在于准确辨别腹横筋膜层面的假疝囊，予钝性分离，并消除假疝囊死腔，可将假疝囊牵拉翻转入腹腔，圈套器根部套扎，或丝线缝合假疝囊于腹直肌周边或耻骨梳韧带上。② 闭孔疝的处理，在于完整还纳疝内容物，单纯牵拉往往无法还纳，可于疝环正上方偏外侧处切开少许韧带，松解疝环后方可还纳内容物。

（7）暴露肌耻骨孔间隙（图 12.8.2）：疝囊完全剥离至腹膜折返线，精索

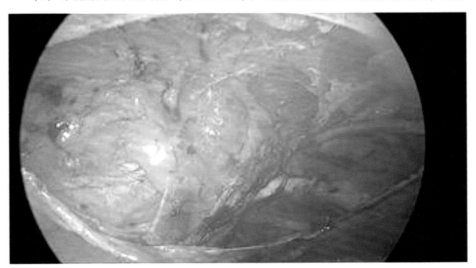

图 12.8.2　暴露肌耻骨孔间隙

完全去腹膜化，Retzius 间隙和 Bogros 间隙贯通，形成内达腹直肌外侧缘，外至髂腰肌，上界为弓状下缘，下界为耻骨与耻骨梳韧带平面的肌耻骨孔间隙，是腹股沟薄弱区域。

（8）放置补片（图 12.8.3）：一般采用大网孔轻量型补片，补片大小 15 cm×10 cm 较为适宜，稍作修剪后平铺于肌耻骨孔腔隙，补片中央置于疝环处；直疝可适当偏腹中线覆盖，完全覆盖"直疝三角"（图 12.8.4）。补片下缘不宜卷曲，应保持站立状，插入耻骨梳韧带下缘，补片一般不须固定，避免"疼痛三角"（图 12.8.5）神经卡压引起顽固性疼痛。

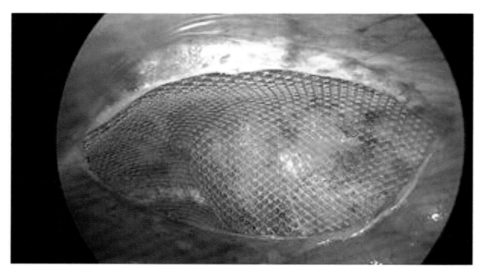

图 12.8.3　放置补片

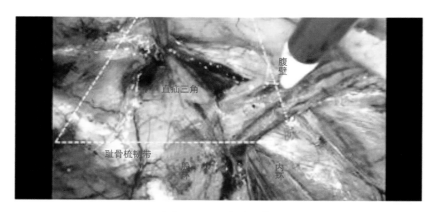

图 12.8.4　直疝三角

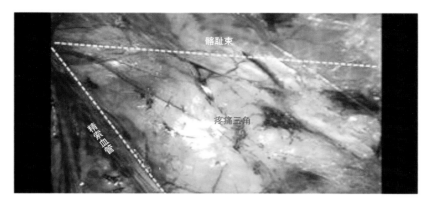

图 12.8.5　疼痛三角

（9）缝合腹膜（图 12.8.6）：缝合腹膜通常是手术的难点之一，通常采用 3-0 可吸收缝线或普利林单股尼龙线连续缝合，缝合紧密不留空隙，线体线尾自体打结固定。若腹膜有破损，或采用疝囊横断，务必缝合腹膜破口，避免肠管与补片形成直接接触。

（10）术毕收尾：务必保持监视下拔除穿刺孔套管的习惯，观察是否存在穿刺孔拔除后出血，10 mm 穿刺孔建议钩针关闭腹膜腱鞘层，以防发生穿刺孔疝。

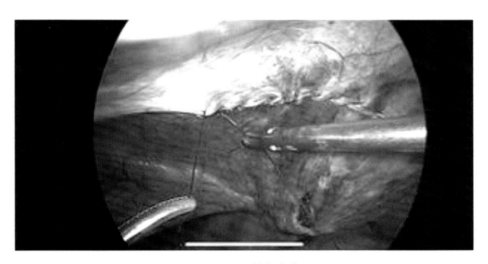

图 12.8.6　缝合腹膜

12.9　经胸乳入路腔镜甲状腺手术

1. 适应证

有较强美容需求的患者且符合以下条件：

（1）良性结节，最大直径≤4 cm。对于囊性为主的良性结节，有条件的中心可以适当放宽适应证。

（2）分化型甲状腺癌，肿瘤直径≤2 cm，且无颈侧区淋巴结转移或者全身远处器官转移，无影像学中央区淋巴结转移提示或转移淋巴结直径≤2 cm 且未融合固定。

（3）Ⅱ度以下肿大的原发性甲状腺功能亢进。

2. 禁忌证

（1）伴严重基础疾病而无法耐受全麻或常规手术体位者。

（2）既往有患侧颈部手术史、放疗史或热消融治疗史。

（3）实质性的良性病灶较大（直径>4 cm）；Ⅲ度肿大的甲状腺功能亢进，胸骨后甲状腺肿；合并严重的甲状腺炎性疾病。

（4）分化型甲状腺癌明显腺外侵犯，如侵犯喉返神经、喉、气管、食管等。

（5）分化型甲状腺癌伴上纵隔淋巴结转移或转移淋巴结融合、固定。

3. 麻醉方式与体位

（1）麻醉方式：经口插管全麻，建议使用带有喉返神经监测电极的气管导管。

（2）体位：患者垫肩颈后仰卧位，双臂内收于身体两侧，双下肢外展位。

4. 手术步骤

（1）手术人员位置：主刀医师位于患者两腿之间，助手位于手术目标甲状腺的对侧，器械台及洗手护士位于患者手术侧，腔镜显示屏置于患者头端。

（2）切口设计：通常采用双侧乳晕内上切口，约0.5 cm 置入操作，乳房内侧边缘切口 1.0 cm（图 12.9.1）。

（3）手术空间建立：注入含有肾上腺素和罗哌卡因的膨胀液（1∶500 000 肾上腺素的生理盐水 50 mL 加 10～20 mL 罗哌卡因）。观察孔切口置入直径 10 mm 皮下剥离棒向颈前方向钝性分离至胸骨上窝，退出皮下剥离棒约 5～10 cm，再分别向两侧胸锁关节方向钝性分离，正确层面应在胸肌表面，浅筋膜浅层的深面；有条

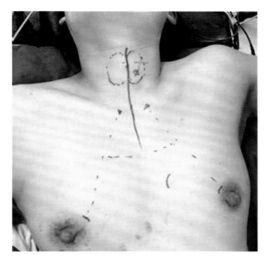

图 12.9.1　胸乳入路手术切口及手术径路设计

件的单位可选择可视皮下剥离棒，确保正确的层次（图 12.9.2）。置入 10 mm Trocar，注入 CO_2 气体，压力维持在<8 mmHg。在腔镜直视引导下用 5 mm 带芯 Trocar 通过乳晕切口向同侧胸锁关节方向并紧贴胸壁置入至之前建立的腔隙，置入电凝钩或超声刀，进一步游离皮瓣，扩大手术操作空间，上方达甲状软骨上缘，两侧至胸锁乳突肌（图 12.9.3）。

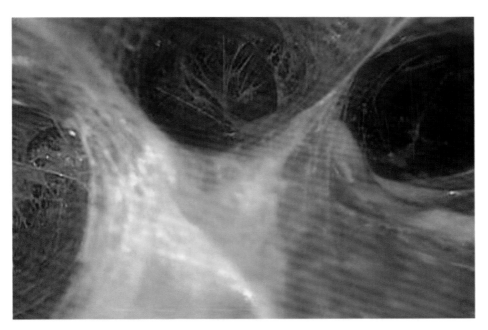

图 12.9.2　剥离棒钝性分离完成

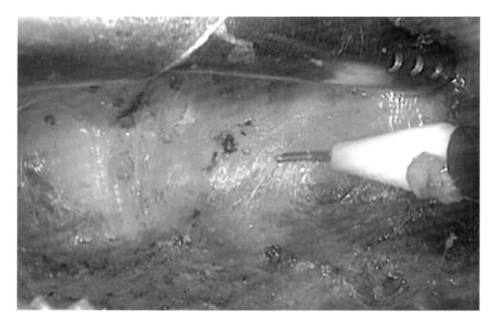

图 12.9.3　向颈前拓宽操作间隙

（4）切开颈白线，暴露甲状腺：颈白线可根据双侧胸锁乳突肌内侧缘中点或者颈前静脉等标志辅助定位。切开颈白线，下至胸骨上窝水平，上至甲状软骨水平（图 12.9.4）。离断甲状腺峡部，自下而上显露气管（图 12.9.5）。

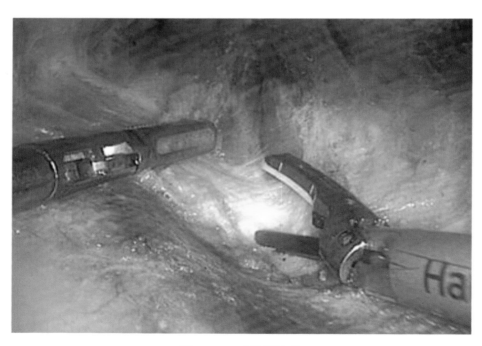

图 12.9.4　切开颈白线

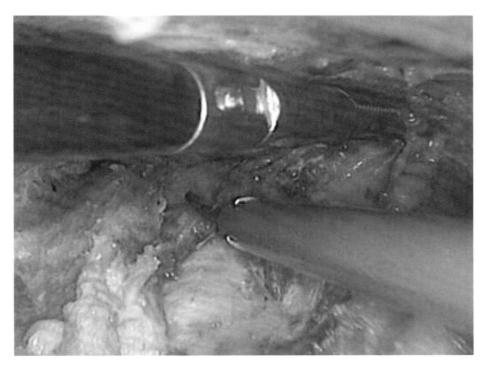

图 12.9.5　显露气管，切断甲状腺峡部

（5）切除甲状腺：无损伤抓钳提起甲状腺向外下推送，以气管为标志进入环甲间隙（图 12.9.6）。充分游离环甲间隙及腺体外侧后，用无损伤抓钳提起甲状腺，显露喉返神经（图 12.9.7）。保护甲状旁腺。超声刀依次凝闭甲状腺上下极血管，沿喉返神经路径解剖至入喉处，切除入喉处腺体、离断悬韧带，最后切除甲状腺峡部和椎体叶。在这个过程中要同时注意保护甲状腺上、下旁腺和喉上神经（图 12.9.8）。超声刀等能量器械安全距离要超过 3 mm，避免功能刀头直接接触重要解剖结构。

（6）清扫中央区淋巴结：根据手术者的习惯，中央区淋巴结清扫可在腺叶切除以后进行，也可与腺叶一并切除。在颈总动脉内侧凝闭离断甲状腺下动、静脉，继续解剖喉返神经全程，清扫气管侧方及气管前（胸骨切迹上）区域淋巴结。将气管食管旁淋巴结、气管前淋巴结连同患侧甲状腺叶及峡部一起切除，最后清扫喉前淋巴结（图 12.9.9）。

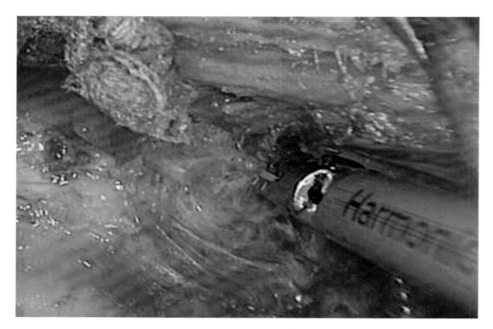

图 12.9.6　进入环甲间隙

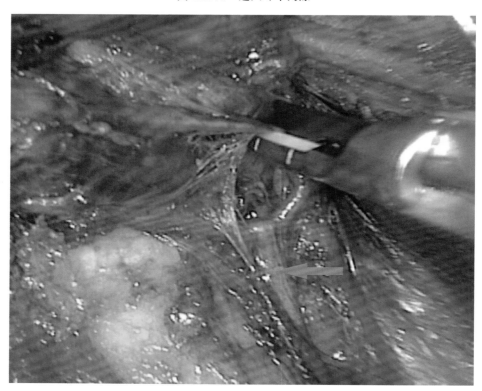

图 12.9.7　显露左侧喉返神经（箭头所示）

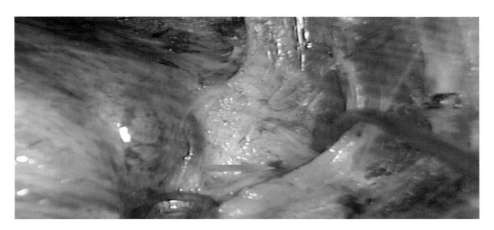

图 12.9.8　神经监测仪探测并保护左侧喉上神经（箭头所示）

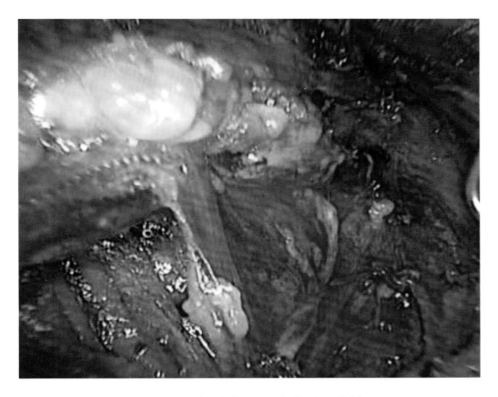

图 12.9.9　清扫中央区淋巴脂肪组织（左侧）

（7）冲洗创面：检查喉返神经完整性，检查甲状旁腺血供，置引流管，缝合颈白线，关闭切口，手术结束（图 12.9.10）。

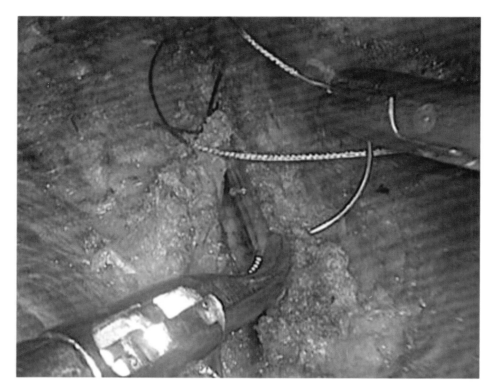

图 12.9.10 缝合颈白线

12.10 腹腔镜输卵管切除术 （输卵管妊娠）

1. 适应证

（1）生命体征不平稳或有腹腔内出血征象者。

（2）异位妊娠有进展者（如血 HCG>3 000 IU/L 或持续升高、有胎心搏动、附件区大包块等）。

（3）随诊不可靠者。

（4）药物治疗无效者。

2. 禁忌证

（1）膈疝患者禁止行腹腔镜。

（2）相对禁忌证：仅存一侧输卵管且有生育要求的患者（例如前次输卵管

妊娠已切除一侧输卵管的患者)。

3. 麻醉方式与体位

(1) 麻醉方式:全麻。

(2) 体位:平卧位或改良膀胱截石位,头低脚高位 15°~25°。

改良膀胱截石位:髋关节改为水平位,仅有膝关节屈曲,搁脚架支撑于腓肠肌,避免腘窝受压引起的神经、血管损伤。

4. 主要手术步骤

(1) 穿刺孔位置选择:① 平行布孔法(图 12.10.1)。左右下腹操作孔均位于髂前上棘内侧 1~2 cm 处,左侧主操作孔位于左下腹操作孔内侧,平行于脐孔,位于脐孔外侧 7~8 cm 处。② 等腰三角形法(图 12.10.2)。左侧髂前上棘与脐连线外下 1/3 处和内上 1/3~1/4 处做主刀操作孔,右侧操作孔与左侧对称,或可向头侧移动 2~3 cm。

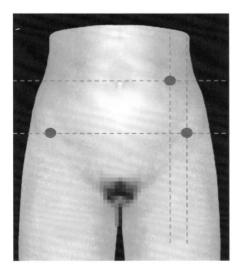

图 12.10.1　平行布孔法

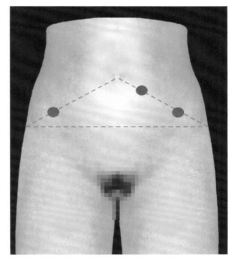

图 12.10.2　等腰三角形法

(2) 探查盆腔,暴露输卵管(图 12.10.3):腹腔镜手术视野清晰,但输卵管妊娠腹腔内大出血时盆腔可能有较多积血及血凝块,需先将积血清理后方能暴露出病变输卵管。

(3) 贴近输卵管处理输卵管系膜(图 12.10.4):可以选用腹腔镜下双极电

刀、超声刀、Ligasure 等处理输卵管系膜，处理时注意不要距离输卵管太远，应尽量紧贴输卵管进行，否则容易损伤输卵管系膜内的静脉丛，导致术中出血和影响该侧卵巢血供和功能。

（4）切除输卵管（图 12.10.5）：输卵管峡部近宫角处可直接使用双极电刀、超声刀、Ligasure 等切除输卵管，同时电凝烧灼残端。

（5）取出标本：置入标本袋，经 10 mm Trocar 取出标本。

（6）伤口缝合：皮内线缝合伤口。

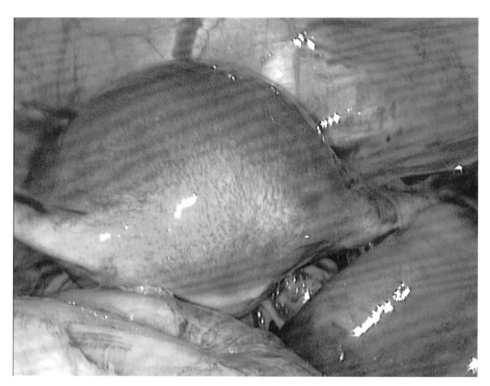

图 12.10.3 探查盆腔，暴露输卵管

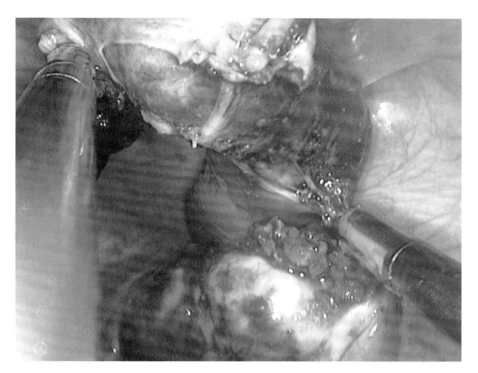

图 12.10.4 贴近输卵管处理输卵管系膜

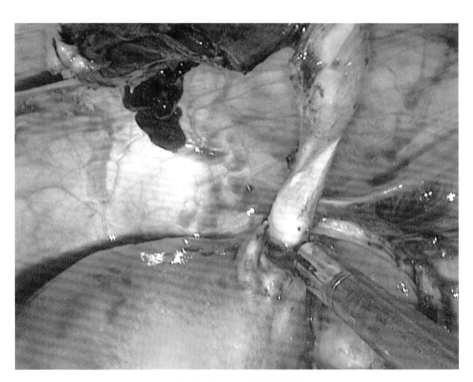

图 12.10.5 切除输卵管

12.11 腹腔镜全子宫切除术

1. 适应证

（1）良性疾病：① 子宫肌瘤。年龄≥45 周岁；肌瘤直径≥5 cm，或多发肌瘤；合并月经过多或异常出血甚至贫血；出现压迫症状，经药物治疗无效；绝经后未行激素补充，但肌瘤仍生长。年龄在 40～45 周岁之间的患者，需要与患者充分沟通手术利弊后选择全子宫切除或子宫肌瘤切除。② 子宫腺肌症/瘤。与子宫肌瘤手术指征类似。除此以外，由于子宫腺肌症/瘤可能出现较为剧烈的痛经，经量增多，若药物控制无效，也可选择手术治疗。③ 宫颈高级别上皮内瘤变。年龄≥45 周岁、已育、宫颈高级别上皮内瘤变或者宫颈原位癌的患者可选择全子宫切除，但需要先经宫颈锥切或宫颈截除确定其尚未进展至宫颈癌的阶段方可进行手术。④ 盆腔脏器脱垂。子宫脱垂同时并发阴道前后壁脱垂在中老年女性中较为常见，可以选择全子宫切除后阴道壁修补或者骶前悬吊等术式。

（2）恶性疾病：妇科三大恶性肿瘤（卵巢癌、宫颈癌和子宫内膜癌）中，卵巢癌需要根据术中情况决定手术范围；而宫颈癌 I a 1 期、子宫内膜癌 I 期可选择全子宫切除，其余分期下手术均需要行扩大的子宫切除术（次广泛或广泛子宫切除），故恶性疾病暂不列入腹腔镜全子宫切除的适应证内。

2. 禁忌证

（1）生殖道或全身感染急性期。

（2）严重内科疾患。

（3）严重凝血功能障碍及血液病。

（4）存在其他不能耐受麻醉及手术情况。

（5）膈疝患者。

3. 麻醉方式与体位

（1）麻醉方式：全麻。

（2）体位：腹腔镜全子宫切除采用的是膀胱截石位。由于子宫位于盆腔内，术中需要改为头低脚高位，传统的膀胱截石位高抬的大腿会影响主刀视野和主刀的手部操作，同时也不利于在外阴进行操作的医师观察手术进程。因此，腹腔镜全子宫切除术采用的是改良的膀胱截石位。与传统的膀胱截石位相比，髋关节改为水平位，仅有膝关节屈曲，搁脚架支撑于腓肠肌，避免腘窝受压引起的神经、血管损伤。如采用悬吊或者脚踏式的手术床，可减少腓肠肌受压，更加安全（图 12.11.1）。

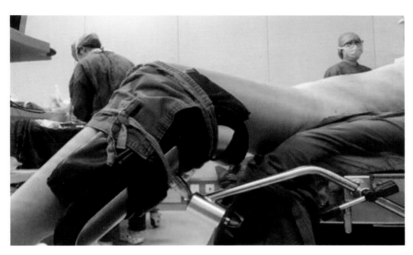

图 12.11.1　改良膀胱截石位

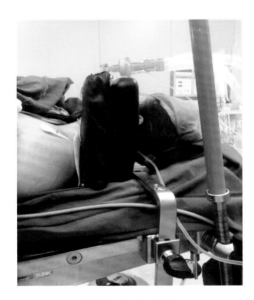

图 12.11.2　肩托

手术进行时，需要采用头低脚高的体位，15°~25°。最好可以放置肩托以减轻腿部的压力和防止患者下滑。特别是患者体重较大或手术时间较长的手术中，可以分散下肢受力，避免损伤（图 12.11.2）。

腹腔镜全子宫切除术中需要使用举宫的操作。为了举宫的方便，建议患者臀部出床沿 5~10 cm。

4. 主要手术步骤

（1）穿刺孔选择：腹腔镜全子宫

切除手术的主刀一般站立于患者左侧，根据术者的习惯也存在不同选择。通常选择"平行布孔法"或"等腰三角形法"。

（2）举宫：腹腔镜全子宫切除需要放置举宫杯。应根据宫颈、阴道的大小选择合适的举宫杯（一般举宫杯有大、中、小 3 种型号）。注意放置成功以后，不要再向内推动引导棒，以免造成子宫穿孔（图 12.11.3，图 12.11.4）。

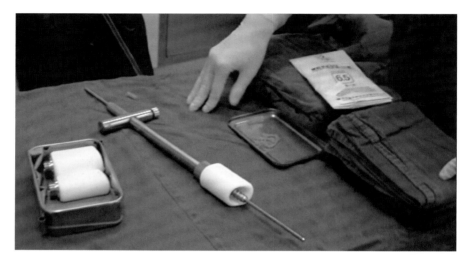

图 12.11.3　举宫杯

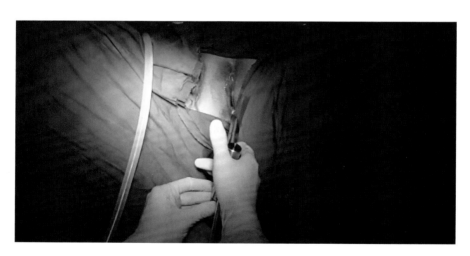

图 12.11.4　举宫

（3）处理输卵管：紧贴输卵管切断系膜，使用双极电刀、超声刀或 Ligasure 等方法均可。处理输卵管系膜时注意不要距离输卵管太远，应尽量紧贴输卵管进行，否则容易损伤输卵管系膜内的静脉丛，导致术中出血和影响该侧卵巢血供及功能（图 12.11.5）。

（4）处理圆韧带：距离宫体约 3 cm 处切断圆韧带。推荐使用双极电刀或 Ligasure 凝固后切断（图 12.11.6）。

（5）处理固有韧带：可使用超声刀直接离断。固有韧带的肌性组织中，其实并无大血管，在处理宫角组织时的出血多是忽略了输卵管系膜里迂曲密布的血管，因此对输卵管系膜这个区域一定要分出层次，仔细凝固后再考虑离断稍远离子宫离断圆韧带，避免伤及子宫侧方血管（图 12.11.7）。

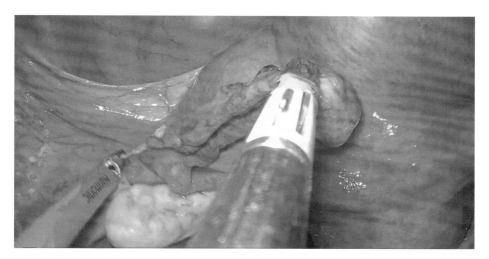

图 12.11.5　处理输卵管

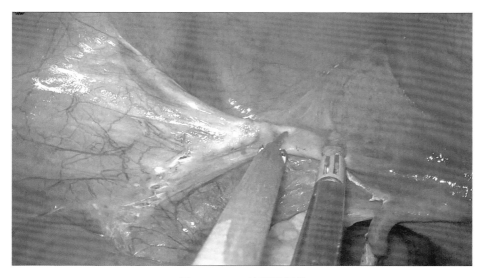

图 12.11.6　处理圆韧带

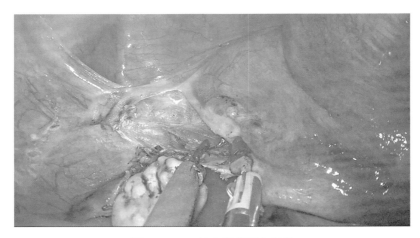

图 12.11.7 处理卵巢固有韧带

（6）膀胱的处理：切断圆韧带后即可向下打开阔韧带前叶，随后即可提起膀胱反折腹膜进行切开。紧贴阴道前壁分离膀胱阴道间隙，顺势将膀胱向下推。注意应避免将钳尖直接面向膀胱。下推膀胱直至能清晰看到举宫杯杯缘（图12.11.8）。

（7）子宫动脉的处理：举宫杯杯缘以上充分电凝。电凝至可切开部分血管后再次进行电凝。电凝、电切依次进行（图12.11.9）。

（8）离断子宫：沿杯缘电切一圈（图12.11.10）。

（9）取出子宫标本：经阴道直接取出子宫，尽量保证子宫完整取出。若因子宫太大需要进行分碎处理，最好可在标本袋中进行（图12.11.11）。

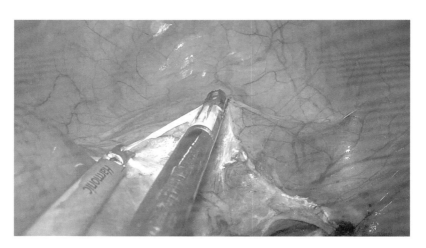

图 12.11.8 膀胱的处理

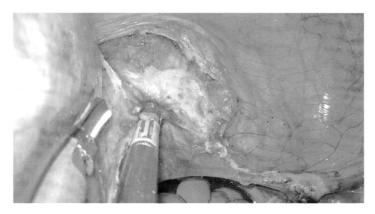

图 12.11.9 子宫动脉的处理

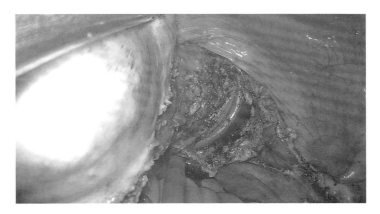

图 12.11.10 离断子宫

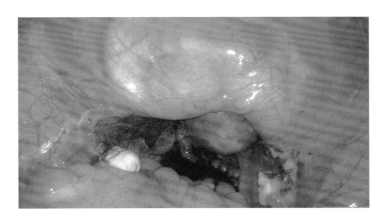

图 12.11.11 取出子宫标本

（10）缝合阴道残端：可吸收线单纯连续缝合即可，两个侧角需要加固缝合（图 12.11.12）。缝合后生理盐水冲洗盆腔。

（11）腹部切口缝合，皮内线缝合切口。

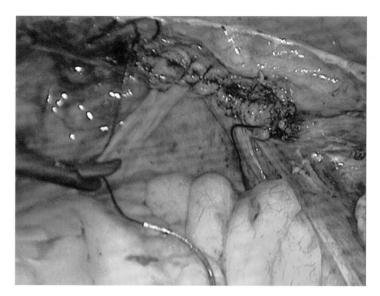

图 12.11.12　缝合阴道残端

12.12　单侧双通道内镜腰椎间盘切除术

1. 适应证

（1）腰腿痛症状严重，反复发作，经半年以上保守治疗无效，且逐渐加重影响工作生活。

（2）中央型突出有马尾神经综合征、括约肌功能障碍者，应按急诊进行手术。

（3）有明显的神经受累表现者。

2. 禁忌证

（1）脊柱感染。

（2）脊柱肿瘤。

3. 麻醉方式与体位

（1）麻醉方式：全身麻醉。

（2）体位：俯卧位，适当折叠手术床，床头抬高或降低，使患者腰椎手术节段呈水平位。

4. 手术方法

传统开放手术包括全椎板切除、半椎板切除、椎板开窗髓核摘除术。显微镜外科腰椎间盘摘除术即在传统开放手术基础上使用显微镜。微创椎间盘摘除手术根据内镜不同可分为单孔经皮脊柱内镜下腰椎间盘切除术和单侧双通道脊柱内镜下椎间盘切除术。本部分主要介绍单侧双通道内镜技术（unilateral biportal endoscopic discectomy，UBED）。

UBED 是通过后路单侧两个小切口分别建立经皮观察和操作通道，观察通道内放置内窥镜提供手术视野，操作通道内放置操作工具用于手术操作。对患者而言，UBED 具有切口小、软组织损伤小、出血少、住院时间短、恢复快等特点。该术式具有以下优势：① 两个经皮通道使内窥镜和手术器械呈"V"字形关系，可随意倾斜和移动，操作灵活，活动空间大；② 术中可使用各种普通手术器械，工作效率高；③ 术中透视次数少，减少放射线损害；④ 椎管内探查能力强，在处理高低位游离髓核突出及复发腰椎间盘突出方面有优势；⑤ 学习容易，手术方式与开放手术相似。

下面以左侧入路，L4-L5 腰椎间盘突出症为例，介绍经椎板间入路 UBED 的手术过程。

（1）切口定位：C 形臂 X 线机透视获取标准腰椎正位像并确认责任椎间隙（图 12.12.1D）。以此为中心，左侧旁开中线约 1 cm（或以椎弓根内缘连线水平为中心），上、下距离责任椎间隙中线 10~15 mm 各画出 1 个横行切口标记。头侧切口为观察通道，尾侧切口为操作通道（图 12.12.1A）。术区消毒，以切口为中心铺单，铺单形成"U"形灌洗液引流槽以导流灌洗液，保证灌洗液顺利流出术区，连接关节镜镜鞘及引流液冲洗管。经标记点插入针头（图 12.12.1B），C 形臂 X 线机透视再次确定切口位于合适的位置（图 12.12.1E、F）。分别做两个 7 mm 切口，骨膜剥离器插入两切口直达椎板表面，剥离椎板和关节突表面软组织，完成通道制备后头侧通道内放置内窥镜提供手术视野，尾侧通道内放置操作工具用于完成手术操作（图 12.12.1C）。

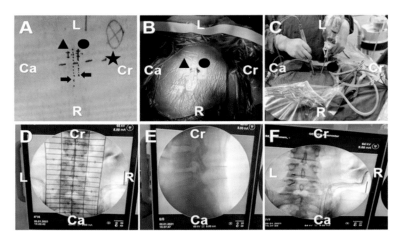

A. 体表切口标记示意图，▲操作通道，●观察通道，★后正中线，→L4-L5 椎间盘下缘，←L4-L5 椎间盘上缘；B. 针头二次定位示意图，▲操作通道，● 观察通道；C. 术中操作示意图，▲操作通道，●观察通道；D. 术前腰椎正位 X 线透视图；E. 二次定位腰椎侧位 X 线透视图；F. 二次定位腰椎正位 X 线透视图，L 左侧，R 右侧，Cr 头侧，Ca 尾侧。

图 12.12.1 切口定位过程示意图

（2）腰椎间盘切除术：分离椎板表面覆盖的软组织，形成观察通道，灌洗液冲洗，维持视野清晰。使用刨刀切除部分 L4 椎板下缘，游离黄韧带止点（图 12.12.2A）。Kerrison 钳切除部分黄韧带，暴露硬膜囊及神经根（图 12.12.2B）。神经拉钩牵开神经根（图 12.12.2C），暴露突出椎间盘（图 12.12.2D）。切开纤维环，使用髓核钳摘除突出椎间盘组织（图 12.12.2E）。彻底摘除突出椎间盘后，使用神经拉钩再次检查神经根，确保其松弛（图 12.12.2F）。

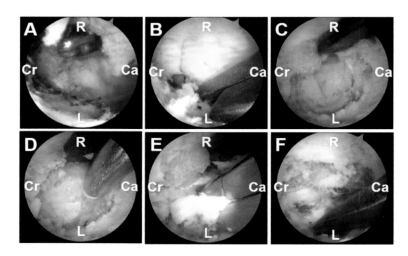

图 12.12.2 腰椎间盘切除手术过程内镜图片

（3）切口缝合：使用皮内线缝合头侧及尾侧切口，覆盖无菌敷贴。

12.13　关节镜半月板全内缝合术

1. 适应证

（1）半月板红-红区纵行撕裂（经典适应证）。

（2）半月板桶柄样撕裂。

（3）内侧半月板后角损伤。

（4）半月板后根损伤。

（5）部分半月板放射状撕裂。

（6）外侧半月板囊肿

（7）盘状半月板成形后残留的撕裂。

2. 禁忌证

（1）估计缝合后难以愈合的半月板白区损伤。

（2）陈旧性撕裂。

（3）半月板组织质量差，退变严重。

3. 麻醉方式与体位

（1）麻醉方式：局麻、脊髓麻醉或全麻。

（2）体位：平卧位，止血带绑于大腿上，侧方放置侧顶便于内侧间隙的打开（图12.13.1）。灌注液悬吊于手术台头侧输液架，高于患者1.2~1.5 m处。

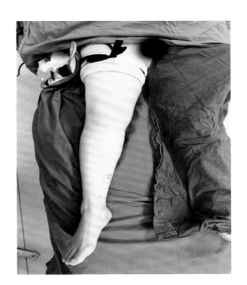

图 12.13.1　仰卧位，侧方放置侧顶

4. 手术步骤

（1）标准入口：① 前外侧入口，外侧关节线上 1 cm，髌腱外缘外侧

1 cm。② 前内侧入口，内侧关节线上 1 cm，髌腱内缘内侧 1 cm。③ 后内侧入口，位于股骨后髁内缘于胫骨后内缘形成的小三角形软组织区内（图 12.13.2）。

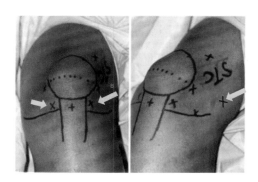

图 12.13.2　关节镜入口

（2）膝关节镜检查：镜下检查髌上囊和髌股关节、内侧沟、内侧室、髁间窝、后内侧室、外侧室、外侧沟和后外侧室等结构（图 12.13.3）。

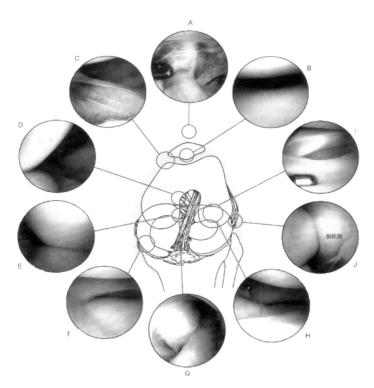

A. 髌上囊；B. 髌股关节；C. 正常内侧髌旁皱襞；D. 后内侧间室；E. 经后内侧入路观察的后内侧间室；F. 内侧间室及内侧半月板；G. 前后交叉韧带；H. 外侧间室及外侧半月板；I. 腘肌腱裂孔及腘肌腱；J. 经后外侧入口观察腘肌腱股骨止点。

图 12.13.3　膝关节镜下正常结构

（3）探查损伤半月板：使用探钩进一步明确半月板损伤的形态和范围，使用半月板锉刀新鲜化半月板损伤区域（图12.13.4）。

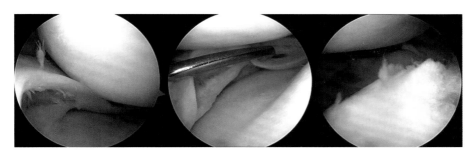

图 12.13.4 关节镜探查半月板损伤

（4）缝合：使用半月板全内缝合器缝合损伤半月板，剪断缝线尾端（图12.13.5）。使用皮内线缝合切口。

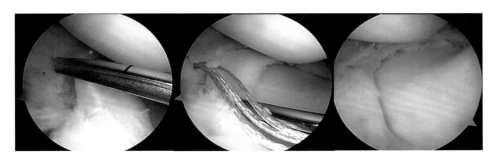

图 12.13.5 使用半月板全内缝合器缝合损伤半月板

（朱　卿、刘晓龙、徐卫华、邹汉青、杨志学、叶振宇、何腾飞、冯振宇、高德康、浦玉伟、邓琦程、佘　昶、周震涛）

第 13 章

腔镜进阶手术

13.1 内镜脑内血肿清除术

1. 适应证

（1）血肿量 30 mL 以上的壳核出血。

（2）伴有嗜睡及以上意识障碍的血肿量 15 mL 以上的小脑出血。

（3）合并梗阻性脑积水的丘脑出血破入脑室。

（4）血肿量 30 mL 以上的外侧型丘脑出血。

2. 禁忌证

（1）出血量大，颅内压增高已发生脑疝者。

（2）出血来源为颅内动脉瘤、脑血管畸形等血管性疾病者。

（3）出血为严重凝血功能障碍所致者。

3. 麻醉方式与体位

（1）麻醉方式：气管内插管全身麻醉。

（2）体位：以钻颅点保持在最高位为原则。基底节血肿采用仰卧位，小脑血肿采用俯卧位。

4. 主要手术步骤

（1）手术入路：根据血肿部位而定，一般原则是选择血肿长轴的延长线为入路方向。头皮切口是以延长线为中心的直切口，长度为 3~4 cm。颅钻钻孔后用咬骨钳扩大骨孔至直径 2 cm，或者用高速磨钻磨一孔后铣刀铣下直径 2 cm 的小骨瓣。

（2）工作鞘置入："十"字形切开硬膜后，用脑室穿刺针穿刺血肿腔，确认方向和深度。更换外径 1 cm 的透明工作鞘，循穿刺通道进入血肿腔深部，撤除内芯（图 13.1.1）。

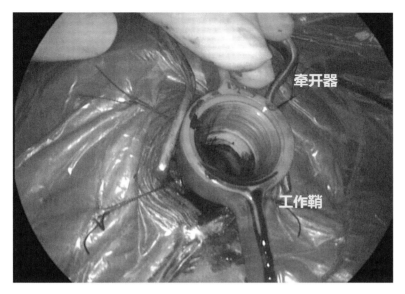

图 13.1.1 向血肿腔深部置入工作鞘

（3）血肿清除：内镜监视下，用细吸引器首先吸除工作鞘内的血肿（图 13.1.2）。若遇到活动性出血的小动脉，用双极电凝烧灼止血。逐渐后退工作鞘，周围浅部的血肿会逐渐进入工作鞘内，用吸引器吸除（图 13.1.3、图 13.1.4）。血肿完全清除后，用生理盐水冲洗血肿腔（图 13.1.5），确认止血完善，随后填塞止血材料（如明胶海绵、速即纱等）（图 13.1.6）。

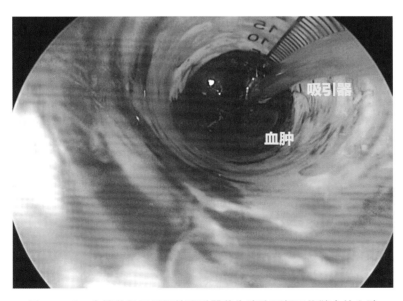

图 13.1.2 内镜监视下用细的吸引器首先清除深部工作鞘内的血肿

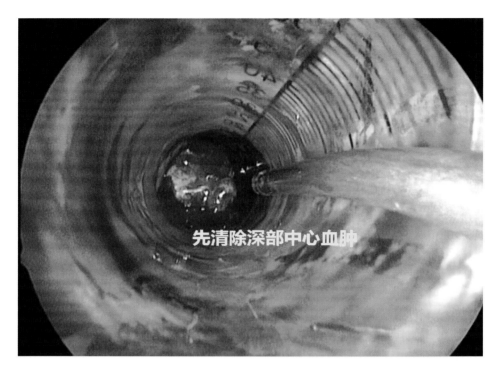

图 13.1.3　按照从中心向四周的原则，首先清除深部中心的血肿

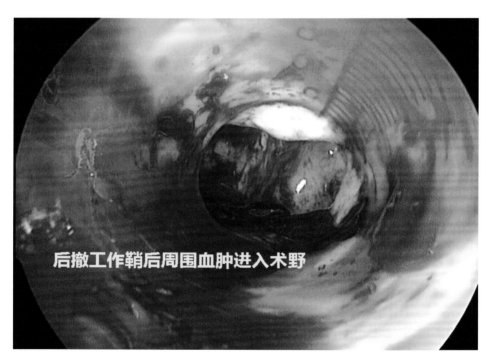

图 13.1.4　缓慢后撤工作鞘，周围的血肿自行进入工作鞘内

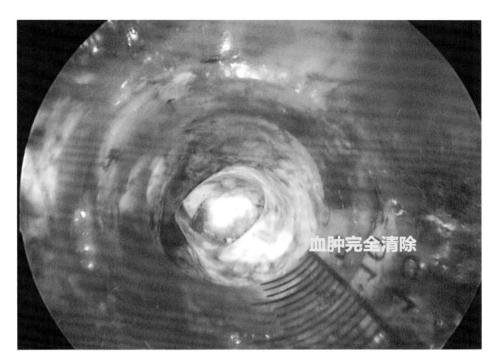

图 13. 1. 5　血肿完全清除后，生理盐水冲洗确认无活动性出血

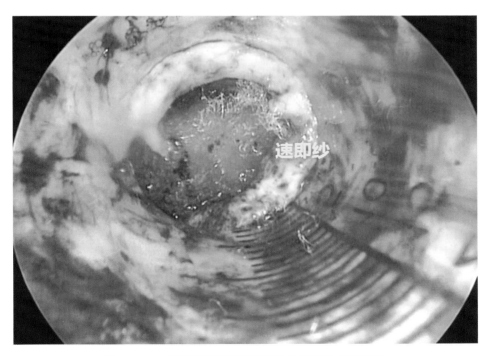

图 13. 1. 6　血肿残腔填塞可吸收性止血材料（速即纱）

（4）关闭切口：边撤出工作鞘，边观察穿刺道有无活动性出血。最后缝合

硬脑膜，颅骨瓣用颅骨锁或钛螺丝、钛连接片复位。明胶海绵填塞骨孔或骨缝后，分层缝合头皮切口。

13.2　内镜经鼻蝶肿瘤切除术

1. 适应证

适用于以下鞍区及鞍旁区肿瘤性病变：

（1）垂体腺瘤。

（2）Rathke 囊肿。

（3）颅咽管瘤。

（4）斜坡脊索瘤。

（5）鞍结节脑膜瘤。

2. 禁忌证

（1）鞍旁区动脉瘤等血管性疾病。

（2）体积巨大，主体不在鞍区的肿瘤。

（3）肿瘤包绕重要神经、血管结构，预计分离困难者。

3. 麻醉方式与体位

（1）麻醉方式：气管内插管全身麻醉。

（2）体位：仰卧，上身抬高 20°～30°，头部向右侧轻度侧偏。若需要使用神经导航辅助定位，则头部用三钉头架固定。

4. 主要手术步骤

以垂体腺瘤为例。

（1）鼻腔准备：用蘸取肾上腺素溶液（与生理盐水 1∶1 稀释）的棉片填塞双侧鼻腔，收敛鼻腔黏膜，扩大鼻腔通道。

（2）扩大蝶窦开口：内镜监视下，确认中鼻甲位置，并在其深部找到蝶窦开口（图 13.2.1）。瓣状切开蝶窦开口上方的鼻中隔黏膜，高速磨钻扩大蝶窦开口（图 13.2.2），并磨除部分鼻中隔骨质。确认前颅底凹陷、斜坡凹陷以及鞍底隆起（图 13.2.3）、双侧颈内动脉隆起。

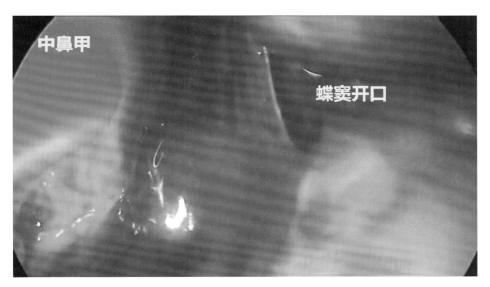

图 13.2.1　内镜监视下循中鼻甲深入，显露蝶窦开口

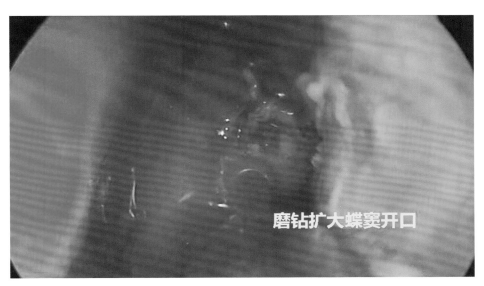

图 13.2.2　高速磨钻扩大蝶窦开口的骨窗

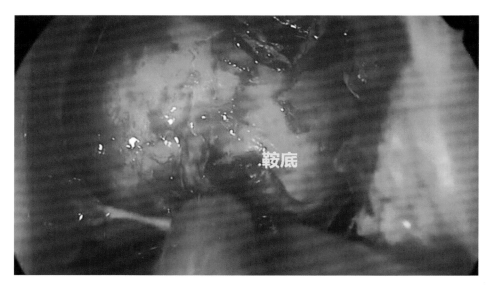

图 13. 2. 3 推进内镜，显露鞍底骨质

（3）肿瘤切除：高速磨钻在上述 4 个结构之间磨除鞍底骨质，电凝并"卄"形切开硬脑膜。用剥离子、刮匙、取瘤钳等器械分块切除肿瘤（图 13. 2. 4）。

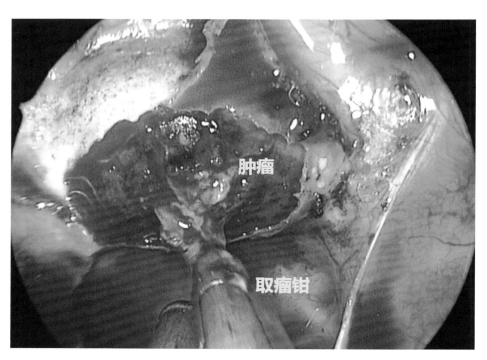

图 13. 2. 4 用取瘤钳分块切除肿瘤组织

（4）鞍内结构确认：肿瘤切除后，0°内镜经硬脑膜切口进入鞍内，确认没

有肿瘤残留，正常垂体、鞍隔完好（图 13.2.5）。

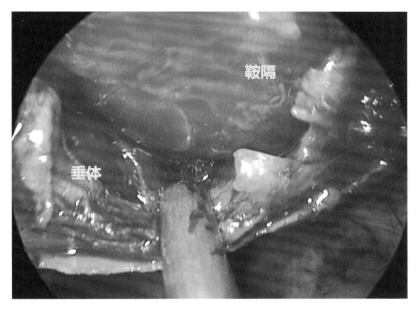

图 13.2.5　探查鞍内，确认正常垂体及鞍隔保留完好

（5）关闭切口：鞍内填塞可吸收性止血材料（明胶海绵、速即纱等），用生物蛋白胶将人工硬脑膜黏合于硬脑膜切开处（图 13.2.6）。鼻中隔黏膜瓣复位，碘仿纱条填塞鼻腔。

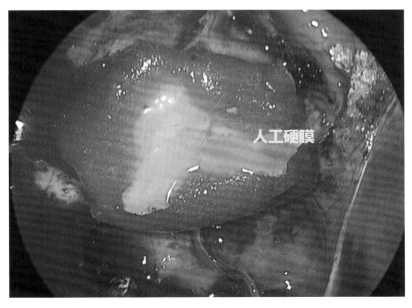

图 13.2.6　用生物蛋白胶将人工硬膜黏合于鞍底，修补硬脑膜切开处

13.3 经尿道膀胱镜前列腺绿激光汽化术

良性前列腺增生是引起中老年男性排尿障碍的常见疾病，发病率随着年龄增长而升高。部分患者最终需要外科手术治疗来解除前列腺增生带来的下尿路刺激症状、梗阻相关排尿症状，主要的微创治疗方式为经尿道手术，包括经典的经尿道前列腺电切术、经尿道前列腺激光切除/汽化/剜除术和其他新型治疗方式（经尿道前列腺水蒸气消融术、前列腺支架置入术等）。下面以经尿道前列腺绿激光汽化术（photoselective vaporization of the prostate，PVP）为例，对该术式进行介绍。

1. 适应证

具有良性前列腺增生手术指征的患者均可考虑实施 PVP 手术，由于该术式创伤小、出血少、恢复快，对于高危患者、不可停抗凝或抗血小板药物的患者亦可实施该术式治疗，其适应证包括以下几点：

（1）反复尿潴留（至少在一次拔除尿管后仍不能排尿或两次尿潴留）。

（2）反复血尿或泌尿系感染。

（3）合并膀胱结石。

（4）引起继发性上尿路积水，伴或不伴肾功能损害。

2. 禁忌证

（1）未能控制的心、脑、肺合并症，如心衰、严重心律失常、近期脑血管意外、COPD 致肺功能严重减退等。

（2）一般情况较差等不能耐受麻醉及手术者，如严重肝肾功能异常、精神障碍不能配合治疗者。

（3）局部病变，包括尿道狭窄经扩张后仍无法置入操作鞘、急性泌尿道感染等。

3. 术前准备

除手术常规检查外，术前需要完善泌尿系彩超、PSA，部分患者需要完善尿流动力学检查。

4. 麻醉方式与体位

（1）麻醉方式：一般选择腰硬联合麻醉或全身麻醉。

（2）体位：选择截石位，臀部靠近床沿。

5. 手术方法

（1）检查前列腺大小、双侧输尿管开口及精阜位置（图13.3.1），手术过程中应避免损伤输尿管开口、精阜处尿道括约肌。

先对黏膜进行预处理。60~80 W汽化中叶、侧叶黏膜，对组织去黏膜化、开辟空间、建立基准面（避免过早出血、损坏光纤）（图13.3.2）。汽化过程中应注意深浅均匀，局部过深容易出血，光纤距离组织过近容易损伤光纤。

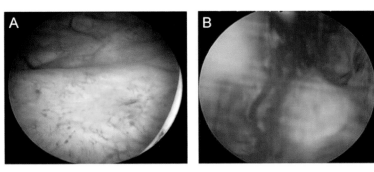

A. 左输尿管开口；B. 精阜。

图13.3.1　检查精阜、输尿管开口位置及前列腺大小

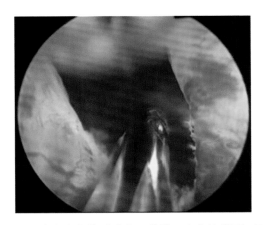

图13.3.2　低功率汽化前列腺表面黏膜，建立基准面，开辟空间

（2）高功率分区、分层次快速均匀汽化，160~180 W 快速汽化中叶、左侧叶、右侧叶、前叶前列腺，汽化过程中需要避免局部汽化过深，分层次对组织进行汽化（图13.3.3）。

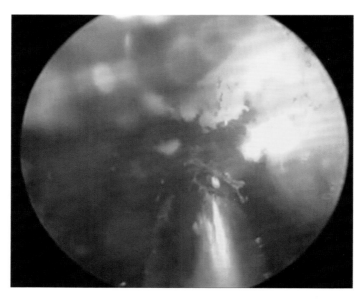

图 13.3.3 高功率快速、分层次汽化前列腺增生组织

（3）120~180 W 汽化精阜两侧前列腺组织、汽化平整腔道创面，形成酒杯样、开放的排尿腔道（图13.3.4）。

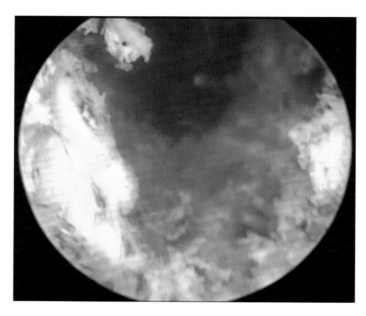

图 13.3.4 修整创面，使腔道表面平整

6. 常见并发症及处理

（1）术后出血：虽然 PVP 手术术后出血比传统手术少，但仍有术后出血的病例。需要进行尿管牵拉压迫止血、持续膀胱冲洗避免血块堵塞尿管。

（2）膀胱痉挛：由于尿管、创面刺激，多数患者术后均有不同程度膀胱痉挛症状，可通过解痉、止痛等治疗缓解。

（3）下尿路症状：拔出尿管后，患者可存在不同程度尿频、尿急、尿痛症状，通过多饮水、增加排尿量和排尿次数，均能缓解；合并泌尿系感染者需要予抗感染治疗。

（4）尿失禁：多为手术损伤尿道括约肌所致，可指导患者行盆底肌功能训练、辅以药物改善膀胱顺应性，如治疗后仍无缓解，可考虑手术治疗。

13.4　腹腔镜根治性前列腺切除术

前列腺癌是男性泌尿生殖系统最常见的恶性肿瘤之一。随着中国人口老龄化，以及血清 PSA 检测的逐渐普及，中国前列腺癌的发病率逐年升高。前列腺癌可选的治疗方案有很多，包括内分泌治疗、放化疗以及根治性手术。

1. 适应证

患者的预期寿命和健康状况是决定手术方案的关键因素。2019 版《中国泌尿外科和男科疾病诊断治疗指南》提出，对于局限性中、低危患者，预期寿命大于 10 年，或局限性高危、局部进展的患者，预期寿命大于 5 年的可行腹腔镜下根治性前列腺切除术。

2. 禁忌证

（1）存在显著增加手术或麻醉风险的疾病，如严重的呼吸、心血管系统疾病、凝血障碍等。

（2）广泛的骨转移或伴其他脏器转移。

3. 手术步骤

腹腔镜下根治性前列腺切除术可选择经腹入路和腹膜外入路。以腹膜外入路为例介绍具体手术步骤。患者一般采取平卧位，双腿略分开约 15°，臀部垫高，头低脚高。穿刺点选择一般为脐下做 3~4 cm 切口建立腹膜外空间，随后放置 10 mm Trocar 作为观察孔；脐下 3~4 cm 两侧腹直肌外缘分别放置 12 mm Trocar 作为操作孔；五孔法操作时另外于左右髂前上棘内侧 3~4 cm 分别放置 5 mm Trocar 作为辅助操作孔（图 13.4.1）。

（1）建立腹膜外空间：于脐下 1 cm 做长约 4 cm 的腹部正中切口，逐层切开皮肤、皮下脂肪至腹直肌前鞘，在腹白线两侧行横切口约 1 cm，左右分别扩张后，用无菌手套及 T 管或导尿管制作气囊放入腹膜外间隙，充气 500 mL 进行扩张从而建立腹膜外空间（图 13.4.2）。

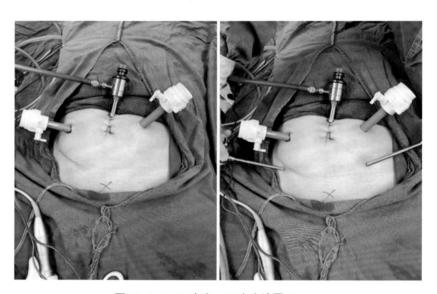

图 13.4.1　三孔法、五孔法放置 Trocar

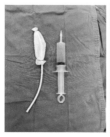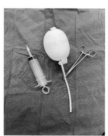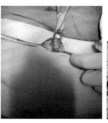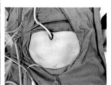

图 13.4.2　简易球囊建立腹膜外空间

（2）打开盆筋膜，缝扎背深静脉复合体（DVC）（图 13.4.3）：成功建立腹膜外空间后，用超声刀切除前列腺、膀胱颈及盆内筋膜表面的脂肪，暴露出前列腺及盆内筋膜。再将前列腺推向左侧，使右侧盆内筋膜保持一定的张力，显露出两者间的空隙，再用超声刀切开盆筋膜。同法打开左侧盆筋膜。需要注意切开盆筋膜的过程中应远离前列腺，避免术中出血，影响术野。两侧分别切开盆筋膜至前列腺尖部、耻骨后方，再用超声刀切断耻骨前列腺韧带，2-0 倒刺线从前列腺尖部凹陷处缝扎 DVC 3 次后打结。

A.

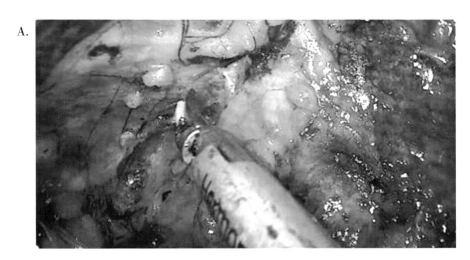

B.

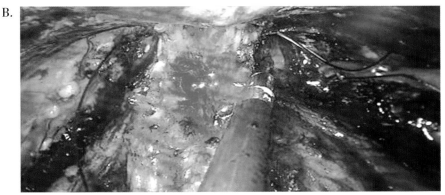

图 13.4.3　打开盆筋膜，缝扎 DVC

（3）离断膀胱颈（图 13.4.4）：牵拉导尿管，通过导尿管水囊的位置可判断出前列腺膀胱交界处。确定好交界部位后在 12 点方向沿膀胱颈和前列腺之间锐性加钝性向两侧分离，切开膀胱颈前唇，可见导尿管及尿道，抽掉水囊后于尿道口向外牵拉导尿管，再用超声刀切断膀胱颈后唇，从而完全离断膀胱颈。

此步需要尽量准确定位膀胱颈，避免膀胱颈开口过大或前列腺组织残留。

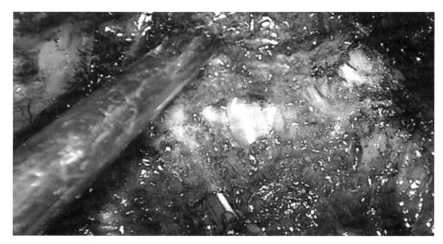

图 13.4.4　离断膀胱颈

（4）寻找精囊（图 13.4.5）：再次向内插入导尿管，于膀胱颈切口处用分离钳拉出，尿道外口处用血管钳夹住导尿管，用分离钳向上按尿道方向牵拉导尿管头部，使前列腺能向上提起。再用超声刀从膀胱颈口 5 点至 7 点切开膀胱前列腺肌，沿精囊后方向钝性加锐性游离，找到右侧输精管，沿输精管走行方向找出右侧精囊，予可吸收夹夹闭后超声刀离断。同法处理左侧输精管及精囊。

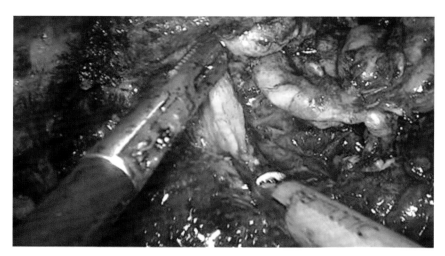

图 13.4.5　寻找精囊

（5）离断前列腺侧韧带（图 13.4.6）：提起输精管，牵拉精囊，暴露腹膜会阴筋膜，超声刀切开后显露前列腺直肠前间隙。再紧贴右侧前列腺包膜向前列腺尖部游离，可吸收夹夹闭后用超声刀离断右侧前列腺侧韧带，直至前列腺尖部，以保留神经血管束。同法处理左侧前列腺侧韧带。

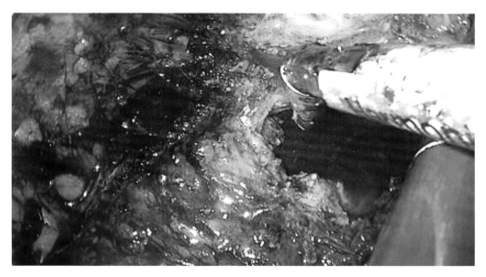

图 13.4.6　离断前列腺侧韧带

（6）保留尿道（图 13.4.7）：用超声刀切断 DVC，需要注意不要切断缝线。用剪刀向下方进行锐性游离，此时尽量保留远端尿道，以方便膀胱颈与尿道吻合，且有利于术后尿控。切开尿道前壁后可见导尿管，于尿道口向外拉出导尿管，剪刀剪断尿道侧壁及后壁。用分离钳夹住前列腺尖部向上方及头端牵拉，暴露出前列腺与直肠的间隙，紧贴前列腺游离，完整切除前列腺。需要注意避免损伤直肠。

A.

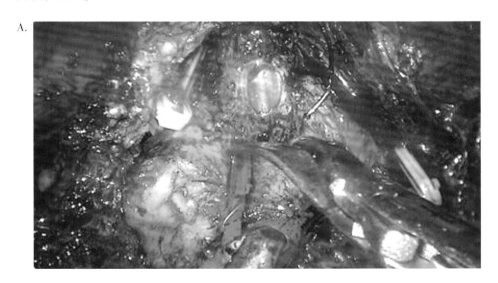

B.

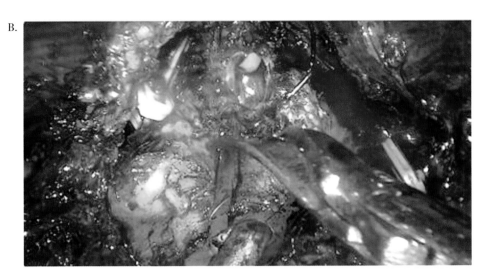

图 13.4.7　保留尿道

（7）吻合膀胱颈与尿道（图 13.4.8）：在膀胱颈 5、6、7、9 点方向由外向内缝合，再由内向外缝合尿道对应的点位。连续缝合 4 针后收紧吻合线，将膀胱颈与尿道牵拉在一起。将 F20 硅胶三腔弯头导尿管插入膀胱，继续缝合膀胱颈 11、12、1、3、5 点方向及对应的尿道点位。收紧缝合线，打结后予可吸收夹固定。导尿管气囊注水 15 mL。可视情况缝合膀胱颈前壁与 DVC 处行膀胱前壁悬吊。经导尿管向膀胱内注水，观察吻合口有无渗漏。吻合时一般采用滑线进行连续缝合，需要注意吻合线的长度，避免过长影响操作，过短无法完成缝合。每针缝合后线不能绕，避免无法拉紧，导致吻合失败。

A.

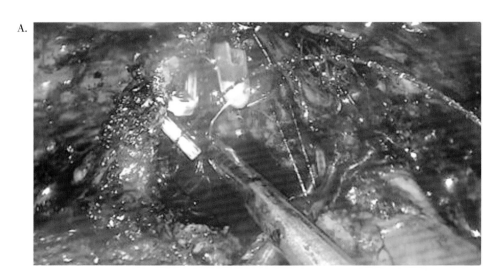

B.

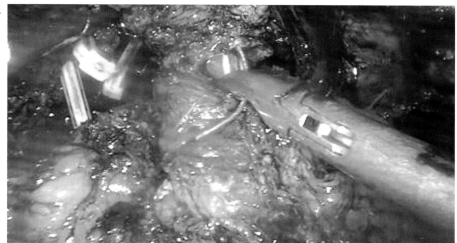

图 13.4.8　吻合膀胱颈与尿道

4. 并发症

（1）出血：打开盆筋膜时，若组织层次界限不清，分离时过于靠近前列腺可能导致出血。缝扎 DVC 时，缝针穿过 DVC 会引起一定的出血，若缝扎不紧，后期切断 DVC 时可能出血。寻找精囊时需要注意精囊动脉，提前用超声刀止血后离断或可吸收夹夹闭后离断，避免直接切断后导致出血。离断前列腺侧韧带过程中也会有一定的出血。

（2）直肠损伤：在分离前列腺后壁时应仔细暴露出前列腺直肠前间隙，紧贴前列腺包膜切除，避免直肠损伤。以尿道断端为顶点，两侧血管神经束为两边组成的三角区域为直肠损伤的好发区域。前列腺切除后一般由台下的助手行直肠指检，观察直肠区域有无破孔，指套有无染血。

13.5　腹腔镜根治性肾切除术

　　根治性肾切除术是治疗肾癌的标准手术之一，手术切除范围包括肾脏、肾周脂肪囊、局部淋巴结和输尿管中上三分之一，包括或不包括肾上腺。随着腔镜技术的发展，目前腹腔镜下根治性肾切除术疗效已与传统开放手术相当，并且在手术并发症方面表现出明显优势。

1. 适应证

（1）不适宜行肾部分切除术的 T1a 肾癌患者。

（2）临床分期 T1b、T2 期肾癌患者。

2. 禁忌证

（1）中晚期肾癌，伴有局部浸润或淋巴转移者。

（2）腹腔脏器有粘连不适合行腹腔镜手术者。

（3）伴有肾静脉或腔静脉瘤栓者。

（4）全身情况不允许者等。

3. 麻醉方式及体位

（1）麻醉方式：全身麻醉。

（2）体位：健侧卧位，建立腰桥。

4. 手术过程

（1）建立后腹腔操作空间后，从腹侧中下部开始清理腹膜外脂肪（图13.5.1），向上游离到顶部，将腹膜外脂肪推向髂窝，在腰大肌旁打开 Gerota 筋膜（图13.5.2）。

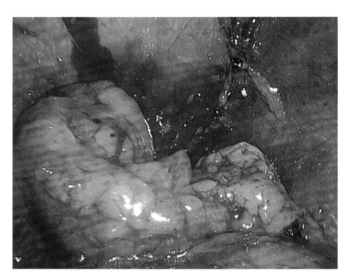

图 13.5.1　分离腹膜外脂肪

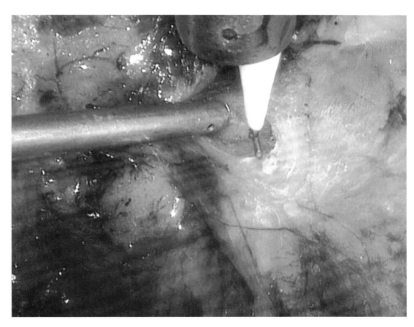

图 13.5.2　打开 Gerota 筋膜

（2）从腹侧在肾周脂肪和肾前筋膜之间的无血管间隙中游离肾脏（图 13.5.3），先分离肾周脂肪囊腹侧面，从中下极开始钝性分离，遇到纤维束则锐性分离。

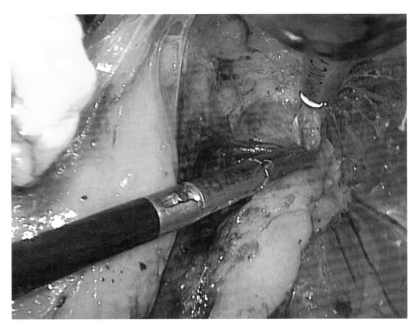

图 13.5.3　游离肾脏中下极

（3）从背侧沿着腰大肌表面和肾周筋膜间的无血管区游离肾脏，从膈下游离至髂窝，在充分游离的情况下即可显露肾动脉，并结扎离断（图13.5.4）。该步是手术的关键。

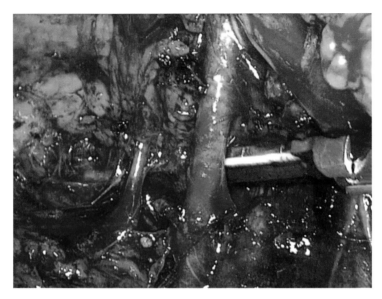

图 13.5.4　分离肾动脉

（4）切断肾脏下极脂肪，向下分离即可显露输尿管，夹闭后离断（图13.5.5），输尿管后方可显露性腺血管。

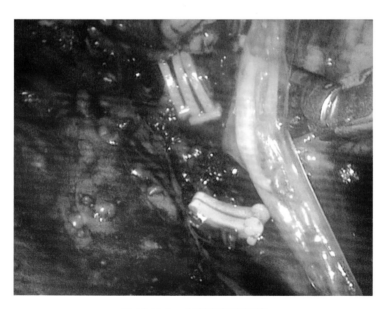

图 13.5.5　分离夹闭输尿管

（5）紧贴肾脏上极将肾脏与周围组织进行分离（图13.5.6），根据肾脏肿瘤的位置选择保留或切除肾上腺。

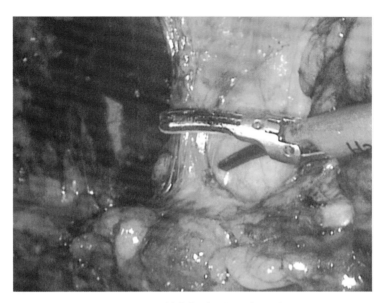

图 13.5.6　游离肾脏上极、肾上腺

（6）游离并处理肾静脉（图13.5.7）。肾脏的腹侧、背侧、上下极均充分游离后，肾脏仅肾静脉与组织相连，用 Hem-o-lok 夹闭肾静脉后离断，切除肾脏。

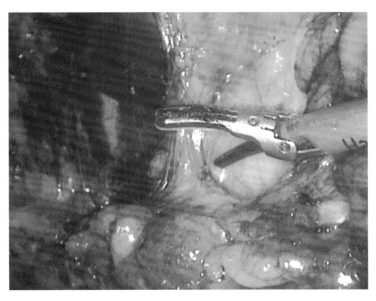

图 13.5.7　游离处理肾静脉

13.6 腔镜纵隔肿瘤切除术

1. 适应证

纵隔内肿瘤种类繁多，包括神经源性肿瘤、胸腺瘤、纵隔生殖细胞瘤以及胸内甲状腺肿，不论肿瘤大小、部位及病理类型如何，都可产生压迫症状或累及邻近重要脏器，一旦确诊，如无明显手术禁忌证，都应尽早手术治疗。

2. 禁忌证

（1）密闭胸和胸膜广泛严重粘连：胸膜广泛粘连、密闭胸，胸腔镜无法进入进行操作。

（2）凝血障碍：有出血倾向、凝血功能障碍的患者。

（3）心肺功能不全：心肺储备功能极差，不能耐受单侧肺通气和全身麻醉的患者。

3. 麻醉方式与体位

（1）麻醉方式：全麻，双腔气管插管或单腔封堵主管插管。

（2）体位：左右侧或平卧位（剑突下入路）。

4. 主要手术步骤

（1）切口：分左、右侧入路及剑突下入路三种方式；切口长 3~4 cm。

（2）打开胸壁：以血管钳分离肋间肌，刺破胸膜，以手指探查胸膜腔，观察是否有胸膜粘连。若有粘连，可用手指分离周围的胸膜粘连，再置入胸腔镜探查（图 13.6.1）。

（3）分离粘连：先用胸腔镜探查纵隔，用超声刀切开胸膜与纵隔肿瘤之间的粘连。

（4）游离肿瘤组织，结扎吻合血管（图 13.6.2）。

（5）放置引流后逐层关胸。

A.

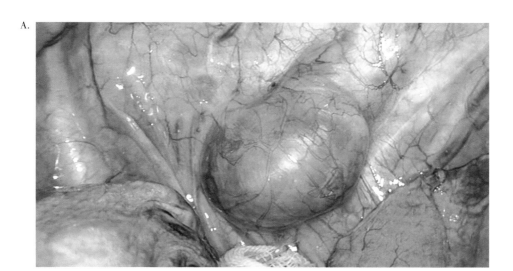

B.

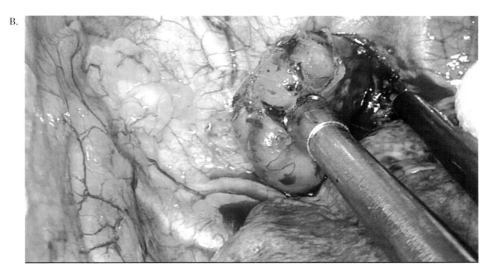

图 13.6.1　置入胸腔镜，找到肿瘤所在位置，超声刀分离粘连和血管

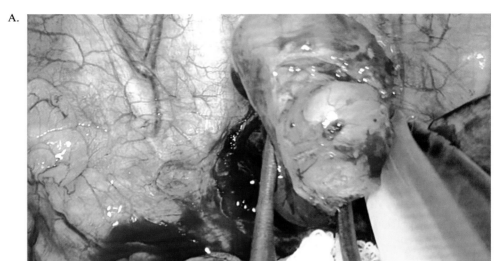

A.

B.

图 13.6.2　肾网袋取出肿瘤组织，再次探查胸腔并予创面止血

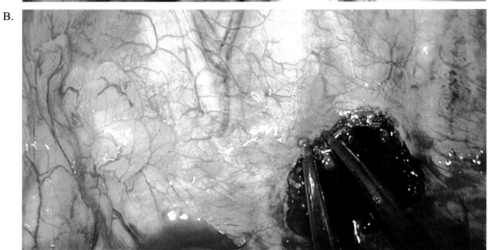

13.7　腔镜食管癌根治术

1. 适应证

（1）根据国际抗癌联盟（UICC）食管癌 TNM① 分期选择：一般没有严重外侵、无远处转移的中早期食管癌。

---

①　T 代表原发肿瘤侵犯食管壁的深度，N 代表食管癌区域内淋巴转移情况，M 代表食管癌向远处转移的情况。

（2）根据肿瘤所在部位选择：一般胸下段、胸中段食管癌选择手术治疗，胸上段一般需要综合评估，严格把控。颈段食管是否手术切除有争议。

2. 禁忌证

（1）UICC 食管癌分期中的 Ⅳ 期患者。

（2）Ⅲ 期（T4）患者：临床、影像学、内镜超声、纤维支气管镜等检查证实肿瘤累及范围广泛，侵及相邻气管、支气管、主动脉、纵隔或心脏，已不可能切除者。

（3）重要脏器功能严重低下，如严重心肺功能不全，不能耐受手术者。

（4）已呈高度恶病质者。

3. 麻醉方式与体位

（1）麻醉方式：全麻，双腔气管插管或单腔封堵气管插管。

（2）体位：左侧卧位，胸腔食管分离后关胸，改平卧位。

4. 手术步骤

以胸腔镜下颈、胸、腹三切口食管癌根治术为例。

（1）胸腔镜游离食管及淋巴结清扫：常规消毒，选取手术切口入路，置入胸腔镜，暴露后纵隔，切开纵隔胸膜，游离上段食管（图 13.7.1），游离奇静脉，结扎（图 13.7.2），分离右下肺韧带，游离下段食管，套扎（图 13.7.3），探查肿瘤位置，清扫周围淋巴（图 13.7.4），游离食管至食管裂孔处。充分止血，将食管放回食管床，放置引流管，关胸。

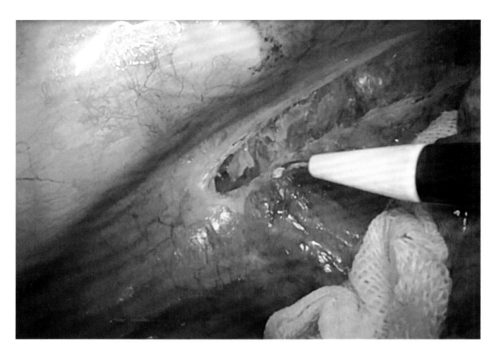

图 13.7.1 切开纵隔胸膜，游离上段食管

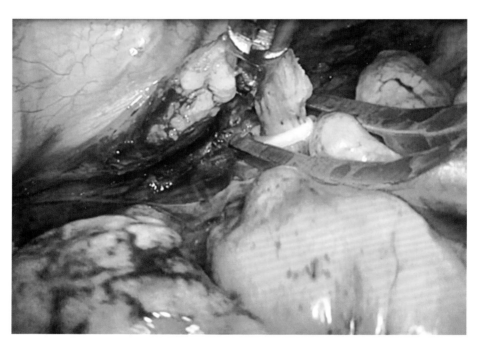

图 13.7.2 游离结扎奇静脉

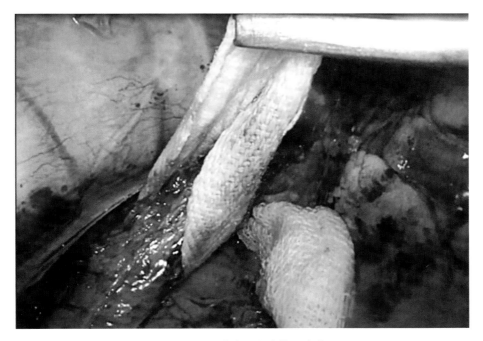

图 13.7.3　游离下段食管，套扎

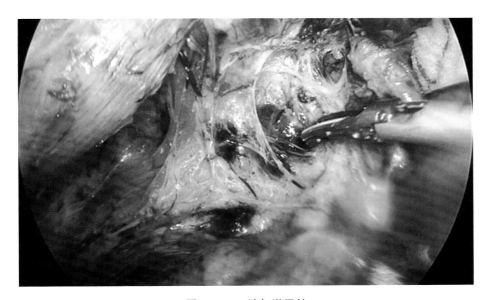

图 13.7.4　清扫淋巴结

（2）上腹正中切口游离胃，以超声刀切断胃大小网膜，要注意避免损伤胃网膜右动脉、脾脏。充分游离胃底、胃体至幽门，结扎胃左静脉并游离膈肌食管裂孔，直线切割器纵行吻合切除胃小弯侧制作管状胃（图 13.7.5），胃底大弯侧做两针牵引，准备行颈部吻合。

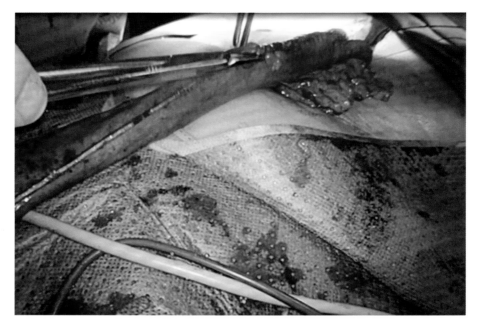

图 13.7.5　直线切割器纵行吻合切除胃小弯侧制作管状胃

（3）取左颈部长约 6 cm 切口，在胸锁乳突肌前方逐层切开隔层肌肉，在颈段肿瘤上缘用荷包钳做一荷包，放入吻合器头，切断食管，两端四线牵引，远端从腹腔引出，移除肿瘤标本。适当扩张食管裂孔，将胃管牵引至颈部，行食管胃颈部吻合，放置胃管、空肠营养管，注水通畅，严格止血，关闭切口。

13.8　腹腔镜左半肝切除术

1. 适应证

（1）局限于左半肝的肝脏良性肿瘤（肝海绵状血管瘤、肝腺瘤、肝囊肿）和恶性肿瘤（肝癌、肝肉瘤、肝转移癌）。

（2）左半肝外伤，较大的血管破裂，使部分肝失去血液供应，大块组织离断、碎裂；肝组织严重挫裂伤，单纯缝合修补不能控制出血或已有严重感染者。

（3）左半肝肝脓肿并存严重出血和长期治疗不愈的慢性厚壁肝脓肿。

（4）局限于左半肝的肝内胆管结石，病变严重，造成肝叶萎缩者。

（5）局限于左半肝的胆道出血，如由恶性肿瘤侵蚀、肝内血管破裂或肝内局限性感染等引起。

（6）局限于左半肝的肝包囊虫病。

2. 禁忌证

（1）肝脏储备功能不全。

（2）合并心、肺、肾等重要脏器功能不全而不能耐受全麻的患者。

（3）难以纠正的凝血功能障碍。

3. 手术步骤

（1）建立气腹，上腹部置 Trocar。

（2）探查腹盆腔、肝脏是否有腹水及转移灶，有无腹腔穿刺副损伤（图 13.8.1）。

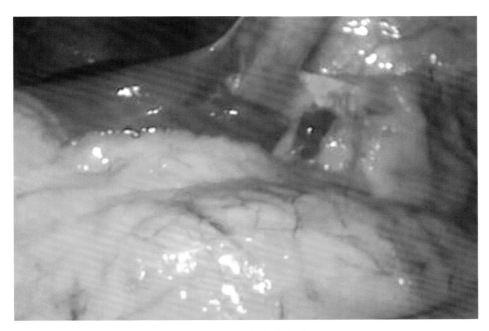

图 13.8.1　探查腹盆腔

（3）解剖第一肝门，分别游离出左肝动脉（LHA）、中肝动脉（MHA）、右肝动脉（RHA），分清有无中肝动脉及中肝动脉的来源，结扎、离断中肝动脉及左肝动脉（图 13.8.2）。

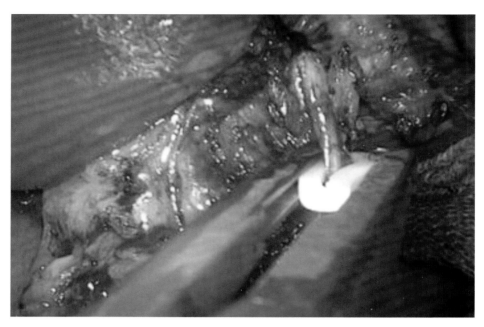

图 13.8.2 结扎、离断左肝动脉

（4）分别游离出门静脉主干（PV）、门静脉左支（LPV）、门静脉右支（RPV），离断 Arantius 管尾侧端，注意保护门静脉发向尾状叶（S1）的分支，结扎、离断门静脉左支（图 13.8.3）。

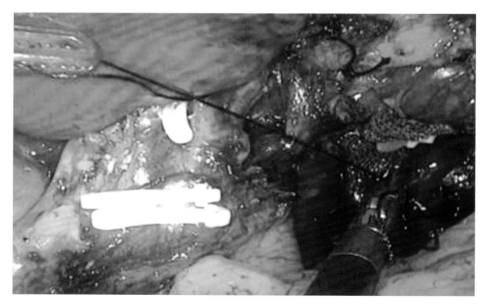

图 13.8.3 结扎、离断门静脉左支

（5）观察左半肝缺血线，并用术中超声探查标记中肝静脉及肝脏预切线。

（6）解剖离断肝周韧带（肝圆韧带、镰状韧带、左三角韧带、左冠状韧带），充分游离左半肝（图 13.8.4）。

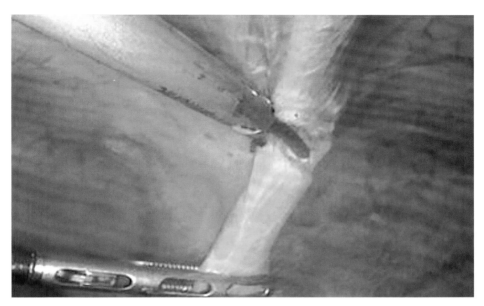

图 13.8.4　解剖离断肝周韧带

（7）解剖第二肝门，离断 Arantius 管头侧端，显露肝上下腔静脉、中肝静脉、左肝静脉共干汇入根部（图 13.8.5）。

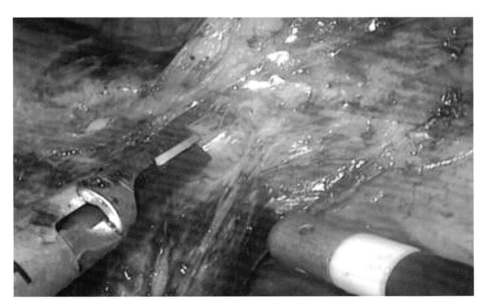

图 13.8.5　解剖第二肝门

（8）第一肝门预置肝门阻断带（图 13.8.6）。

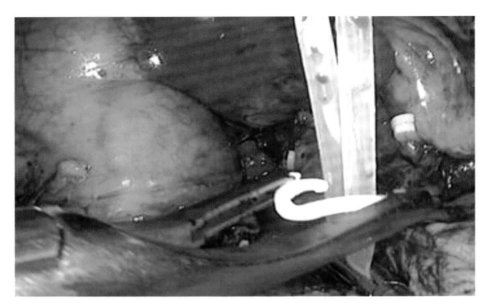

图 13.8.6　第一肝门预置肝门阻断带

（9）超声刀沿缺血线离断肝实质，遇有管道系统保留侧予 Hem-o-lok 结扎，离断侧予钛夹夹闭，逐步显露中肝静脉，沿中肝静脉左侧壁逐渐离断肝实质直至左肝蒂，并予腔内切割闭合器离断左侧肝蒂（图 13.8.7）。

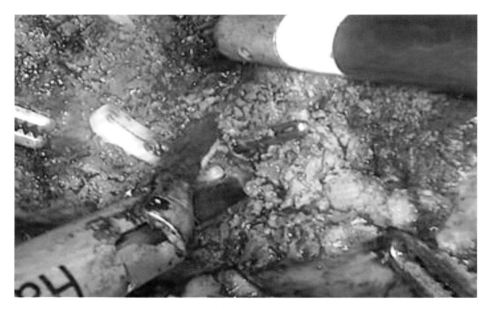

图 13.8.7　超声刀沿缺血线离断肝实质

（10）超声刀继续沿肝中静脉左侧壁向第二肝门离断肝实质，显露左肝静脉根部，予腔内切割闭合器离断、完整切除左半肝（图13.8.8）。

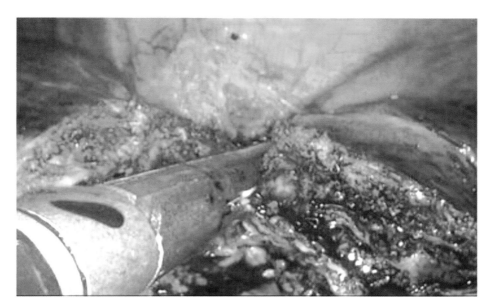

图 13.8.8　离断肝实质，显露左肝静脉根部

（11）肝脏创面严格止血，如有出血予5-0 prolene线缝合止血；肝断面可覆盖"速即纱"、喷洒"倍绣胶"止血（图13.8.9）。

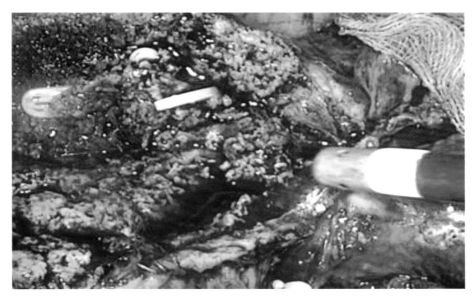

图 13.8.9　肝脏创面严格止血

（12）扩大脐孔，标本袋取出标本，送病理检查，明确肿瘤性质；如为肝内胆管细胞癌（ICC），需要加行胆管切缘快速病理检查及区域淋巴结清扫。

（13）再次建立气腹，置入腹腔镜，检查有无出血及副损伤，肝断面放置腹腔引流管（图 13.8.10）。

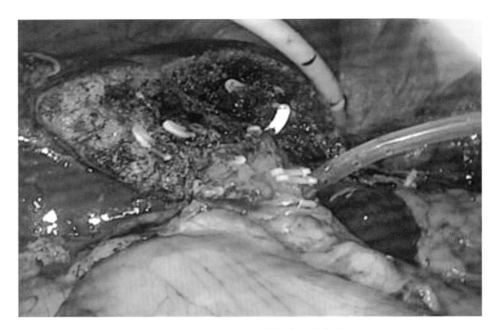

图 13.8.10　肝断面放置腹腔引流管

（14）关闭气腹、撤出腹腔镜，缝闭各 Trocar 孔。

13.9　腹腔镜胰体尾切除术（保留脾脏）

1. 适应证

（1）胰腺体尾部的良性肿瘤及低度恶性肿瘤，如胰腺浆液性囊腺瘤、黏液性囊腺瘤、实性假乳头瘤、内分泌肿瘤等。

（2）病变主要局限于胰体尾部、症状明显的慢性肿块型胰腺炎。

（3）慢性胰腺炎合并胰体尾部假性囊肿。

2. 禁忌证

（1）胰腺恶性肿瘤。

（2）合并心、肺、肝、肾等重要脏器功能不全而不能耐受全麻的患者。

（3）难以纠正的凝血功能障碍。

（4）急性胰腺炎发作期。

3. 手术步骤

（1）建立气腹，上腹部 Trocar 布局见图 13.9.1。

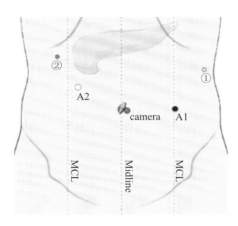

图 13.9.1　Trocar 布局

（2）探查腹盆腔、肝脏是否有腹水及转移灶，有无腹腔穿刺副损伤（图 13.9.2）。

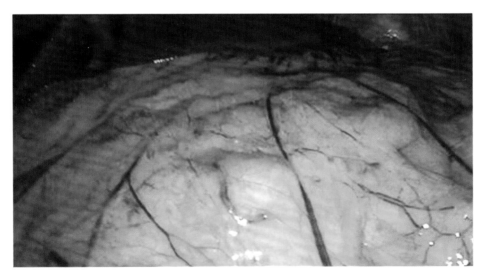

图 13.9.2　探查腹盆腔

（3）超声刀打开胃结肠韧带，左侧至脾结肠韧带处、右侧至胃幽门下，注意保护胃大弯血管弓（图13.9.3）。

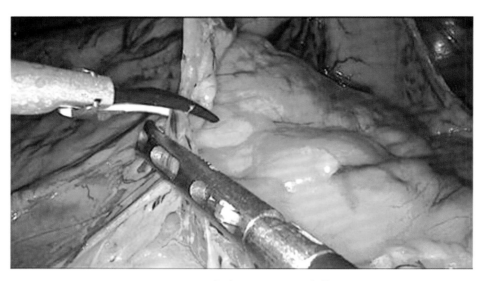

图 13.9.3　超声刀打开胃结肠韧带

（4）超声刀打开胃胰皱襞，全程充分显露胰腺（图13.9.4）。

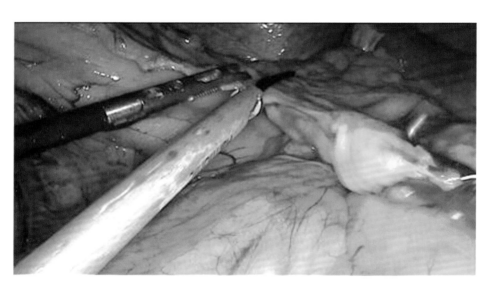

图 13.9.4　超声刀打开胃胰皱壁

（5）使用腔镜超声探查胰腺肿瘤（图13.9.5），如考虑恶性肿瘤，需要中止腹腔镜下保留脾脏的胰体尾切除术，改行腹腔镜下顺行模块化胰脾切除术（LRAMPS）。

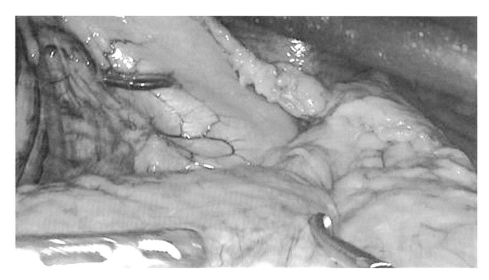

图 13.9.5　探查胰腺肿瘤

（6）超声刀解剖胰腺下缘，右侧至显露肠系膜上静脉（SMV）及肠系膜下静脉（IMV）汇合处，左侧至显露胰腺尾部及脾门（图 13.9.6）。

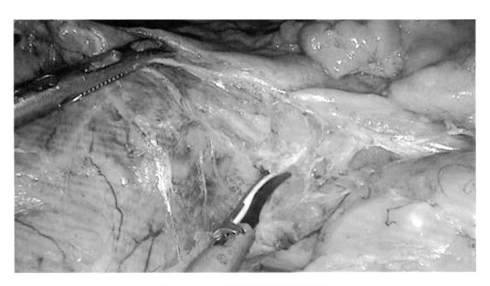

图 13.9.6　超声刀解剖胰腺下缘

（7）解剖胰腺后缘，显露脾静脉（SpV）；结扎、离断胰腺汇入脾静脉的小静脉，逐步分离胰腺与脾静脉之间的间隙，从而游离脾静脉；右侧显露肠系膜上静脉（SMV）与脾静脉（SpV）汇合处，并打通胰颈后方通道；左侧游离胰尾部，并显露脾门（图 13.9.7）。

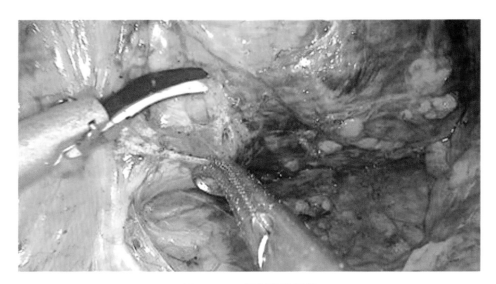

图 13.9.7　解剖胰腺后缘

（8）解剖胰腺上缘，显露、悬吊脾动脉（SpA）（图 13.9.8）。

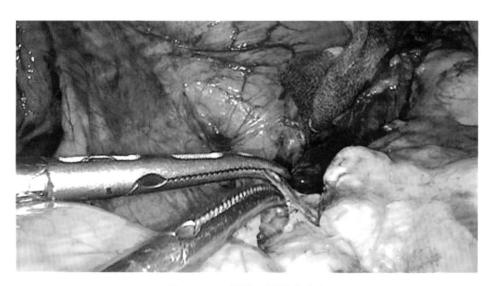

图 13.9.8　显露、悬吊脾动脉

（9）超声刀离断胰腺颈部，注意保护脾动脉（SpA）及脾静脉（SpV）（图
13.9.9）。

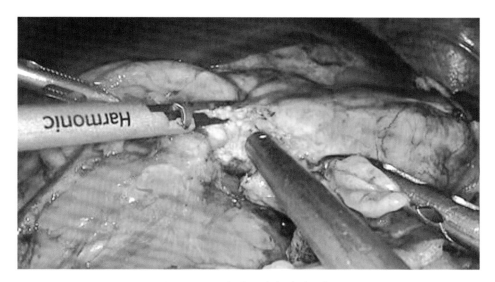

图 13.9.9　超声刀离断胰腺颈部

　　（10）提起胰腺远端，向左侧解剖胰腺上缘，结扎、离断脾动脉（SpA）发向胰腺的胰背动脉（DPA），沿着胰腺与脾动静脉之间的间隙完整切除胰体尾部（图 13.9.10）。

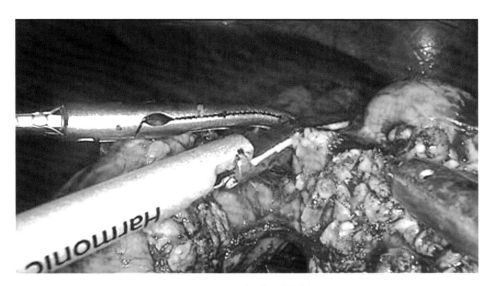

图 13.9.10　切除胰体尾部

　　（11）处理胰腺近端，游离胰腺近端与脾动静脉之间的间隙、控制在 1～2 cm，予腔内切割闭合器闭合离断近端，如有出血，予 5-0 prolene 线缝合止血（图 13.9.11、图 13.9.12）。

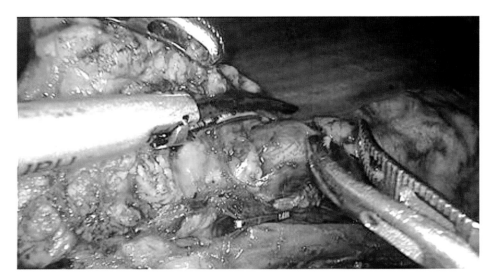

图 13. 9. 11　游离胰腺近端与脾动静脉之间的间隙

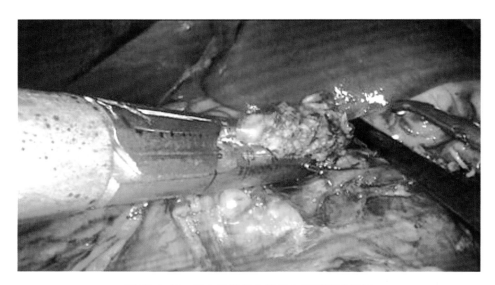

图 13. 9. 12　腔内切割闭合器闭合离断胰腺近端

（12）检查脾动静脉有无出血，如有出血，予 5-0 prolene 线缝合止血（图 13. 9. 13）。

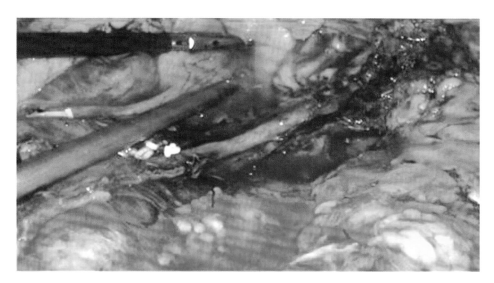

图 13. 9. 13　检查脾动静脉有无出血

（13）扩大脐孔，标本袋取出标本，送快速病理检查，明确肿瘤性质；如为恶性肿瘤，需要改行腹腔镜下顺行模块化胰脾切除术（图 13. 9. 14）。

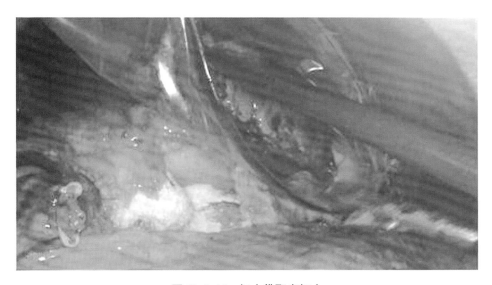

图 13. 9. 14　标本袋取出标本

（14）再次建立气腹，置入腹腔镜，检查有无出血及副损伤，胰床放置腹腔引流管（图 13. 9. 15）。

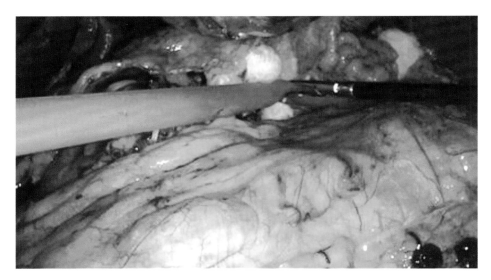

图 13.9.15 胰床放置腹腔引流管

（15）关闭气腹、撤出腹腔镜，缝闭各 Trocar 孔。

13.10 腹腔镜根治性远端胃大部切除术

1. 适应证

（1）胃癌肿瘤浸润深度<T4a 期并可达到 D2 根治性切除术的胃中下部癌。

（2）胃癌术前分期为Ⅰ、Ⅱ、ⅢA 期。

2. 禁忌证

（1）肿瘤广泛浸润周围组织。

（2）胃癌急诊手术（如上消化道大出血）。

（3）有严重心、肺、肝、肾疾病，不能耐受手术。

（4）凝血功能障碍。

（5）妊娠期患者。

（6）不能耐受 CO_2 气腹。

3. 体位及显示屏摆放

取头高平卧位，两腿分开，右上肢内收贴近躯干。当采用单独一台显示器时，该显示器置于患者头侧；如有两台显示器，则一台置于患者头侧偏左侧，另一台置于患者头侧偏右侧。

4. 术者站位

清扫幽门下、上区域时，主刀站在患者左侧，一助站在患者右侧；完成十二指肠上动静脉离断后，主刀和一助交换位置。扶镜手全程站于患者两腿间。

5. 穿刺器布局

脐上白线 10 mm 切口作为观察孔，脐上 2 cm 右侧腹直肌旁 12 mm 切口作为主操作孔，其余操作孔为脐上 2 cm 左侧腹直肌旁 5 mm 切口，两侧腹季肋部 5 mm 切口，季肋部切口位于两侧腹直肌旁切口外侧各 2~3 cm 处。

6. 主要手术步骤

（1）采用荷包线（带针的尼龙线）或以疝气钩针和丝线悬吊肝圆韧带，协助显露（图 13.10.1）。

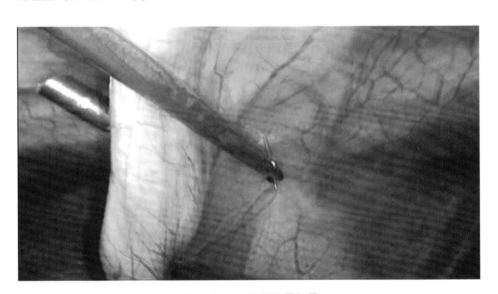

图 13.10.1　悬吊肝圆韧带

（2）幽门下区淋巴结清扫：助手双手向头腹侧牵拉大网膜，主刀左手向尾侧背侧牵拉横结肠，构成"三角牵拉"，贴近左侧横结肠切开大网膜，进入网膜囊。向右侧扩展至胃结肠韧带和横结肠系膜前叶融合形成的融合筋膜。助手左手向腹侧提拉胃网膜右血管蒂，右手向尾侧牵拉横结肠。于融合筋膜后方的疏松间隙内潜行分离可自然显露副结肠右静脉及胰十二指肠前上静脉，沿胰十二指肠前上静脉表面离断融合筋膜，显露十二指肠降部。切开胰前筋膜，显露胃十二指肠动脉，于胰腺表面向右侧及头侧分离清扫，沿胰十二指肠前上静脉分离显露胃结肠共干和胃网膜右静脉，根部夹闭并离断胃网膜右及幽门下静脉。继续于胰腺表面向头侧分离，显露胃网膜右动脉（图 13.10.2），明确其于胃十二指肠动脉的分叉部后根部夹闭并离断，同法于附近显露并离断幽门下动脉。向头侧游离至十二指肠下缘。转向融合筋膜腹侧，沿十二指肠下缘分离融合筋膜至幽门左侧。通过上述步骤，完成幽门下区淋巴结清扫。

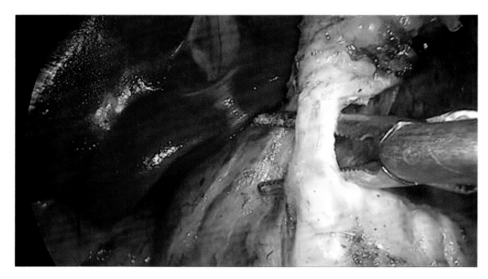

图 13.10.2　显露胃网膜右动脉

（3）游离胃大弯：主刀与助手换位。助手右手协同主刀左手牵拉展平胃结肠韧带，助手左手向尾侧牵拉横结肠。主刀由右向左继续切除大网膜，于胰尾下缘显露胃网膜左血管根部（图 13.10.3），向远心端游离，分离淋巴脂肪组织，显露脾下极血管分叉后，于其远心端夹闭离断胃网膜左血管。继续向头侧分离，离断一两支胃短血管后向胃大弯侧分离离断大网膜。助手右手协同主刀左手牵拉展平胃大弯，助手左手向尾侧牵拉胃结肠韧带，于预定切缘向近端游离胃大弯。

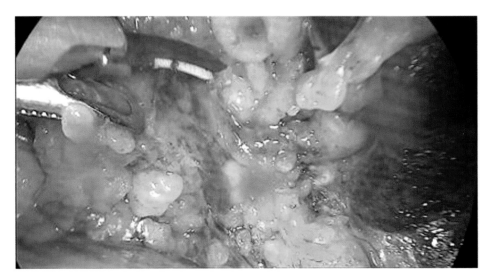

图 13.10.3　显露胃网膜左血管

（4）幽门上区淋巴结清扫：助手牵拉幽门上方的肝胃韧带，主刀左手向尾侧牵拉胃窦，贴近十二指肠球部离断十二指肠上动静脉，于幽门下区分离面相汇合。助手向左牵拉胃及肝胃韧带，主刀于肝固有动脉右侧向头侧切开肝十二指肠韧带。显露肝左右动脉分叉部，近肝脏离断肝胃韧带，进入网膜囊。沿肝固有动脉表面和左侧剥离淋巴脂肪组织，显露胃右动静脉根部（图 13.10.4），夹闭并离断。显露门静脉左侧壁，清扫其左侧淋巴脂肪组织。沿肝总动脉清扫其头侧、表面及胰头表面淋巴脂肪组织，显露胃左静脉，于肝总动脉上缘水平夹闭并离断。

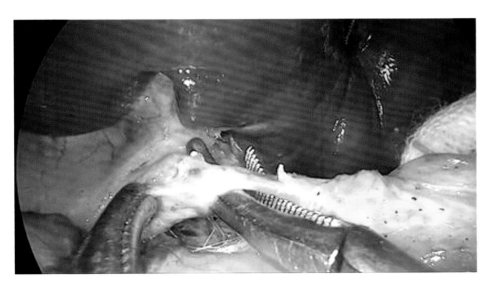

图 13.10.4　显露胃右动静脉根部

（5）胰腺上缘淋巴结清扫：助手右手向腹侧提拉胃左血管蒂，左手将胰腺向尾侧拖拽，主刀于胰腺上缘由右及左切开胰腺背膜至胃后血管，进入胃胰皱襞后方的无血管区，向内侧及头侧钝锐性结合分离，内侧至左侧膈肌角，外侧至胃体小弯侧。沿脾动脉由左及右分离至胃左动脉左侧。沿幽门上区手术平面向左侧及头侧分离，显露左侧膈肌角及胃左动脉右侧，游离胃左动脉根部，夹闭并离断。继续向头侧分离，清扫腹腔干周围淋巴结，并游离左侧膈肌角表面脂肪淋巴组织（图 13.10.5）。

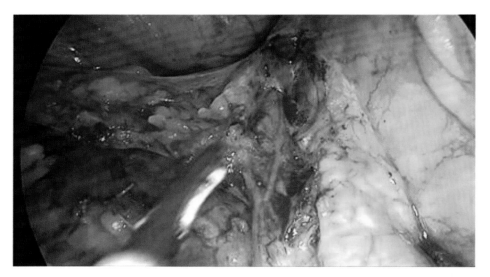

图 13.10.5　胰腺上缘淋巴结清扫

（6）游离胃小弯侧：助手提拉胃体，将胃后壁面向尾侧展开，使胃小弯与主刀超声刀走行方向平行。主刀以超声刀贴近胃壁切开胃小弯背侧腹膜，离断胃左血管后支。将胃放平，助手牵拉胃体前壁，同法切开胃小弯腹侧腹膜，离断胃左血管前支。由左侧膈肌角向贲门右侧清扫，主刀左手牵拉肝胃韧带，由近端向远端游离胃小弯（图 13.10.6）。

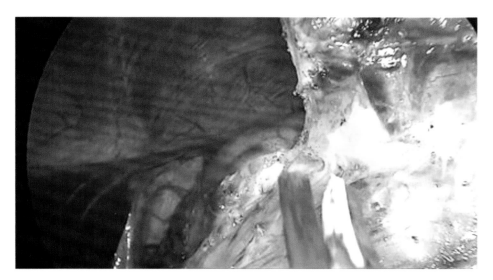

图 13.10.6　游离胃小弯

（7）Roux-en-Y 消化道重建：用腔内直线切割闭合器于幽门远端约 2 cm 处离断十二指肠，十二指肠残端行荷包包埋。根据病灶位置及术前临床分期确定近端切缘（T1 期距离肿瘤至少 2 cm，T2 期以上至少 3 cm，进展期至少用 5 cm），用腔内直线切割闭合器自胃小弯侧离断闭合，保留大弯胃壁 2~3 cm 的胃壁暂不离断（图 13.10.7）。于距屈氏韧带约 20 cm 处贴近肠壁系膜缘无血管区开一小口。于该小口近端对系膜缘及胃近端离断线对应远端胃大弯约 1 cm 各开一小口，小肠远端对应胃大弯近端，用腔内直线切割闭合器行胃大弯空肠对应系膜缘侧侧吻合（图 13.10.8）。腔内直线切割闭合器钉仓自空肠系膜切口置入，于共同开口近端离断空肠及残留胃壁（图 13.10.9）。将近端空肠和胃肠吻合口远端 25~30 cm 处空肠用腔内直线切割闭合器行对应系膜缘侧侧吻合，手工缝合或以腔内直线切割闭合器闭合共同开口。

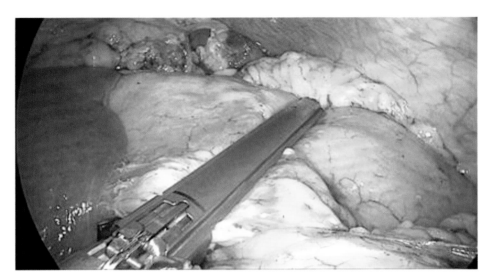

图 13.10.7 自胃小弯侧离断大部分胃体

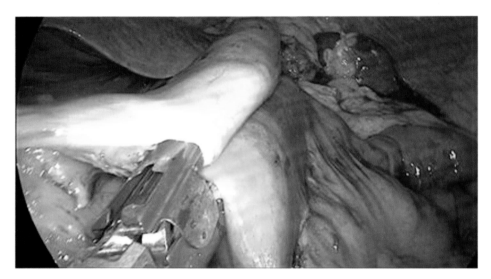

图 13.10.8 胃空肠吻合

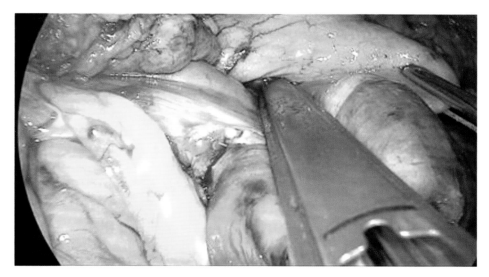

图 13.10.9　离断剩余胃体及吻合口近端空肠

13.11　腹腔镜右半结肠切除术

1. 适应证

（1）结直肠良恶性肿瘤患者。

（2）家族性腺瘤性息肉病、便秘患者需要行全结直肠或次全结肠切除术者。

2. 相对禁忌证

（1）高龄患者，尤其是 80 岁以上患者需要谨慎对待。

（2）肿瘤比较大的患者，一般直径大于 5 cm 者不推荐腹腔镜手术。

（3）多次腹部手术史或腹膜炎，高度怀疑腹腔内粘连严重的患者。

（4）心肺功能异常，不能耐受全麻和气腹的患者。

（5）晚期肠癌，无法根治者。

3. 术前准备

常规腹部手术准备，包括清洁、备皮等，禁食水，纠正水、电解质紊乱和酸碱失衡，预防性使用抗生素。营养不良者，需要在围手术期进行营养支持，纠正低蛋白血症。

4. 麻醉方式与体位

（1）麻醉方式：气管插管，全身麻醉。

（2）体位：平卧或头低脚高（10°~15°），双臂收纳于躯干两侧，两腿分开呈"大"字型体位。

5. 手术区布局

（1）主刀位于患者左侧，手术助手位于患者右侧。

（2）扶镜手位于患者两腿之间。

（3）洗手护士位于患者脚端，偏于手术助手右侧。

6. 手术步骤

（1）消毒范围：上至剑突，两侧至腋中线，下至大腿根部上 1/3。

（2）穿刺孔布局：观察孔位于脐下三指，套管选用 10 mm；左侧锁骨中线脐上 6 cm 和脐下 4 cm 分别放置 12 mm 和 5 mm 套管；右侧锁骨中线脐上 6 cm 和平脐处分别放置 5 mm 套管；腔镜监视下放置，避免误伤内脏及腹壁血管。

（3）探查（图 13.11.1）：进腹腔后探查腹腔内全貌，判断有无腹腔内转移结节或其他脏器转移情况。

（4）清扫淋巴结（图 13.11.2）：以回结肠血管下缘为起点，显露肠系膜上静脉，解剖肠系膜上静脉的

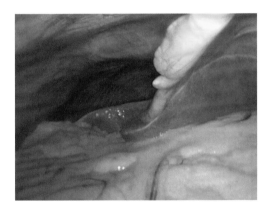

图 13.11.1　探查腹腔

属支，包括回结肠血管、右结肠血管、胃结肠干等，清扫肠系膜上静脉分布的淋巴结。解剖结肠中动脉，清扫 223 组淋巴结，根据肿瘤位置决定是否离断结肠中动脉主干或右支。

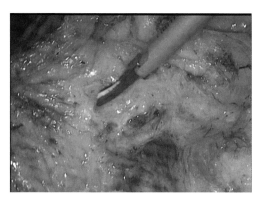

图 13.11.2 清扫淋巴结

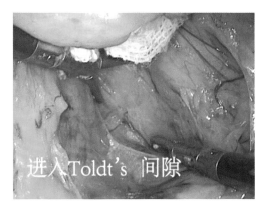

进入Toldt's 间隙

图 13.11.3 结肠系膜切除

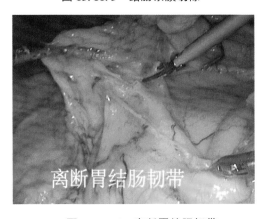

离断胃结肠韧带

图 13.11.4 离断胃结肠韧带

（5）完整结肠系膜切除（图 13.11.3）：沿回结肠血管下缘切开，进入 Toldt's 间隙，准确找到间隙，行结肠系膜完整切除，保留十二指肠前筋膜，沿此层面顺势向外拓展，向内侧显露胰头部位，更加充分地暴露肠系膜上静脉的属支，注意勿损伤十二指肠。

（6）右半结肠游离：根据肿瘤位置定位远侧结肠切缘，分离横结肠系膜至肠壁切除点；切除右侧大网膜；沿胃网膜血管弓外分离胃结肠韧带（图 13.11.4），向外侧继续分离肝结肠韧带，至结肠外侧腹膜；切开回结肠反折腹膜，至右侧结肠侧腹膜，完整游离右半结肠。

（7）消化道重建（图 13.11.5）：距回盲部 10~15 cm 游离小肠系膜，并裸化肠管，同时裸化远端结肠切缘，再次确认右半结肠是否完整游离后，行腹部正中辅助小切口取出标本，随后进行小肠-结肠端侧吻合。在熟练掌握腔镜技术的情况下，也可选择行全腔镜下重建消化道，一般行小肠-结肠侧侧吻合，并缝合共同开口。

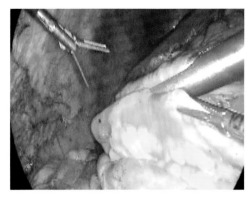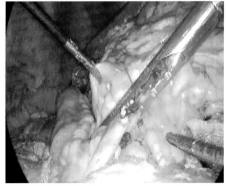

图 13. 11. 5　消化道重建

7. 术中注意要点

（1）严格遵循无瘤技术原则，防止医源性肿瘤播散，特别是对于侵及浆膜层的肿瘤；游离结肠系膜时注意勿损伤十二指肠、输尿管、性腺血管、右肾等。

（2）肠系膜上静脉的充分显露是右半结肠根治术的关键步骤，因个体差异情况，有些患者的静脉属支较多，需要仔细操作，防止大出血。

（3）对于 D3 淋巴结清扫的范围，目前存在两种观点，分别是以静脉为导向和以动脉为导向，动脉导向是指沿肠系膜上动脉左侧开始清扫淋巴结，目前国内也有相关临床研究在开展，大部分外科医师还是以静脉导向入路进行淋巴结清扫。

（4）因淋巴结清扫时离断回结肠血管，小肠末端的血供有时会有影响，吻合时需要注意吻合口血供情况，避免吻合口瘘的发生；而系膜裂孔是否关闭，无统一的意见，可根据个人判断决定是否关闭系膜裂孔。

（5）淋巴漏在右半结肠根治术后较为多见，大部分无特殊症状，单纯引流即可，建议术中清扫淋巴结时，管道结构尽量多结扎，术后尽量不要或少量进食油脂类食物。

13.12　无充气腋窝入路腔镜甲状腺手术

1. 适应证

（1）需手术的甲状腺结节、腺瘤等良性病灶，最大径 ≤6 cm（囊性可放宽至 8 cm）。

（2）需手术的甲状腺功能亢进患者，且甲状腺肿大不超过Ⅱ度。

（3）分化型甲状腺癌同时满足以下情况：① 原发灶最大径<4 cm；② 无腺外侵犯或仅突破甲状腺前包膜的微小外侵病灶或微小侵犯胸骨甲状肌；③ cN0或 cN1 且转移淋巴结无相互融合、固定；一般推荐单侧腋窝入路行患侧甲状腺及淋巴结手术，同时可由经验丰富的医师实施对侧甲状腺手术，或选择双侧腋窝入路。

2. 禁忌证

（1）伴严重合并症而无法耐受全麻或常规手术体位者。

（2）既往有患侧颈部手术史、放疗史或热消融治疗史。

（3）实质性的良性病灶较大（直径≥6 cm），Ⅲ度肿大的甲状腺功能亢进，胸骨后甲状腺肿。

（4）分化型甲状腺癌明显腺外侵犯，如侵犯喉返神经、喉、气管、食管等。

（5）分化型甲状腺癌伴上纵隔淋巴结转移或转移淋巴结融合、固定。

3. 麻醉方式与体位

（1）麻醉方式：经口插管全麻。

（2）体位：患者垫肩仰卧位，头稍转向健侧，患侧上肢自然外展（60°~90°），暴露腋窝并固定。

4. 主要手术步骤

（1）手术人员位置：主刀医师位于患者手术侧外展上肢的尾侧，助手坐于患者手术侧外展上肢的头侧扶镜，器械台及洗手护士位于患者手术侧，腔镜显示屏置于患者健侧。

（2）切口设计：通常采用由内上至外下方向、腋窝自然皮纹皱褶切口，长度 3.5~4.5 cm，作为手术主要操作切口，置入腔镜和操作器械。同时，在该切口下方 3.0~4.0 cm，行 0.5 cm 切口置入 5 mm Trocar 作为辅助操作切口（图13.12.1）。

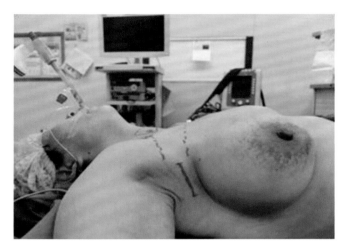

图 13.12.1 切口设计

（3）手术空间建立：无充气腋窝入路腔镜甲状腺手术空间的建立，主要采用颈部自然间隙，利用专门的拉钩悬吊系统维持稳定良好的手术空间，而无须 CO_2 的介入。空间建立过程包括三个阶段。

第一阶段：胸前空间的建立（图 13.12.2）。切开皮肤后，助手利用拉钩牵拉切口、电刀直接游离到胸大肌表面，沿胸大肌肌膜表面间隙向头侧游离皮瓣，直至越过锁骨水平，内侧游离到胸锁乳突肌胸骨头附近，外侧游离时要避免损伤颈外静脉和锁骨上神经。

第二阶段：游离胸锁乳突肌胸骨头和锁骨头肌间隙，分离此间隙，上界至甲状软骨下缘水平，下界至胸锁乳突肌胸骨头附着处，在游离过程中要注意识别和保护颈内静脉，同时识别和显露出重要的解剖结构——肩胛舌骨肌（图 13.12.3）。

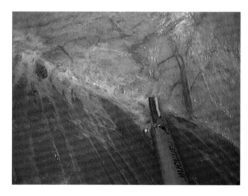

图 13.12.2　胸前空间的建立

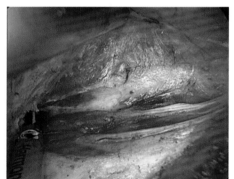

图 13.12.3　显露肩胛舌骨肌

第三阶段：游离颈前带状肌与甲状腺表面间隙，显露范围的外界为颈动脉鞘，下界至胸骨上切迹，上界至甲状腺上极，重新调整悬吊拉钩位置，在器械引导或直视下将拉钩置入带状肌后方，建立稳定的后续手术操作空间（图13.12.4），注意在此阶段中保护颈内静脉和舌下神经襻。

（4）切除甲状腺（图13.12.5）：手术空间建立后，首先识别和解剖显露喉返神经，如使用术中神经监测技术，可有助于喉返神经的显露和功能保护。根据手术者的习惯顺序分别处理甲状腺上极或下极，使用能量器械移行凝闭切割处理上下极血管，沿喉返神经路径解剖至入喉处，切除入喉处腺体、离断悬韧带，最后切除甲状腺峡部和椎体叶。在这个过程中要同时注意保护甲状腺上、下旁腺和喉上神经，超声刀等能量器械安全距离要超过 3 mm，避免功能刀头直接接触重要解剖结构。

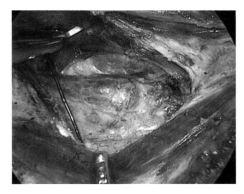
图 13.12.4　建立手术操作空间

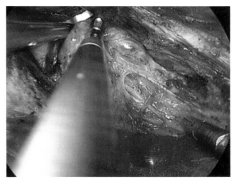
图 13.12.5　切除甲状腺

（5）清扫中央区淋巴结（图13.12.6）：根据手术者的习惯，中央区淋巴结清扫可在腺叶切除以后进行，也可与腺叶一并切除。如果手术前已经有病理学依据诊断为甲状腺癌，无充气腋窝入路手术更适合腺叶和淋巴结的整体切除。

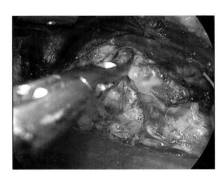
图 13.12.6　清扫中央区淋巴结

先解剖出喉返神经，在颈总动脉内侧凝闭离断甲状腺下动、静脉，如果是右侧，建议先清扫喉返神经深面淋巴结，继续解剖神经全程，清扫气管侧方及气管前（胸骨切迹上）区域淋巴结。将气管食管旁淋巴结、气管前淋巴结连同患侧甲状腺叶及峡部一起切除，最后清扫喉前淋巴结。

13.13 腔镜辅助颈侧区淋巴结清扫术

1. 适应证

（1）分化型甲状腺癌合并颈侧区淋巴结转移患者。

（2）原发灶及转移灶未广泛侵犯邻近重要的组织和器官，包括喉、气管、食管、颈动脉或颈内静脉等。

（3）转移淋巴结最大直径≤3.0 cm、Ⅱ区转移淋巴结无融合及囊性变、Ⅴa区或Ⅰ区无淋巴结转移。

2. 禁忌证

（1）分化型甲状腺癌明显腺外侵犯，如侵犯喉返神经、喉、气管、食管等。

（2）分化型甲状腺癌伴上纵隔淋巴结转移或转移淋巴结融合、固定。

3. 麻醉方式及体位

（1）麻醉方式：经口插管全麻。

（2）体位：患者垫肩仰卧位，头稍转向健侧并将下颌轻微抬起。

4. 主要手术步骤

（1）手术人员位置：主刀医师位于患者手术侧的对侧，扶镜助手和其他拉钩助手位于患者手术侧同侧，器械台及洗手护士位于患者手术对侧，腔镜显示屏置于患者头侧。

（2）切口设计：通常采用低位皮纹横切口，4~6 cm。

（3）游离皮瓣：范围上界为下颌骨下方一横指，下界为锁骨上缘水平，外侧界为胸锁乳突肌前缘，内侧界为颈中线。

（4）打开胸锁乳突肌前缘及内侧缘，解剖颌下腺和二腹肌后腹（图13.13.1），此为Ⅱ区清扫的上界，过程中要避免损伤面静脉。

（5）在胸锁乳突肌内侧缘中上1/3处识别副神经后，360°全程游离副神经至二腹肌后腹下缘水平（图13.13.2）。

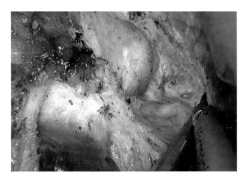

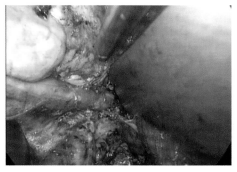

图 13.13.1 解剖颌下腺和二腹肌后腹　　图 13.13.2 360°游离副神经

（6）在副神经进入胸锁乳突肌下方约 1.5 cm 处识别颈丛神经，并逆行解剖至神经根处，过程中注意彻底清扫颈丛神经分支间淋巴结（图 13.13.3）。

（7）Ⅱa 区淋巴结清扫：Ⅱ区淋巴结上界为二腹肌后腹，下至舌骨体下缘水平，以副神经为界，分为 Ⅱa、Ⅱb 两个亚区，副神经前下方为 Ⅱa 区，副神经后上方为 Ⅱb 区。在 Ⅱa 区通常会存在比较多的肿大淋巴结，同时有很多重要结构要避免损伤，包括甲状腺上动静脉、面静脉、舌下神经和神经降支等（图 13.13.4）。

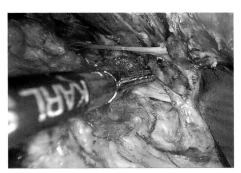

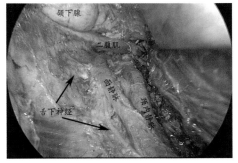

图 13.13.3 清扫颈丛神经分支间淋巴结　　图 13.13.4 Ⅱa 区淋巴结清扫

（8）Ⅱb 区淋巴结清扫：清扫 Ⅱb 区前需要 360°游离副神经，目的是避免神经对于清扫视野的遮挡，然后用特制长拉钩将副神经和胸锁乳突肌向外侧牵拉，同时将颈内静脉向内侧牵拉，形成组织张力。在 Ⅱb 区清扫时要注意超声刀刀头和刀杆对于副神经的热损伤风险（图 13.13.5）。

（9）Ⅳ区和Ⅴb 区淋巴结清扫：此部分可在直视或腔镜视野下操作，助手将颈内静脉充分拉向内侧，避免静脉深面的淋巴结残留，注意暴露迷走神经和颈总动脉，在静脉角附近多采用结扎操作，单纯超声刀游离有增加淋巴瘘的风险，整个清扫过程中紧贴椎前筋膜进行，可以避免损伤膈神经和臂丛神经（图13.13.6）。

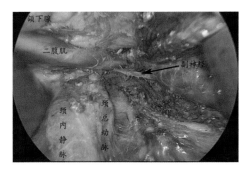

图 13.13.5　IIb 区淋巴结清扫

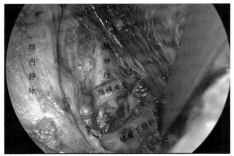

图 13.13.6　IV 区和 Vb 区淋巴结清扫

13.14　腹腔镜胆囊切除术

自 1987 年法国外科医师首次报道腹腔镜下胆囊切除术（laparoscopic cholecystectomy，LC）至今，历经 30 余年的发展，LC 已成为国内外胆囊切除手术的"金标准"。LC 具有手术创伤小、手术时间短、术中出血量少、术后康复快等优点，目前已在国内各级医院广泛开展。随着高清腹腔镜、3D 腹腔镜、荧光腹腔镜的出现，LC 手术视野的清晰度也不断提升，手术安全性不断提高。但同时也需要注意，LC 手术看似简单易学，但术中胆管损伤依然防不胜防。胆管损伤是 LC 术中最严重的并发症，发生率为 0.3%～0.5%，可继发胆漏、胆管梗阻、胆汁性腹膜炎、化脓性胆管炎、脓毒血症、多器官功能障碍综合征等严重后果。因此，多数腹腔镜培训基地也将 LC 视为腹腔镜培训的重点内容。

1. 适应证

（1）胆囊结石。

（2）胆囊良性肿瘤（良性息肉、肌腺症、腺瘤）。

（3）瓷化胆囊。

（4）急（慢）性胆囊炎反复发作。

2. 禁忌证

（1）疑似或确诊胆囊恶性肿瘤。

（2）不能耐受全身麻醉或气腹者。

（3）中、后期妊娠。

（4）合并严重糖尿病、高血压、肺部疾病、肾脏疾病。

（5）伴有凝血功能障碍。

3. 手术操作要点

（1）清晰解剖胆囊三角：解剖胆囊三角（图13.14.1、图13.14.2），仔细分离并辨认各管道结构，不轻易离断未经确认的管道。注意有无解剖变异，例如胆囊管左侧汇入胆总管、副右肝管，右肝动脉异位于胆囊三角，胆总管向右侧折角偏斜等。当三角区炎症重、无法清晰解剖显露时，可先逆行切除胆囊，再分离三角区。

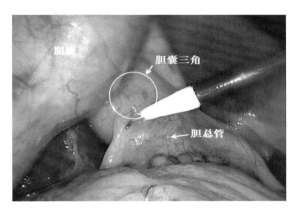 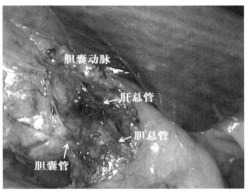

图13.14.1　显露胆囊及胆囊三角系膜　　**图13.14.2　解剖胆囊三角，显露胆囊动脉、胆囊管、胆总管及肝总管**

（2）正确处理胆囊管：解剖显露胆囊管时，还需要同时显露胆总管和肝总管，辨别并确认三者的解剖关系后，方可离断胆囊管。离断时切忌用操作钳过度向右牵拉胆囊，以避免胆总管在牵拉后被误认为胆囊管而离断。

（3）胆囊动脉的处理（图13.14.3）：若解剖出较粗的"胆囊动脉"，需要将动脉仔细游离，寻找有无其他"分支"，确认是否为右肝动脉。胆囊后三角的胆囊床附近常有胆囊动脉后支存在，为术后腹腔内出血的常见血管，手术中可予夹闭或附加电凝处理。

（4）胆囊床的剥离（图13.14.4）：仔细辨认胆囊床间隙进行剥离。若剥离浅，则可能剥破胆囊致胆汁渗漏；若剥离深，可致肝脏出血。

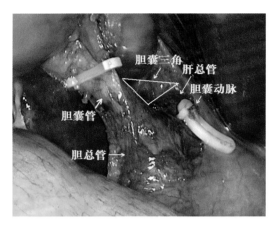

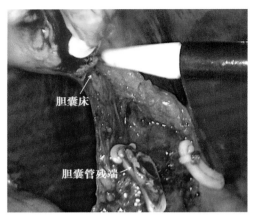

图 13.14.3　游离、夹闭、离断胆囊动脉、胆囊管　　　　图 13.14.4　顺行或逆行剥离胆囊床

（5）关腹（图 13.14.5）：缝合腹壁各穿刺孔时，使用腹腔镜观察确认各穿刺孔有无活动性出血。若有则留置腹腔引流管，关腹时观察引流管的颜色和引流量。

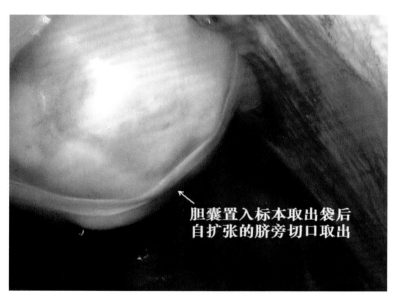

图 13.14.5　取出胆囊、缝合切口

13.15　关节镜前交叉韧带重建术

1. 适应证

前交叉韧带（ACL）断裂需要恢复膝关节稳定性的患者。

2. 禁忌证

（1）膝关节僵硬，膝关节功能受限。

（2）老年患者，低需求患者。

（3）严重膝关节畸形。

（4）晚期及有症状的骨关节炎。

（5）无法或不愿意进行必要康复治疗者。

3. 麻醉方式与体位

（1）麻醉方式：全麻。

（2）体位：平卧位，止血带绑于大腿根部，侧方安放侧顶，远端放置脚踏便于术中膝关节可屈曲90°操作（图13.15.1）。

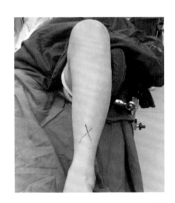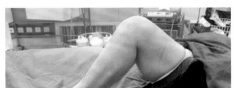

图 13.15.1　手术体位

（3）灌注液悬吊于手术台头侧输液架，高于患者1.2~1.5 m处。

4. 主要手术步骤

（1）标准入口：① 高位前外侧入口（AL），髌骨下极紧贴髌腱外侧。② 高位前内侧入口（AM），髌骨下极紧贴髌腱内侧。③辅助前内侧入口（AAM），紧贴内侧关节线，内侧半月前角上方，髌腱内侧 2 cm，同时避免损伤内侧半月前角（图 13.15.2）。

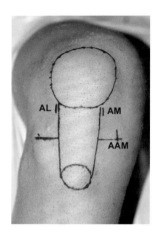

图 13.15.2　关节镜下 ALC 重建常规入口
（**AL** 高位前外侧入口，**AM** 高位前内侧入口，**AAM** 前内侧辅助入口）

（2）探查 ACL，刨刀清理 ACL 残端（图 13.15.3）。

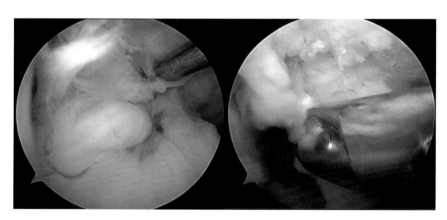

图 13.15.3　关节镜下探查见 ACL 断裂，刨刀清理 ACL 残端

（3）经 AM 入路观察，AAM 入路离子刀显露 ACL 股骨足印区，定位类等长重建点。股骨定位点位于住院医师脊与分叉脊交点后方 2~3 mm 或股骨后皮质延长线上距股骨后壁 5 mm 处。建立股骨隧道（图 13.15.4）。

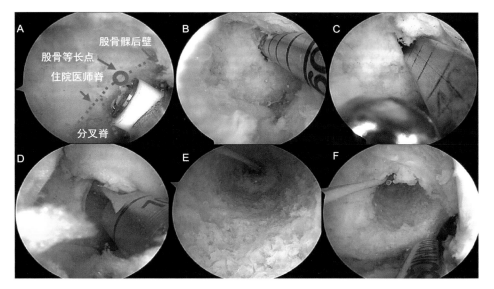

A. 离子刀显露股骨外髁后侧臂，定位股骨类等长点；B. 4.5 mm 钻头建立股骨隧道；C. 测深器测量股骨隧道长度；D. 与移植物韧带等直径的电钻扩隧道至合适深度（根据选用固定攀钢板的长度及股骨隧道总长度决定）；E. 引入导引线；F. 确认股骨隧道后侧皮质完整。

图 13.15.4　建立股骨隧道

（4）经 AL 入路观察，显露胫骨 ACL 足印区，确定胫骨类等长点。外侧半月板前角后缘水平线与胫骨内侧髁间棘垂线的交点处，建立胫骨隧道（图 13.15.5）。

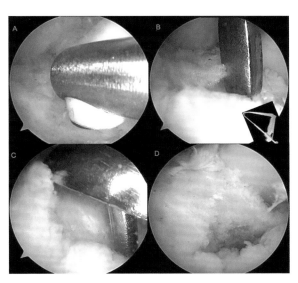

A. 离子刀定位胫骨类等长点；B. ACL 定位器开孔；C. 沿导针使用与移植等直径的电钻建立胫骨隧道；D. 胫骨隧道建立后术中所见。

图 13.15.5　建立胫骨隧道

（5）将移植物经胫骨隧道引入股骨隧道，股骨侧攀钢板固定，胫骨侧挤压螺钉固定。胫骨侧固定前单手最大拉力拉紧移植物，膝关节屈伸 20 次后膝关节屈曲 30°位固定（图 13.15.6）。

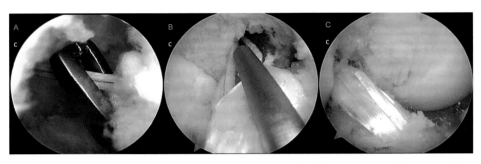

A. 将股骨导引线经胫骨隧道引出至胫骨前内侧；B. 通过导引线将攀钢板及 ACL 移植物引入骨髓道；C. 移植物重建 ACL 术中所见。

图 13.15.6　将移植物引入骨髓道，近远端固定

（6）伤口缝合：皮内线缝合伤口。

（邢春根、陈　强、杨晓东、朱　卿、徐卫华、刘晓龙、邹汉青、杨志学、赵　奎、叶振宇、何腾飞、邓琦程、佘　昶、周震涛）

第 14 章

双镜、多镜联合的临床应用

14.1 双镜、多镜联合的概述

随着外科技术的进步，作为浆膜外科代表的腹腔镜手术已较成熟，在疾病诊疗中的应用日趋广泛，而内镜技术作为黏膜外科的代表，也有走向浆膜外科的趋势。近年来，在顺利开展内镜下黏膜剥离术（ESD）的基础上，多家医院已可完成内镜下黏膜下肿瘤切除和消化道管壁的全层切除（FTR）手术，同时还能在内镜下完成缺损消化道管壁的缝合修复。但是，即便在内镜技术飞速发展的今天，内镜技术尚不能完全替代腔镜技术，虽同为微创技术，但它们又各具优劣，所以临床工作有时需要同时应用两种技术，以提高手术操作的便捷性、安全性及有效性。

需要双镜、多镜联合的适应证，那必然是一种技术能够弥补其他技术的劣势，从而达到"1+1>2"的效果。那么，作为浆膜外科微创手术代表的腹腔镜技术目前存在的劣势是什么呢？① 对黏膜面较小病灶的定位困难；② 对切缘距离把控的困难；③ 完成消化道吻合后处理黏膜面出血、狭窄困难。而作为黏膜外科代表的内镜技术也存在它固有的劣势：① 对凸向浆膜外的病灶处理困难；② 黏膜面腔内缝合的密闭性、可靠性尚需技术突破；③ 较大病灶整块取出困难；④ 粗大血管出血时止血视野的显露、有效操作相对困难。在实际手术操作中同时应用两种技术，可以弥补应用一种技术的不足。双镜联合应用的适应证主要有：① 黏膜面较小病灶的定位，黏膜切缘的把控，可以在腹腔镜手术进行的同时引入内镜，通过内镜光源指示、内镜黏膜下注入染料、标记内镜组织夹等技术实现病灶和切缘的定位；② 在腹腔镜下完成消化道吻合后出现消化道出血时，可以术中通过内镜下电凝、组织夹夹闭完成消化道出血的止血，出现狭窄时则可通过内镜下黏膜切开刀切开，局部扩张处理狭窄部位；③ 对于内镜下肌层，凸向浆膜面的较大病灶切除困难，完整取出困难时，可以通过腹腔镜辅助完成病灶切除和标本取出，同时还能在腹腔镜下完成缺损消化道管壁的严密缝合。

腹腔镜除了和消化内镜联合使用，也能和十二指肠镜、胆道镜共同联合来处理复杂的胆道结石。胆囊结石合并胆总管结石是肝胆外科常见疾病，占胆石症的 $10\% \sim 33\%$。经内镜逆行胰胆管成像（ERCP）技术通常需要在 DSA 下完成胆总管的造影和网篮取石，然而和腹腔镜联合，可以采取顺序插管法，引导十二指肠镜取石球囊或网篮进行胆总管的取石操作。胆道结石也可采用胆道镜通过胆囊颈管进行取石。多镜的联合处置可以避免腹腔镜下切开胆总管取石的操作，不仅降低了手术创伤，还增加了操作的便捷性和安全性。

14.2　腹腔镜联合胃镜治疗胃良性肿瘤

1. 适应证

（1）直径在 2~5 cm 的胃间质瘤。对直径小于 2 cm 的胃良性肿瘤，通常采用单纯胃镜下完成切除并经口取出标本；对于直径大于 5 cm 的胃间质瘤，通常恶性可能性大，需要在腹腔镜下完成近端或远端胃切除；目前把直径 2~5 cm 大小的胃间质瘤定义为双镜联合切除的适应证。通过术中胃镜定位，腹腔镜浆膜面的观察，可避免因肿瘤切除不完整导致的肿瘤破裂，保证了肿瘤学的安全性。同时双镜联合时使用非暴露技术，防止消化道腹腔内的开放，符合腹腔镜手术的无菌原则。还能检查胃腔有无狭窄、创面有无出血及缝合的可靠性。

（2）特殊位置的胃良性肿瘤。特殊位置是指邻近胃食管结合部、幽门管、胃底穹隆部等。单纯腹腔镜下切除需要联合贲门或幽门的切除。通过双镜联合技术能够更加精准地剥除肿瘤，尽可能保存更多肌层及贲门或幽门的功能。在胃底穹隆部的肿瘤位置较高，单纯胃镜下倒镜切除困难，可以使用双镜联合的非暴露技术，完成肿瘤的完整切除。

2. 手术操作方法及要点

患者取头高脚低 15° 仰卧位，双上肢收于躯干两侧，双下肢分开成"人字位"，术者站于患者左侧，助手在右侧，扶镜手于患者两腿之间（图 14.2.1）。气腹压维持在 12~15 mmHg，腹壁戳孔点依肿瘤部位不同稍作调整，采用 3 孔法，脐下 1 cm 处为观察孔，操作孔根据肿瘤部位分置上腹两侧。建立气腹后探查肿瘤位置，如肿瘤不能定位者，置入胃镜，结合术前超声内镜的结果定位病变部位。应用胃镜找到并顶起病灶，腹腔镜可观察到病灶处胃镜透出光亮，术者用无损伤钳钳夹肿瘤边缘的正常胃壁。经胃镜再次确认后，于定位处浆膜面置 1 枚钛夹或缝合 1 针以作标识。根据肿瘤大小及位置决定相应切除方式：① 腹腔镜胃楔形切除术（laparoscopic wedge resection，LWR），主要用于肿瘤位于胃底、胃体并凸出浆膜外者。② 肿瘤若位于胃后壁，行腹腔镜胃壁肿瘤外翻切除术（laparoscopic transgastric tumoreverting resection，LTGTER）。③ 对近幽门或贲门难以局部切除的肿瘤，行腹腔镜远端胃大部切除术（laparoscopic-assisted distal gastrectomy，LADG）或腹腔镜近端胃大部切除术（laparoscopic-assisted proximal gastrectomy，LAPG）。切除肿瘤后再置入胃镜观察胃壁闭合处有无出血及管腔有无狭窄。向手术区注入无菌生理盐水，将胃壁闭合处置于液面以下，使胃充气膨胀后观察有无渗漏，若有气泡漏出则说明胃闭合不全，需再次闭合或缝合。切除标本置入取物袋，经上腹部正中切口取出标本，并再次查看切缘情况。

3. 双镜联合下的非暴露技术

在内镜下于肿瘤边缘行生理盐水和美蓝混合溶液黏膜下注射，在腹腔镜下即可通过观察着色明确肿瘤边缘，打开美蓝标记的浆肌层，确保肿瘤包膜的完整和黏膜的完整，当浆肌层完全打开后，减小气腹压力，增大胃镜进气，瘤体会凸向胃腔外，此时距肿瘤蒂部 1 cm 通过腹腔内自动闭合器可以轻松完成胃壁的闭合。

另一种双镜联合下的非暴露技术是在瘤体不是特别大时（一般小于 3 cm），在腹腔镜下将肌层完全打开后，将瘤体及黏膜层推向胃腔，在腹腔镜下完成浆肌层的缝合；同时在胃镜下内镜切开刀沿瘤体周围切开黏膜 1 周，将瘤体连带瘤体顶部黏膜完全游离于胃腔内，并通过胃镜经口取出标本。

操作时应注意以下几点：① 术中避免钳夹肿瘤，减少挤压，推荐术中使用"取物袋"。② 术中胃镜定位肿瘤边缘是腹腔镜胃间质瘤手术成功的关键，尤其是对腔内生长、直径较小的肿瘤。③ 根据肿瘤大小、部位及全身状况确定手术切缘及切除范围。位于胃贲门和胃幽门的胃间质瘤术后容易导致贲门及幽门狭窄，夹闭时通过胃镜观察后给予调整，如发现有狭窄需要及时更改术式（图 14.2.2）。④ 胃镜定位或检查时，术者用无损伤钳钳夹近端空肠，以免气体进入肠道影响视野和操作，胃镜技师尽量少向胃腔内充气，看清肿瘤后即抽尽胃内残气以避免腹胀。

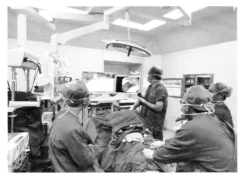
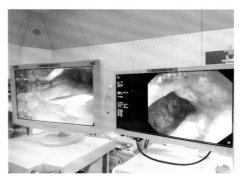

图 14.2.1　双镜联合的设备摆放和人员站位　　图 14.2.2　双镜联合定位贲门部位病灶

14.3　腹腔镜联合肠镜治疗结肠良性肿瘤

1. 适应证

（1）结肠巨大息肉，单结肠镜操作困难，需要同时在腹腔镜监视或辅助下完成手术者。

（2）病灶位置不佳，位于结直肠皱襞内，应用肠镜无法理想暴露者。

（3）肿瘤位于固有肌层，肠镜下肿瘤切除或全层切除（主动性穿孔）后缝合困难，需要同时在腹腔镜下缝合修补或加强缝合者。

（4）肿瘤没有侵犯浆膜层，腹腔镜下视觉很难定位，需要结肠镜下定位病灶者。

2. 手术操作方法及要点

（1）腹腔镜下探查：取改良截石位，建立气腹，腹压控制在 13 ~ 15 mmHg，脐部为观察孔，腹部两侧建立 4 个操作孔置入 Trocar。先采用腹腔镜进行探查，检查腹腔内有无远处转移灶。

（2）结肠镜下定位和治疗：腹腔镜下按直肠、乙状结肠、降结肠、横结肠和升结肠的顺序探查肠管，确定无法定位病灶后，以肠钳距回盲部 15 cm 处暂时夹闭回肠末端，腹压降低为 10 mmHg，同时调低腹腔镜亮度。经肛门注入适量气体，利用结肠镜进行全结直肠内探查。发现病灶后利用肠镜灯光的透视效果或对病灶周边肠管壁的"推""顶"等动作来协助病灶定位和术野显露。外科医师在腹腔镜下对病灶周围进行局部钛夹定位，或者内镜医师在肠镜下于病灶周边肠壁黏膜下注射美蓝来定位，发现多发病变时一并标记定位。若合并肠管其他部位息肉，可同时行肠镜下息肉切除术。术中根据快速冰冻病理检查结果选择腹腔镜下肠管局部切除或者标准结直肠癌根治术等相应手术方式。

通常先建立气腹行腹腔镜探查，若没有发现病灶，再经肛门充气进行内镜下探查。避免先进行内镜检查，因为先给肠管充气会影响腹腔镜下暴露和 Trocar 穿刺的安全性，而且腹腔镜监视下还可协助结肠镜进镜，缩短肠镜检查时间。结肠镜在检查不同病变部位时需要采用不同技巧，如病变位于肠前壁和侧壁则易于观察，可以直接透照病变旁肠壁；而较难观察的部位如病变位于侧腹膜内或者肠后壁，则需要腹腔镜下游离部分肠管以便观察；对于肝曲、脾曲和肠壁褶皱等特殊部位的病变，可利用结肠镜反向牵拉肠管协助暴露视野，避免损伤肝、脾。

14.4 腹腔镜联合胃镜/肠镜治疗胃肠手术中吻合口并发症

1. 适应证

（1）胃肠吻合后吻合口出血：需胃镜或肠镜下检查、止血。

（2）胃肠吻合后怀疑吻合口质量不佳：可以内镜下检查及进行充气试验，还可以内镜下组织夹夹闭或腹腔镜下加强缝合。

（3）胃肠吻合口狭窄：狭窄程度需要内镜下进行判断，双镜联合处理内镜扩张治疗困难的狭窄。

2. 手术操作方法及要点

（1）活动性动脉出血点，建议在内镜下应用钛夹止血。该方法具有快速、准确、对组织损伤小等优点。放置钛夹时应准确定位。如在吻合口一处或肠管小范围黏膜上过多使用钛夹，可能导致局部缺血，影响吻合口愈合，甚至发生吻合口漏和狭窄等并发症。黏膜层渗血，则建议喷洒止血药物或电凝止血。可局部喷洒的止血药物有去甲肾上腺素、凝血酶等，使用时不需要找到明确的出血点，简单易行，但仅适用于黏膜层的少量渗血。对于缝合无法控制的出血，需要充分游离肠管，切除出血病变处，重建吻合口。

（2）在腹腔镜手术中怀疑吻合质量不佳时，可以内镜检查吻合口，同时腹腔镜下可以观察吻合口有无气、液体溢出，吻合口处的薄弱可以内镜下夹闭黏膜加强，也可以在腹腔镜下缝合行浆肌层加强。

（3）吻合口狭窄如内镜能通过，可以不做处理或者适当行扩张治疗。对于内镜下处理棘手的吻合口狭窄，通常需要再次手术吻合，但是双镜联合也是一种不错的选择。内镜下行狭窄部位的切开，腹腔镜下行横形加强缝合，可能是处理棘手吻合口狭窄的较佳术式。

14.5 腹腔镜胆总管探查术与腹腔镜联合胆道镜治疗胆总管结石

腹腔镜胆总管探查术（laparoscopic common bile duct explore，LCBDE）自1991年问世以来，伴随着腹腔镜、胆道镜、麻醉技术的不断进步，已发展成为一系列安全、可靠、完善的操作组合。术中需要联合胆道镜完成对胆总管的探查及治疗等操作。LCBDE 具有结石清除率高、术后并发症少、完整保留 Oddi 括约肌功能等优点。目前主要包括以下三个路径，即最常用的胆总管切开加 T 管引流、胆总管切开加一期缝合、经胆囊管探查。若术中留置 T 管，术后发现残余胆管结石，可经 T 管窦道取净结石。LCBDE 的缺点主要为留置 T 管所致的并发症，包括 T 管引流量过多致水电解质平衡紊乱、胆汁外引流致消化不良、T 管逆行胆道感染、拔管后因窦道愈合不良导致胆瘘、拔管后胆总管切口周围缝线或闭合夹意外经窦道进入胆总管。

1. 适应证

（1）胆总管直径>8 mm 的胆总管结石。

（2）肝胆管结石，无胆管狭窄。

（3）急性胆管炎。

（4）胆源性胰腺炎。

（5）ERCP 取石失败。

2. 禁忌证

（1）手术医师无熟练开腹胆总管探查术的操作能力。

（2）不能耐受全身麻醉或气腹者。

（3）上腹部多次手术，预计腹腔粘连严重。

（4）肝门部解剖异常者。

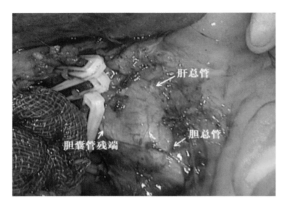

图 14.5.1 解剖并显露胆总管十二指肠上段

3. 手术操作要点

（1）于胃窦或十二指肠球部上方解剖肝十二指肠韧带，显露胆总管（图 14.5.1），注意避开视野右侧的韧带内血管。门脉高压患者，解剖时需要注意避开曲张的静脉。

（2）于胃窦或十二指肠球部上方 1 ~ 1.5 cm 处切开胆总管，切开大小依据胆总管结石大小而定（图 14.5.2）。

（3）胆道镜可从剑突下或右肋缘下经 Trocar 进入腹腔，胆道镜进入胆管后边注水边探查（图 14.5.3），助手可使用吸引器将溢出的冲洗液洗净，避免冲洗液蓄积于盆腔。

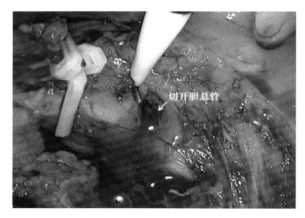

图 14.5.2 依据术前评估胆管结石大小，纵向切开胆总管

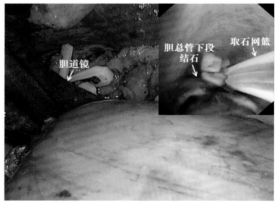

图 14.5.3 置入胆道镜探查胆总管、十二指肠乳头、肝总管及左右肝管

（4）胆道镜自带注水、吸引功能，配合取石网篮以及液电碎石、钬激光等附件设备，取尽胆管内结石（图14.5.4）。若胆管内剩余结石细小，网篮难以抓取，可留置T管，待6周后经T管窦道胆道镜探查取石。

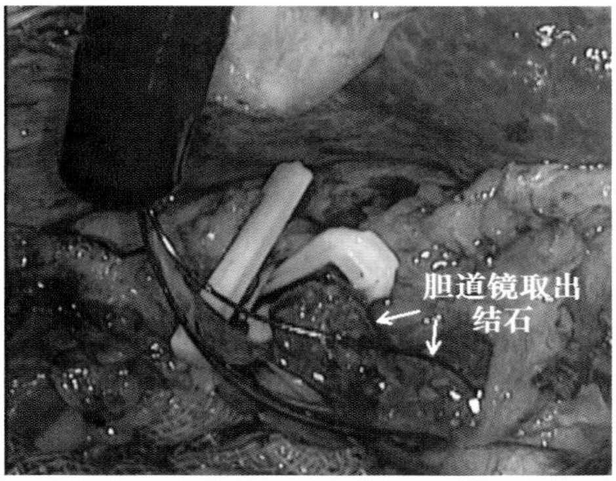

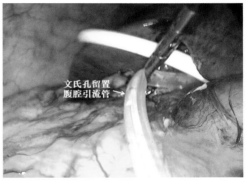

图 14.5.4　胆道镜下使用取石网篮取出结石

（5）T管引流（图14.5.5）：术毕解除气腹后，注意调整腹腔内T管长度。避免留置过短，因术后腹胀、咳嗽导致T管脱出；避免留置过长，导致胆总管扭曲成角。

（6）文氏孔处留置腹腔引流管（图14.5.6），将结石放入取物袋后取出，并缝合切口（图14.5.7）。

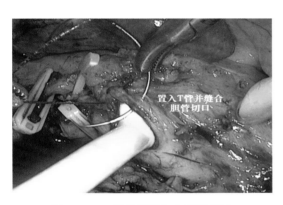

图 14.5.5　胆总管置入T管并缝合

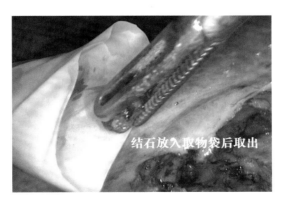

图 14.5.6　留置腹腔引流管

图 14.5.7　取出胆管结石，缝合切口

（7）胆总管一期缝合的指征：① 胆总管扩张（直径≥10 mm）；② 确保胆总管取尽结石，尤其需要仔细探查胆管下端乳头内有无结石残留；③ 乳头无水肿、狭窄等病变；④ 术前、术中均确认肝内胆管无结石；⑤ 通常选用 4-0 或 5-0 可吸收缝线，酌情选择适当的缝合边距及针距，避免缝合导致胆管狭窄、胆漏等并发症。

14.6 腹腔镜联合十二指肠镜治疗胆总管结石

胆囊结石合并胆总管结石是肝胆外科常见疾病，占胆道结石的 10%～33%。以往多采用腹腔镜胆囊切除（LC）联合腹腔镜探查胆总管（LCBDE）治疗。随着经内镜逆行胰胆管成像（ERCP）技术的快速发展，胆囊结石合并胆总管结石不仅可以采用 LC 联合 LCBDE 方案，还可选择 LC 联合 ERCP 方案。

LC 联合 ERCP 包括：LC 联合术前 ERCP、LC 联合术后 ERCP、LC 联合术中 ERCP。由于 LC 与 ERCP 的分期方案属于两个独立操作，本小节着重介绍 LC 联合术中 ERCP 技术，即腹腔镜联合十二指肠镜技术。该双镜同步手术方案相较于分期惯序方案的优点：一次手术即可完成对胆囊结石和胆总管结石的治疗，住院时间更短，医疗费用更低；术中双镜下的导丝对接技术提高了十二指肠乳头插管的成功率，避免反复插管对乳头及胰管的刺激和损伤，避免了因困难插管而使用的预切开等操作引起的相关风险；避免了分期方案惯序方案中两次手术间隔期发生胆管炎、胰腺炎的风险，也避免了间歇期胆囊内小结石再次排入胆总管的风险。其相较于 LC+LCBDE 技术，优点在于避免了留置 T 管带来的 T 管脱落、感染等风险，也提高患者术后生活质量；对于胆总管相对较细的患者，还可避免因胆总管切开缝合引起的胆管狭窄风险。双镜同步技术优势明显，但由于受手术室场地、DSA 设备以及手术医师和内镜医师配置等问题影响，该方案无法得到推广。

1. 适应证

（1）胆总管未扩张（直径<8 mm）。

（2）胆囊结石继发胆总管结石，胆总管结石≤10 mm，且无肝内胆管结石者。

（3）伴有十二指肠乳头功能障碍或乳头狭窄者。

（4）急性胆源性胰腺炎早期（发病 72 小时内）。

2. 禁忌证

（1）严重心肺功能不全，不能耐受全身麻醉者。

（2）使用华法林或氯吡格雷等抗凝药物未满停药时间，凝血功能异常者。

（3）因病理或手术改变造成解剖学上内镜难以接近乳头者。

（4）既往有碘造影剂严重过敏反应史。

4. 手术操作要点

（1）双镜联合操作顺序：患者插管全麻下取头高左倾位，手术医师首先在腹腔镜下切除胆囊（图 14.6.1 至图 14.6.4），再将 DSA 及内镜设备放置在合适位置，由内镜医师完成 ERCP+EST 取石（图 14.6.5 至图 14.6.9），并予鼻胆管或胆管支架引流（图 14.6.10）。

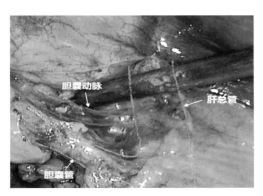

图 14.6.1 腹腔镜下解剖胆囊三角

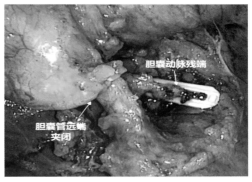

图 14.6.2 夹闭胆囊动脉和胆囊管远端

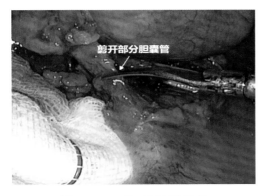

图 14.6.3 剪开胆囊管近端

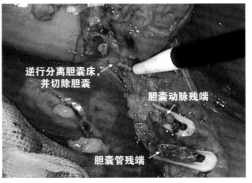

图 14.6.4 腹腔镜下常规切除胆囊

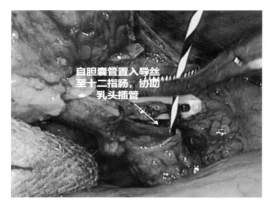

图 14.6.5 置入导丝

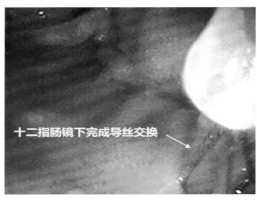

图 14.6.6 内镜下完成导丝交换

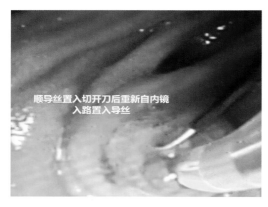

图 14.6.7 内镜下完成乳头插管

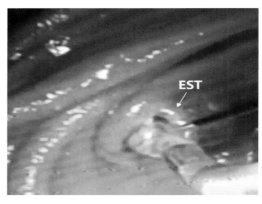

图 14.6.8 内镜下完成十二指肠乳头切开

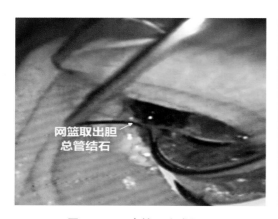

图 14.6.9 内镜下完成取石

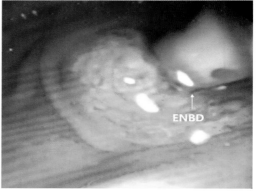

图 14.6.10 置入鼻胆管引流

（2）患者体位对操作的影响：ERCP 通常采用俯卧位或左侧俯卧位，而腹腔镜操作时患者为平卧位，二者体位相反，双镜联合操作时体位不宜改变，因此需要适应在平卧位下的 ERCP 操作。平卧位相较于俯卧位，操作时十二指肠镜身需要进一步右旋。

（3）十二指肠乳头插管：平卧位时镜下十二指肠乳头位置可能发生变化，增加乳头插管难度，为避免反复插管导致的乳头水肿、出血、胰腺炎等并发症，可采用顺形插管法。具体做法为在离断胆囊管时，将导丝自胆囊管顺行进入胆总管并从乳头露出，十二指肠镜下使用圈套器套取导丝先端，将导丝自十二指肠操作孔拖出，顺导丝置入切开刀，完成插管。

（4）ERCP 插管或取石失败时，可行腹腔镜下胆总管探查取石术予补救。

14.7　三镜（腹腔镜、胆道镜、十二指肠镜）一期联合治疗胆道疾病

随着腹腔镜和消化内镜技术的不断发展，多镜联合治疗模式也逐渐发展成熟。在胆道外科领域，三镜包括腹腔镜、胆道镜、十二指肠镜，由三镜共同参与完成的治疗称为三镜联合治疗。以胆囊结石合并胆总管结石为例，常见的三镜联合治疗模式为一期十二指肠镜下行内镜下十二指肠乳头括约肌切开（EST）取石术或内镜下鼻胆管引流术（ENBD）等，二期行腹腔镜下胆囊切除+胆总管切开+胆道镜探查取石术。以下着重介绍三镜一期治疗技术，即术中同时使用腹腔镜、胆道镜、十二指肠镜治疗胆道疾病。术中十二指肠镜主要用于对十二指肠乳头病变（狭窄）的诊断和治疗，以及用于胆管引流（置入鼻胆管、胆道支架）。

1. 适应证

（1）胆囊结石合并胆总管结石，同时伴有十二指肠乳头狭窄、十二指肠憩室梗阻性黄疸综合征（Lemmel 综合征）等。

（2）胆囊结石合并胆总管结石，拟行腹腔镜下胆总管一期缝合，但合并有十二指肠乳头炎症水肿者。

（3）胆总管下端狭窄，术前不能明确诊断者。

2. 禁忌证

（1）严重心肺功能不全，不能耐受全身麻醉者。

（2）使用华法林或氯吡格雷等抗凝药物未满停药时间，凝血功能异常者。

（3）上腹部多次手术，预计腹腔粘连严重。

（4）肝门部解剖异常者。

（5）因病理或手术改变造成解剖学上内镜难以接近乳头者。

3. 麻醉方式与体位

（1）麻醉方位：全身插管麻醉。

（2）体位：平卧位。

4. 操作要点

（1）平卧位下十二指肠镜的进镜：平卧位进镜相较于左侧卧位和俯卧位，镜身更偏右侧旋转，操作者手持内镜立于患者左侧，背对患者操作，具有一定难度。由于仰卧位以及气管插管的影响，内镜从咽后壁进入食管时常常遇到困难，此时需要助手辅助将患者下颚轻轻抬起，协助内镜顺利通过咽喉部。

（2）腹腔镜手术中十二指肠镜进镜要点：腹腔镜手术通常需要在腹腔内充入 CO_2，并将压力维持在 $12\sim15$ mmHg 范围内，此时由于胃肠道受腹腔压力影响，内镜进镜视野受干扰，因此可以暂时关闭腹腔充气并释放腹腔内充入的气体，待十二指肠镜进镜至十二指肠降部后，再次充气。

（3）十二指肠镜下诊断：十二指肠镜进镜成功后，对十二指肠乳头及乳头周围病变进行充分显露和观察。首先观察十二指肠乳头大小、形态、黏膜有无异常，有无炎症、狭窄、息肉、肿瘤等病变。其次观察乳头周围有无憩室，并评估憩室是否对乳头造成明显牵拉、压迫等。有时肠腔或憩室内有食物残渣，影响内镜下观察和操作时，可以使用注水冲洗、网篮抓取等方法将食物残渣移除，以确保内镜下视野的清晰（图 14.7.1）。

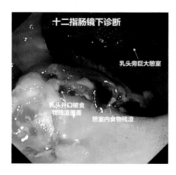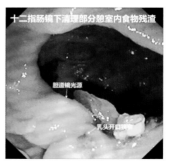

图 14.7.1　十二指肠镜下观察、处置

（4）胆道镜和十二指肠镜配合完成导丝交换：胆道镜下将导丝置入胆管下端并出乳头，十二指肠镜下可见导丝前端，使用内镜圈套器或异物钳抓取导丝前端，并拖入钳道。胆道镜送导丝与十二指肠镜拉导丝同步完成交换后，顺导丝将乳头切开刀置入胆总管（图 14.7.2）。

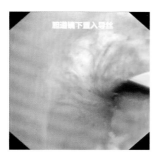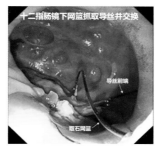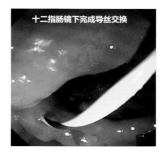

图 14.7.2　腹腔镜下胆道镜与十二指肠镜配合将乳头切开刀置入胆总管

（5）内镜下十二指肠乳头括约肌切开（endoscopic sphincterotomy，EST）：在确诊乳头有狭窄、Lemmel 综合征等病变时，可予 EST 治疗（图 14.7.3）。乳头切开刀向 11 点方向切开乳头，通常选择小切开（沿乳头开口切开未达到缠头皱襞），根据需要选择是否使用扩张导管进一步扩张乳头括约肌以达到治疗目的。

（6）胆总管留置 T 管或内镜下置入鼻胆管/胆道支架：胆总管切开取石术后，通常胆管内需要留置引流管（图 14.7.4），预防术后胆漏、胆管炎的发生。可根据病情需要选择 T 管引流、鼻胆管引流或胆道支架引流。如果术后需要二期胆道镜检查或治疗，可选择 T 管引流；如胆总管一期缝合，可选择鼻胆管引流；如考虑乳头再次狭窄可能性大，可选择胆道支架引流，待乳头成形稳定后再予内镜下取出。

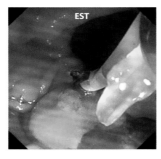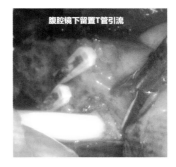

图 14.7.3　十二指肠镜下切开乳头括约肌　图 14.7.4　腹腔镜下胆总管内放置 T 管

14.8 经皮肾镜联合输尿管软镜治疗复杂性肾结石

随着微创技术的广泛应用，肾结石的传统开放手术逐渐被各种微创治疗方式取代。如体外冲击波碎石术、输尿管软镜碎石取石术、经皮肾镜碎石取石术、腹腔镜肾盂切开取石术等。通过以上治疗手段，大多数肾结石目前都能获得有效治疗。但对于部分结石体积大、鹿角形结石、结石数量多且分散、伴有肾脏解剖异常的复杂性肾结石治疗，单一的治疗手段仍存在局限。多通道经皮肾镜取石术是用于治疗鹿角形结石的主要术式，但多期或多通道经皮肾镜碎石取石会增加肾脏受损程度及肾出血发生风险。近年来，临床上通过联合应用经皮肾镜和输尿管软镜治疗复杂性肾结石获得了较高结石清除率，并能有效降低术中、术后出血风险及再次手术率。

1. 适应证

（1）通过经皮肾镜及输尿管软镜单一手术难以清除的结石（结石体积大，长径>3 cm；鹿角形结石）。

（2）肾脏集合系统解剖异常，单一内镜无法进入所有结石所在盏。

（3）肾结石负荷大，数量多且分散。

2. 禁忌证

（1）尚未进行纠正的全身性的出血性疾病、血液系统疾病患者以及正在治疗的凝血异常患者。

（2）严重心脏疾病和肺功能不全，无法承受手术者。

（3）脊柱严重后凸或侧弯畸形、极肥胖或不能耐受俯卧位、斜仰卧位、膀胱截石位者。

（4）未控制的泌尿道感染。

（5）尿道狭窄、同侧输尿管狭窄，腔道内镜无法通过者。

3. 麻醉方式与体位

（1）麻醉方式：采用全身插管麻醉。

（2）体位：可采用双体位交替，如在膀胱截石位下完成输尿管软镜碎石及俯卧位下完成经皮肾镜碎石术。也可以采用单一体位，如改良斜仰卧联合截石位，可避免术中体位变换，缩短手术时间。

4. 操作要点

（1）输尿管预扩张：术前是否提前放置双J管被动扩张输尿管目前仍无定论。术中直接主动扩张输尿管能减少前期准备步骤，但对于少数输尿管纤细化患者仍存在主动扩张失败可能，进而无法同期行输尿管软镜手术；且主动扩张输尿管腔后，术中长时间应用软镜通道鞘可能造成输尿管壁缺血、水肿，增加其他并发症风险；提前放置支架管行输尿管被动扩张能提高手术成功率，提高结石取净率。建议术者根据患者术中所见输尿管粗细程度决定是否行一期联合手术治疗，或者一期行经皮肾镜碎石取石术，输尿管扩张后二期再行输尿管软镜治疗。

（2）输尿管硬镜检查：经皮肾镜及输尿管软镜操作前应行输尿管硬镜检查，一方面可以拔出预扩张的内支架，另一方面有助于了解尿道、膀胱、输尿管走形、管腔、扭曲等情况，还可以置入导丝、导管，便于人工肾积水建立、软镜鞘和输尿管支架的置入等。

（3）经皮肾穿刺：经皮肾穿刺定位可采用超声或C臂机。如集合系统积水明显，可直接穿刺目标肾盏；若集合系统无明显积水，可逆行灌注美蓝溶液，建立人工肾积水后，再进行穿刺。穿刺点多选择11肋间至12肋下。穿刺时注意观察通道是否有胸膜、肠管损伤风险。当针尖穿入肾脏集合系统，拔出枕芯见尿液或美蓝溶液滴出可确定穿刺成功。X线定位者，可经穿刺针注入稀释至36%的泛影葡胺，透视下明确穿刺部位及肾集合系统情况。通过穿刺针置入导丝，最好能将导丝置入输尿管腔内，若盘曲在肾内，应该至少5~10 cm，退出针鞘前，以尖刀刺开针旁皮肤及筋膜。

（4）扩张：肾穿刺通道可以用筋膜扩张器、Amplatz扩张器、球囊扩张器或者金属扩张器。以筋膜扩张器为例介绍扩张方法：筋膜扩张器套在导丝上，向肾内通道扩张，术者一手将导丝稍向后拉直，另一手旋转扩张器并向前推进。由6~8 F开始，以2 F逐渐增大，每次推进深度保持一致，避免折曲导丝或置入过深刺破肾盂。X线定位者，可透视观察，最后将所需管径的扩张管连同通道鞘一起置入通道内。

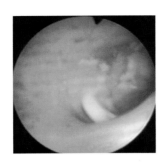

**图 14.8.1　经皮肾镜下
观察肾盂集合系统**

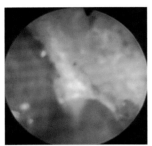

**图 14.8.2　经皮肾镜下
超声碎石**

（5）置入肾镜：通过经皮肾通道置入肾镜，通过转动及摆动内镜以观察各个方向的肾盏，通过肾盂时可看见已置入的导管或导丝（图 14.8.1）。观察肾镜可达到肾盏并探查结石的情况，通过与术前检查比较，评估未探及结石的情况，以评估是否需要同期行输尿管软镜手术治疗。

（6）经皮肾镜下碎石与取石：经皮肾镜下，可采用超声、激光、气压弹道、液电等方式进行碎石（图 14.8.2）。带超声和吸引的弹道碎石器，兼具了气压弹道碎石与超声碎石并能够实时吸出碎石、降低肾盂内压的优点。

碎石时，通常可用通道鞘稍固定结石，从结石的一角或边缘开始，逐步击碎结石，避免碎石散落到其他肾盏。碎石通过负压或者异物钳夹出。再次行经皮肾镜检查，了解肾内残余结石量及位置，以决定是否需要同期行输尿管软镜手术治疗。

（7）输尿管软镜鞘置入：在导丝引导下自尿道外口置入输尿管软镜鞘，采用改良斜仰卧位联合截石位的手术可保持经皮肾镜在肾盂进行观察，辅助软镜鞘前端置入肾盂。

（8）输尿管软镜置入：输尿管软镜操作时，经皮肾通道可保持开放状态，有助于降低肾盂内压。通过输尿管软镜鞘置入输尿管软镜，依次检查肾盂、肾上盏、肾中盏及肾下盏，明确参与结石的位置。

（9）输尿管软镜下碎石：输尿管软镜下一般采用激光碎石，建议采用"蚕食"方式即采用高频低能等方式从结石边缘开始逐层粉碎结石（图 14.8.3）。对于坚硬的结石，可采用高能低频的方式，先把结石碎成几块，然后用"爆米花"式将结石粉碎（图 14.8.4）。

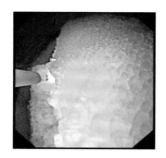 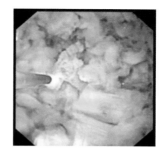

图 14.8.3　"蚕食"式碎石　　　　图 14.8.4　"爆米花"式碎石

（10）输尿管软镜下取石：结石击碎到合适大小后，可将碎石冲至肾盂、经皮肾镜鞘所在盏，通过经皮肾镜取出。也可以在软镜下通过取石篮取出（图14.8.5）。碎石取净后再次进行肾内集合系统的检查，明确无较大的碎石残留。

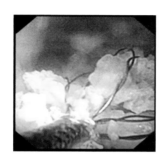

图 14.8.5　软镜下取石篮取石

（11）置管：根据结石清除情况、术中出血、输尿管管径等情况决定是否置入输尿管内支架、经皮肾造瘘管。

（陈正荣、吴　勇、冯振宇）

第 15 章

机器人手术临床应用

15.1　机器人前列腺癌根治术

1. 适应证

前列腺癌根治术主要用于可能治愈的前列腺癌，手术适应证要综合考虑肿瘤分期、预期寿命、健康状况和 PSA 或 Gleason 评分。

（1）肿瘤分期：适用于前列腺癌临床分期 T1~T2c 的患者。

（2）预期寿命：预期寿命≥10 年的患者。

（3）健康状况：手术并发症的发生率与身体健康状况密切相关。因此身体状况良好，没有严重的心肺疾病的患者才适合根治术。

（4）PSA 或 Gleason 评分：对于 PSA>20 或 Gleason 评分≥8 的局限性前列腺癌患者，若符合上述分期和预期寿命条件，根治术后可给予辅助治疗。

2. 禁忌证

（1）患有显著增加手术危险性的疾病，如严重的心血管疾病、肺功能不良等。

（2）患有严重出血倾向或伴有凝血功能障碍的疾病。

（3）转移性疾病患者。

（4）预期寿命不足 10 年。

3. 麻醉方式与体位

（1）麻醉方式：手术采用气管内插管全身麻醉。

（2）体位：平卧位，两腿分开约 30°，头低脚高约 15°。

4. 手术过程

（1）分离耻骨后间隙，显露前列腺：腔镜观察，远离膀胱顶部，高位切开脐正中韧带处的腹膜，离断脐正中韧带及两侧的旁正中韧带，沿腹壁和腹膜之间的白色疏松组织进入耻骨后间隙（图 15.1.1）。两侧扩大腹膜切口至腹股沟内环口处输精管的水平。剔除前列腺表面的脂肪结缔组织，显露耻骨前列腺韧带、盆内筋膜和前列腺（图15.1.2）。前列腺耻骨韧带之间的脂肪组织中有背深静脉复合体（dorsal vascular complex，DVC）浅支，在剔除脂肪时注意提前用双极电凝封闭血管。

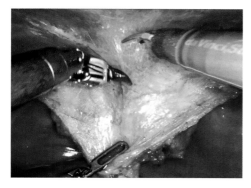

图15.1.1　切开脐正中韧带，进入耻骨后间隙

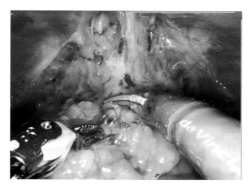

图15.1.2　剔除前列腺表面脂肪

（2）打开盆内筋膜、缝扎DVC：将前列腺腺体推向左侧、保持右侧盆内筋膜一定的张力，在盆内筋膜弓状韧带的外侧，靠近腺体的底部切开盆内筋膜，钝性分离推开外侧的肛提肌，并向腺体尖部方向延伸（图15.1.3）。同法处理左侧。充分暴露前列腺尖部尿道括约肌和DVC，用倒刺线"8"字缝扎DVC（图15.1.4，图15.1.5）。

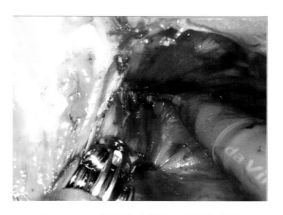

图15.1.3　切开盆内筋膜，推开肛提肌

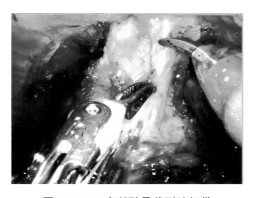

图15.1.4　离断耻骨前列腺韧带

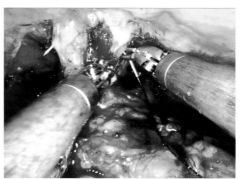

图15.1.5　缝扎DVC

（3）切开膀胱颈：向头侧牵拉膀胱，可通过牵拉尿管观察气囊的活动来判断膀胱颈的位置。用单极电剪刀由浅入深分离前列腺膀胱连接部并切开膀胱颈前壁，继续离断膀胱颈后壁。可将导尿管上提，体外牵拉固定尿管，使腺体上提有助于后壁的分离（图15.1.6至图15.1.9）。

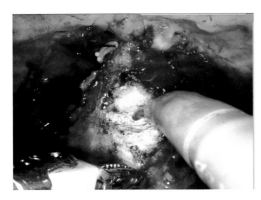

图15.1.6　切开膀胱颈

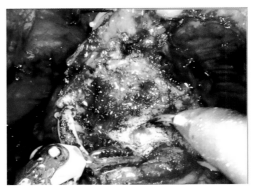

图15.1.7　切开膀胱颈前壁

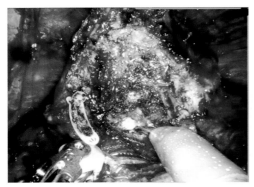

图15.1.8　离断膀胱颈后壁

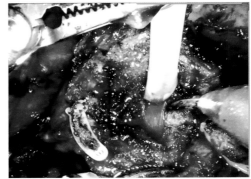

图15.1.9　上提导尿管利于显露

（4）分离输精管和精囊：垂直向下切开膀胱颈后壁，显露位于其下方的输精管和精囊腺。提起输精管，游离离断输精管。提起输精管断端，分离精囊（图15.1.10至图15.1.13）。

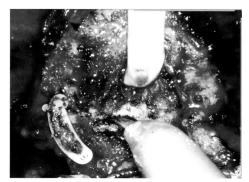

图 15.1.10 切开膀胱颈后壁

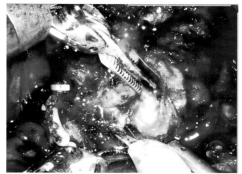

图 15.1.11 显露输精管精囊

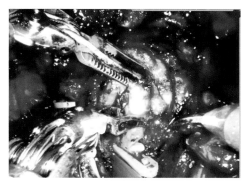

图 15.1.12 离断输精管

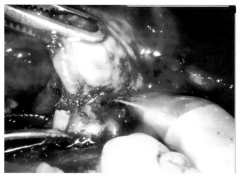

图 15.1.13 游离精囊

（5）分离前列腺的背面：切开
Denonvilliers 筋膜，显露直肠周围脂
肪（图 15.1.14）。采用钝性和锐性
分离相结合，一直分离到前列腺尖
部，避免对尖部和两侧神经血管束
（neurovascular bundle，NVB）的过度
分离。直肠紧邻分离平面的背面，
应避免电灼引起的热损伤。

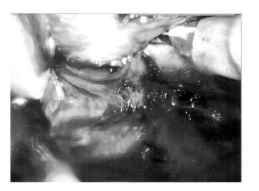

图 15.1.14 打开 Denonvilliers 筋膜，
显露直肠周围脂肪

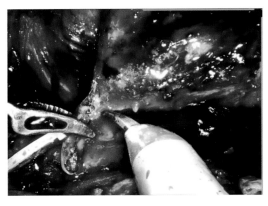

图 15.1.15　Hem-o-Lok 夹闭后切断前列腺蒂

（6）处理前列腺蒂：在 NVB 的分离过程中，应避免热损伤和过度牵拉，处理前列腺蒂时，电刀或双极有传导热能损伤附近的神经组织的风险，常用的方式是使用 Hem-o-Lok 夹闭后离断组织（图 15.1.15）。

（7）分离尿道：在 DVC 缝扎处的近端逐步切断 DVC，可见前列腺尖部和尿道，用剪刀锐性切断尿道移除手术标本，将标本装入标本袋（图 15.1.16，图 15.1.17）。

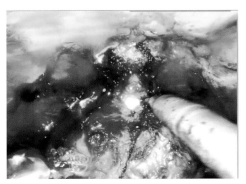

图 15.1.16　切断 DVC

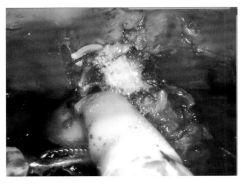

图 15.1.17　剪刀锐性切断尿道

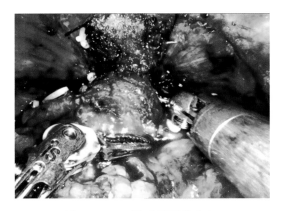

图 15.1.18　膀胱颈尿道吻合

（8）膀胱颈尿道吻合：用单根、倒刺 V-Lok 线行膀胱颈尿道吻合。一般自 3 点钟位置开始逆时针连续缝合吻合口后壁，缝合半周后自尿道外口插入双腔气囊尿管至膀胱内，继续缝合一周完成吻合。倒刺线能持续保持张力，防止组织滑动。吻合也可以使用 Monocryl 线，具有低摩擦特性，缝线可被顺利牵拉收紧（图 15.1.18）。

（9）伤口缝合：通过辅助通道置入引流管，将机械臂从各套管移除，通过脐部切口取出标本并送病理检查。用可吸收缝线或丝线缝合脐部切口的筋膜以防止切口疝，手术的皮肤切口可以使用丝线或皮下可吸收缝线加以缝合。

15.2 机器人层面优先全结肠切除术

1. 适应证

（1）溃疡性结肠炎反复出血，经内科治疗无效或癌变。

（2）家族性肠息肉病、肠息肉病合并多发性骨瘤和多发性软组织瘤（Gardner 综合征），色素沉着息肉综合征（Peutz-Jeghers 综合征）。

（3）广泛多发性结肠憩室并反复感染，多发性结肠癌。

（4）结肠慢传输型便秘，全结肠蠕动无力者。

2. 禁忌证

（1）严重心肺功能疾患不能耐受全麻和长时间气腹。

（2）肝功能不良、凝血功能障碍。

（3）腹腔内广泛粘连、合并不全性肠梗阻等影响腹腔镜操作的情况。

3. 麻醉方式与体位

（1）麻醉方式：采用气管内插管全身麻醉。

（2）体位：截石位。常规消毒、铺单。保留尿管。术中根据不同手术部位调整患者位置。

4. 手术切口

脐周做 1/2 弧形切口，长约 4 cm（图 15.2.1），置入单孔手术操作组套（图 15.2.2），于麦氏点置入 12 mm 的穿刺器作助手孔。

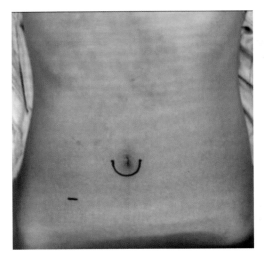

图 15.2.1　手术切口

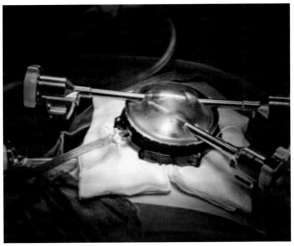

图 15.2.2　单孔手术操作组套

5. 手术过程

（1）探查腹腔：腹腔无腹水，肝脾未见明显异常，横结肠及乙状结肠弯曲冗长，其余肠管及系膜未见明显异常。

（2）提起阑尾朝头侧牵引，打开侧腹膜，找到 Toldt's 间隙（图 15.2.3），分离间隙直至十二指肠水平部及胰十二指肠前间隙（图 15.2.4），后返回尾侧，离断肠系膜及回结肠血管根部。打开胃结肠韧带，胃大弯血管弓外离断网膜，打开胃结肠融合处，找到胰十二指肠前间隙充分拓展，沿十二指肠向下分离，直至与尾侧创面汇合。于胰腺下缘打开横结肠系膜，找到肠系膜上静脉，解剖出 Henle's 干汇入肠系膜上静脉水平，游离并离断右结肠血管及中结肠血管根部（图 15.2.5）。继续于胰腺下缘离断横结肠系膜及大网膜直至结肠脾曲，而后沿左侧 Toldt's 间隙向下游离（图 15.2.6），直至左半结肠完全松解。打开乙状结肠系膜右叶根部，游离并离断肠系膜下动静脉（图 15.2.7）。继续打开侧腹膜，直至与之前的创面汇合，朝下分离进入骶前间隙，充分游离上端直肠，于腹膜反折上方 8 cm 处裁剪直肠系膜并离断。返回至回盲部，距离盲肠 8 cm 处离断回肠。至此，全段结肠及部分末端回肠游离完毕。

（3）自单孔保护套内将全结肠标本取出。重新建立气腹，置入机器人相关器械，提起远端直肠残端及近端回肠残端，用直线切割闭合器完成回肠直肠功能性端端吻合（图 15.2.8），冲洗腹腔，于骶前置入引流管一根。释放气体，撤离机器人及相关器械，关闭切口。

（4）图 15.2.9 展示全结肠切除手术标本。图 15.2.10 展示术后切口。

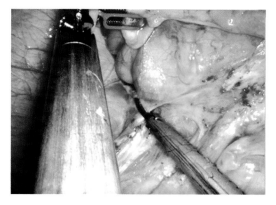

图 15.2.3　沿 Toldt's 间隙朝头侧分离

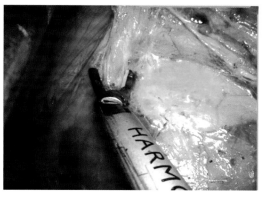

图 15.2.4　尾侧进入胰十二指肠前间隙

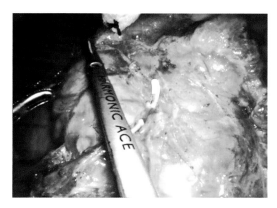

图 15.2.5　Henle's 干及其各属支

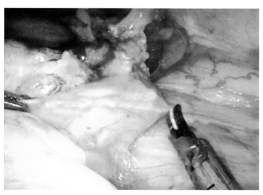

图 15.2.6　胰尾后方进入 Toldt's 间隙

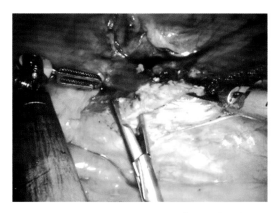

图 15.2.7　显露并离断肠系膜下血管根部

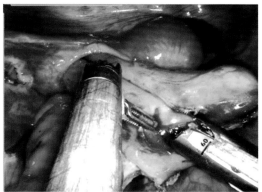

图 15.2.8　回肠直肠功能性端端吻合

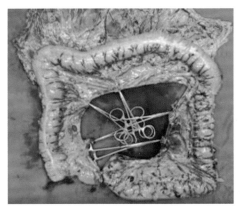
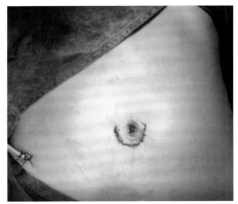

图 15.2.9　手术标本　　　　　　　图 15.2.10　术后切口

6. 术后情况

患者术后第 1 天下床走动；第 3 天流质饮食，出现腹泻症状，黄连素止泻；第 4 天表现腹泻，5 次/天，易蒙停止泻；第 6 天拔出引流管，半流质饮食。患者术后表现腹泻症状，5~7 次/天，无明显腹痛、腹胀等不适，无吻合口瘘、出血、梗阻、感染等并发症发生，第 7 天出院。

15.3　达芬奇机器人联合胸腔镜、腹腔镜食管癌根治术

1. 适应证

根据 UICC 食管癌 TNM 分期进行选择，一般没有严重外侵、无远处转移的中早期食管癌。

2. 禁忌证

（1）UICC 食管癌分期中的Ⅳ期患者。

（2）Ⅲ期（T4）患者：临床、影像学、内镜超声、纤维支气管镜等检查证实肿瘤累及范围广泛，侵及相邻气管、支气管、主动脉、纵隔或心脏，已不可能切除者。

（3）重要脏器严重功能低下，如严重心肺功能不全、不能耐受手术者。

（4）已呈高度恶病质者。

3. 麻醉方式与体位

（1）麻醉方式：全麻，双腔气管插管或单腔封堵气管插管。

（2）体位：左侧卧位，胸腔食管分离后关胸，改平卧位。

4. 达芬奇机器人的优点

机器人手术是在传统胸腔镜微创外科手术的基础上继承和发展起来的，与传统胸腔镜微创手术相比具有主刀无须消毒洗手、术后疼痛轻、切口小且美观效果佳、住院时间短、恢复时间短等优点。达芬奇机器人的配套胸腔内器械，拥有7个自由度，甚至可实现人手难以进行的反关节操作，在胸腔内灵活度极高，可更安全、更彻底、更精细地完成外科手术。其还在裸眼三维光学成像、放大倍数、眼手协调性、无须助手配合的自由镜头、稳定性等方面具备明显优势。

5. 手术过程

（1）安装连接达芬奇机械臂与胸腔操作孔，建立人工气胸（图15.3.1）。使用4孔法进入胸腔，进行胸部食管的游离及胸部区域淋巴结的清扫，观察胸腔有无粘连及胸膜种植转移，从胸廓入口处向食管裂孔方向游离食管及胸部淋巴结清扫。离断奇静脉，胸部手术结束检查无出血后，放置胸腔引流管于食管床，同时放置胸腔引流管，嘱麻醉师吸痰膨肺后逐层关闭胸部手术切口（图15.3.2至图15.3.6）。

（2）腹腔镜下游离胃，以超声刀切断胃大小网膜，清扫贲门及胃左动脉旁淋巴结（图15.3.7），要注意避免损伤胃网膜右动脉、脾脏。充分游离胃底、胃体至幽门，结扎胃左静脉并游离膈肌食管裂孔，直线切割器纵行吻合切除胃小弯侧制作管状胃，胃底大弯侧做两针牵引，准备行颈部吻合。

（3）取左颈部长约6 cm切口，在胸锁乳突肌前方逐层切开隔层肌肉，在颈段肿瘤上缘用荷包钳做一荷包，放入吻合器头，切断食管，两端四线牵引，远端从腹腔引出，移除肿瘤标本，适当扩张食管裂孔，将管胃牵引至颈部，行食管胃颈部吻合，放置胃管、空肠营养管，注水通畅，严格止血，关闭切口（图15.3.8至图15.3.10）。

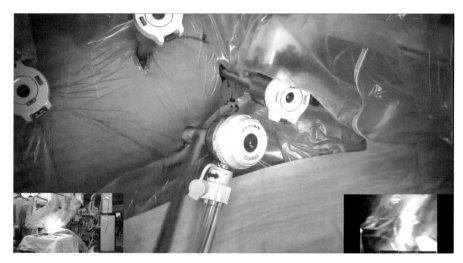

图 15.3.1　安装连接达芬奇机械臂与胸腔操作孔，建立人工气胸

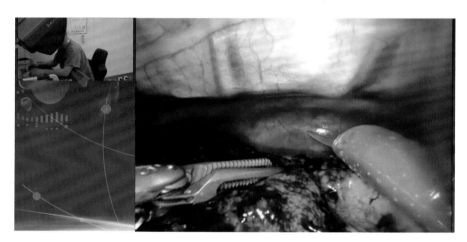

图 15.3.2　打开纵隔胸膜，游离上段食管

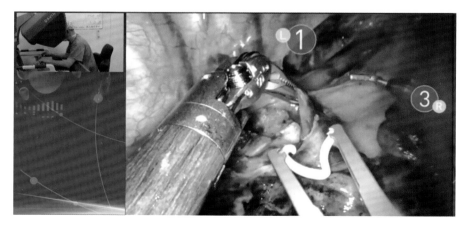

图 15.3.3　游离结扎奇静脉

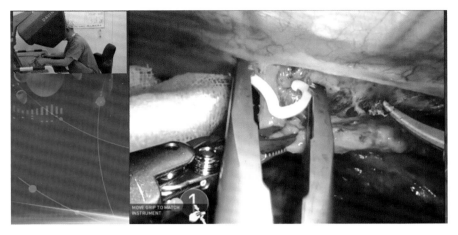

图 15.3.4　结扎胸导管

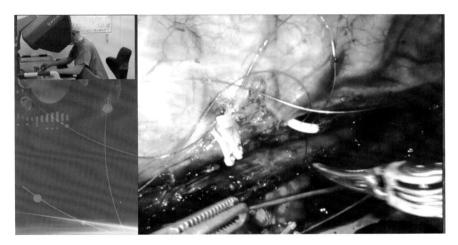

图 15.3.5　游离下段食管，套扎提拉分离粘连

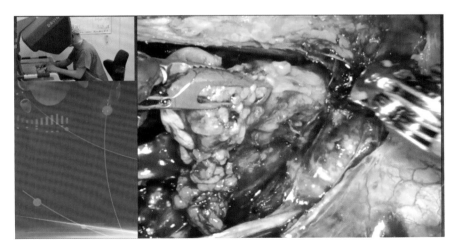

图 15.3.6　清扫区域淋巴结

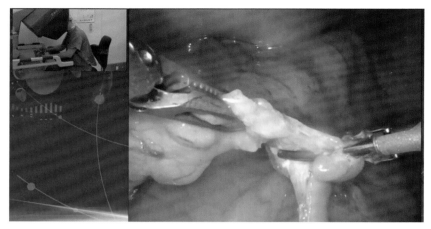

图 15.3.7　腹腔镜下悬吊肝脏，游离胃至贲门处，切断胃大小网膜，
清扫贲门及胃左动脉旁淋巴结

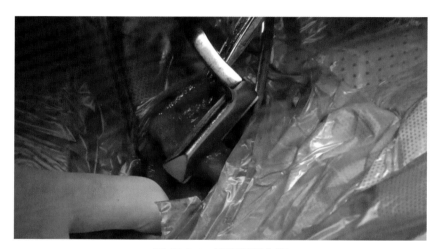

图 15.3.8　离断颈部食管

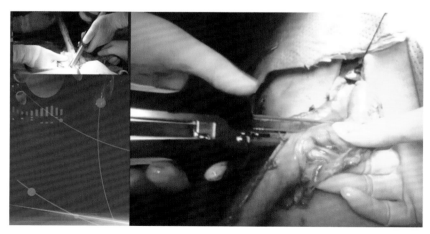

图 15.3.9　切除肿瘤，制作管状胃，缝合包埋吻合器切割面

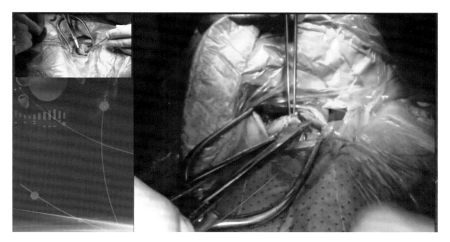

图 15.3.10　吻合颈部食管与管状胃代食管，缝合吻合口

　　（刘晓龙、杨晓东、朱　卿、徐卫华、叶振宇、邓琦程、佘　昶、周震涛、高德康、任　睿）